专病专科中医古今证治通览丛书

糖尿病周围神经病变

主　编　范冠杰

U0334881

中国中医药出版社
·北京·

图书在版编目（CIP）数据

糖尿病周围神经病变/范冠杰主编 . —北京：中国中医药出版社，2015.9

（专病专科中医古今证治通览丛书）

ISBN 978 – 7 – 5132 – 1375 – 2

Ⅰ. ①糖… Ⅱ. ①范… Ⅲ. ①糖尿病 – 并发症 – 神经系统疾病 – 中医治疗法 Ⅳ. ①R259. 871

中国版本图书馆 CIP 数据核字（2013）第 048959 号

中 国 中 医 药 出 版 社 出 版

北京市朝阳区北三环东路 28 号易亨大厦 16 层

邮政编码　100013

传真　010 64405750

北京市泰锐印刷有限责任公司印刷

各地新华书店经销

*

开本 880 × 1230　1/32　　印张 13. 875　字数 276 千字

2015 年 9 月第 1 版　2015 年 9 月第 1 次印刷

书　号 ISBN 978 – 7 – 5132 – 1375 – 2

*

定价 39. 00 元

网址　www. cptcm. com

如有印装质量问题请与本社出版部调换

版权专有　侵权必究

社长热线　010 64405720

购书热线　010 64065415　010 64065413

微信服务号　zgzyycbs

书店网址　csln. net/qksd/

官方微博　http：//e. weibo. com/cptcm

淘宝天猫网址　http：//zgzyycbs. tmall. com

基金项目　国家中医药管理局公益性行业科研专项：基于糖尿病周围神经病变等 7 个病种中医最佳诊疗方案的临床路径共性技术研究（编号 200707004）；国家重点基础研究发展计划（编号 2011CB505404）。

专病专科中医古今证治通览丛书

《糖尿病周围神经病变》
编委会

邓序

　　中医药学源远流长，是中华民族在与疾病长期斗争过程中积累的宝贵财富，薪火传承，流传至今，历代医家为后人留下了宝贵的财富。

　　中医历来重视名家的理论和经验，千百年来形成了一本又一本以《黄帝内经》《伤寒杂病论》等经典著作与各家学说为代表的中医古籍，构筑了中医学的理论体系和实践模式。可以说，离开了这些中医古籍，中医的临床实践和学术创新则犹如无根之木，难以生存和发展。张仲景在其《伤寒论》序中曾感叹"观今之医，不念思求经旨，以演其所知，各承家技，始终顺旧……夫欲视死别生，实为难矣。"话中指出了研读经典古籍的重要性。欲诣扶桑，非舟莫适；中医经典古籍对后来者犹如甘饴，胜似帆满行舟；遂有仲景"勤求古训，博采众方"著成伤寒；孙思邈"道合古今，学殚术数"而传千金；李时珍"长耽嗜典籍，若啖蔗饴"编纂本草。大凡传世之名家，无不穷搜博采，攻读名著无数。

　　目前，据统计，《全国中医图书联合目录》（1991年出

1

版）收载中医药图书 12124 种，其中古籍文献 8000 余种。随着社会发展，中医的现代著作和研究文献亦与日俱增，所形成的古今文献库虽然为后人储备了丰富的知识和经验，但浩瀚的数量也给使用者带来针对性不强和检阅不便等问题。本书之出版，对解决上述的问题大有帮助，可为读者提供一些专病专科的综合性文献汇编，使专病专科古今文献的检阅更加便利，以拓宽视野和提高专科的临床应用水平，有助于专病专科的建设与发展。故乐为之序。

2012 年 9 月

陈序

文献是人类文明延续的火种，历朝历代，无不重视书目的整理和汇编，使知识能得到传承，后人能从中获得启发，它是一切知识创新的源头。随着社会发展，越来越多的技术和方法被用于文献的研究，以促进知识经验的显性化，提高人们对知识的掌握和利用能力。

循证医学的目的，是系统评价现有的可及的医学证据，从而获取当前最佳的诊疗措施，并进一步形成诊疗方案和指南，以提高疗效，减少差错。目前，国际上认为中医经典文献和专家经验的证据级别不高，在一定程度上限制了先前医家经验的传承、传播和应用。然而，中医发展至今，几千年来积累的证治经验是一个巨大的宝库，只是这些宝贵的经验多藏于古籍的字里行间且表述形式各异，不一定为人们所知晓和掌握应用。通过科学的评价方法，从中汲取有效的经验并筛选特色优势技术，并将其汇编成书，不仅是一件十分有意义的工作，也是提升中医药证据级别和临床疗效的途径之一，更是促进中医循证医学发展的必由之路。

由广东省中医院组织编纂的《专病专科中医古今证治通览》系列丛书，选择临床中具有中医特色和优势的病种，运用循证医学理念进行文献评价研究。从病名源流、病因病机、辨证治疗及方药、名医经验和医案角度进行古今文献的系统阐述，同时汇编相关的古籍文献条文供读者考证，以求起到探古求源，佐助临证，提高疗效的作用。书中文献查阅较为翔实，涵盖了新中国成立之前的中医经典著作和近年来现代中医临床应用经验，条理清晰，经纬分明，内容实用，可作为广大中医工作者和医学生的辅助读物。

该丛书的出版，不仅是对中医古今文献的综合集成，也是针对文献进行的二次研究和诠释，有利于加强专病专科建设，提升中医临床水平和服务能力，促进中医药发展。

是以为序。

陈可冀

2012 年 9 月

前言

　　中医学具有其独特的哲学基础、基本理论体系、诊疗实践和教学模式，以及研究范式，并在学科自身发展中发挥了重要的作用。中医学术传承与发展的关键在于人才培养，而人才成长最关键的环节则是："读经典，跟明师"。正如晋·葛洪《抱朴子·勖学》中指出："夫不学而求知，犹愿鱼而无网焉，心虽勤而无获矣……欲见无外而不下堂，必由之乎载籍；欲测渊微而不役神，必得之乎明师。"

　　中医古籍传载了中医学术发展的主要成果，是发掘中医诊疗特色优势的巨大宝库。古代医家在勤求古训、精研理论的同时，努力学习前贤的证治方药针术经验，运用于自己的临床实践，迅速提高了他们的诊疗能力。不过在某些时候，若非师授家传，要获得高水平的中医典籍，并非易事。如中医大家孙思邈就在《备急千金要方》中发出"江南诸师秘仲景要方不传"的感慨。今天，中医学得到了长足的发展，获取中医典籍已经不像以往那么困难。随着中医学术的发展，现代中医文献日益增多，如何更有效率地发掘现代文献和古籍中的知识，加以学习利用，成为了

1

中医临床工作者新的挑战。

目前，专病专科中医特色优势的形成与巩固，成为了继续提升中医临床诊疗水平的有力抓手。同时通过中医学和西医学两个视角认识疾病，围绕临床关键问题，优化主攻病种的诊疗方案，进一步形成具有中医特色优势的临床路径，提高临床综合服务能力，解决群众关注点健康问题，是各中医院、中医专科建设的主要内容，也是中医工作者实践和发展循证中医学的历史任务。

中医学的传承与发展一直体现着循证医学的理念，只是并未把这种理念完全清晰地表述出来。循证医学创立人之一 Dr. David L. Sackett 在《循证医学：如何教学与实践》中指出：循证医学理念起源于中国乾隆年间的《考证》一书。宋代的中医古籍《本草图经》中就已经描述了验证人参真伪的人体试验方法。景方建、刘志杰等通过对以《伤寒杂病论》为代表的汉传中医的深入研究，从中医学的证据筛选、推荐等方面进行探讨，认为"汉传中医是最古老的循证医学；现代研究循证医学，不承认和参考中医古代综合循证医学理念是不诚实也不现实的"。而近年来，国内外循证中医学研究方兴未艾，发表了大量文献，积累了宝贵的经验，同时也取得令人鼓舞的成绩。

根据循证医学的要求，临床关键问题的处理原则和解决措施应有足够的证据支持。文献研究是证据的主要来源之一，文献证据的收集和评价是制订诊疗方案的关键环节。专病专科的现代中医文献中不乏名医大家的真知灼见，设计严谨的高质量临床研究报告，以及行业学术组织的标准

2

方案，但从方法学上看，高级别证据来源相对仍比较匮乏，因此进行现代文献研究的同时，有必要进行古籍研究，寻找补充证据。从古文献宝库中挖掘专科专病诊疗过程相关的内容并加以整理，不仅可为疾病的诊治提供更多的思路，更重要的是寻找和评价古籍证据，增强诊疗方案制定过程的科学性，最终达到使诊疗方案具备和凸显中医特色优势的目的。

众所周知，葛洪《肘后方·治寒热诸疟方第十六》中的记载，对我国具有自主知识产权、被国际公认的一类新药青蒿素的研发起到了至关重要的作用。诚然，"青蒿一握，切，以水二升渍，绞取汁，尽服之"这一有效的方法，在青蒿素发明之前并没有成为中医临床工作者治疗疟疾时的普遍选择。这一事实警醒我们，古籍中尚有许多珍宝，有待认真发现、甄别、验证，并加以创新，才能更好地履行我们肩负的发挥中医优势、保护人民健康的伟大使命。

广东省中医院历来重视专病专科建设，把"为患者提供最佳的诊疗方案，探索构建人类最完美的医学"作为医院和专科建设的最高目标。在卫生保健领域，广东省中医院开展临床路径、中医健康辨识和促进等研究，积累了较丰富的实践和研究经验。本丛书以此为基础，归纳整理了多个专科专病诊疗相关的中医古今证治文献内容，可作为中医专病专科建设单位的参考工具，也可作为医学生或对中医学感兴趣之人的读物。

本书编写过程中承蒙国家中医药管理局有关领导、中国中医药出版社和国内诸多知名教授、专家的大力支持、指导和帮助，谨在此向他们致以最诚挚的谢意。

诚然，中医古今文献浩如烟海，临床研究日新月异，虽然该丛书耗费了巨大的人力和时间，但仍未能包罗万象。另外，丛书是从专科临床实践角度出发进行整理，属于新的尝试和探索，对古籍实际内容的研究深度、广度相对有限，加上编者对古籍的点校、出版、校勘、辑佚、训诂等学识有限，书中未周、不妥或错漏之处在所难免，诚盼广大同仁及读者批评指正，以便再版时改正。

《专病专科中医古今证治通览丛书》编委会

2012 年 9 月 10 日

编写说明

　　中医药博大精深，包罗万象，中医古籍及近现代文献浩如烟海，精芜并存，如何能够去芜存真，能够切实有效地进行研究也是目前广大中医药工作者所面临的问题。

　　作为从事糖尿病及其并发症防治工作者，我们从专科专病的角度出发，以"消渴"、"消中"、"消肾"、"消瘅"等有关糖尿病的中医病名为索引搜罗了上百种有代表性的中医古籍，搜索相关糖尿病周围神经病变症状描述的文段，获得如下病名：周痹、疲瘁、瘦瘁、肢/骨节酸痛/疼、羸瘦。把检索文献、专著、工具书的结果汇总，重点阅读有关中医对糖尿病周围神经病变的认识、古籍引用及相关病名，并整理。初步获得如下病名：痹证、痿证、血痹、不仁、麻木、络痹、脉痹、消渴病肢痛证、筋痹、肌痹、脉痿。进一步以"糖尿病"、"周围神经"作为中文主题词，检索国内中文数据库，按照病名、病因病机、辨证治疗、方药研究、名医经验综述、名医典型医案等汇编成文。

　　希望本书能够对研究中医药者有所帮助，更希望读者能够不吝指教，指出文书错漏之处，以便进一步修正。

编　者

2013 年 3 月

目 录

上 篇 糖尿病周围神经病变中医文献研究

上　篇

糖尿病周围神经
病变中医文献研究

第一章 糖尿病周围神经病变的中医病名

　　糖尿病周围神经病变（diabetic peripheral neuropathy，DPN）在中医古医籍中没有明确的病名。但根据其临床表现，可在痹证、痿证、消渴、血痹、不仁、麻木、络痹、脉痹、消渴病肢痛证、筋痹、肌痹、脉痿、周痹、疲痹、瘦痹、羸瘦等文献中觅其踪迹。对糖尿病周围神经病变最早的描述见于《黄帝内经》，如《素问·痹论》曰："风寒湿三气杂至，合而为痹也。以春遇此者为筋痹。筋痹不已，复感于邪，内舍于肝。肝痹者，夜卧则惊，多饮数小便，上为引如怀。"

　　通过繁多的中医古医籍文献检索，我们认为"周痹"、"疲痹"、"瘦痹"、"筋痹"、"肉痿"、"血痹"、"不仁"、"羸瘦"、"痹证"、"痿证"等病名与糖尿病周围神经病变有关。现举例做一概述：

第一节　周痹

《医碥·卷之三·杂症·痹》曰："若在血脉之中，止随脉以上下，而不左右相移，名周痹（周痹似中风之偏废，然有痛而无口眼㖞斜为异矣）。"而《神农本草经》中提到："枸杞，味苦，寒。主五内邪气，热中消渴，周痹。久服，坚筋骨、轻身、不老。"这里所描述的症状与今天的糖尿病周围神经病变症状相似。《神农本草经读》解释道："枸杞，气味苦、寒，无毒。主五内邪气，热中消渴，周麻风湿。久服坚筋骨，轻身不老，耐寒暑。"陈修园曰："枸杞气寒，禀水气而入肾；味苦无毒，得火味而入心。五内，即五脏。五脏为藏阴之地，热气伤阴即为邪气，邪气伏于中则为热中，热中则津液不足，内不能滋润脏腑而为消渴，外不能灌溉经络而为周痹。"阐释了消渴病兼周痹的病机为津液不足，内不能濡养脏腑，外不能灌溉经络。《医方集解》提到了治疗消渴病兼周痹的方药："七宝美髯丹，治气血不足，羸弱周痹，肾虚无子，消渴，淋沥，遗精，崩带，痈疮，痔肿等证（周痹，周身痿痹也，由气血不足。无子，由肾冷精衰。消渴、淋沥，由水不制火。遗精，由心肾不交。崩带、疮痔，由营血不调）。"《本草求真·上编·卷三·散剂·平散》曰："如治风与湿，症见疥癣、周痹，止有宜于苍耳子；症见瘙痒、消渴，止有宜于蚕沙。"综上可见消渴病兼周痹的表现与今天的糖尿病周围神经病变症状十分相像。

第二节　疲瘁

《古今医案按·卷二·消渴》中提到："实宗仲景饮一斗小便亦一斗肾气丸主之之法也。张杲治黄沔久病渴，极疲瘁，劝服八味丸数两而安。"指出消渴病日久会导致患者疲惫憔悴，四肢倦怠无力，并指出用八味丸治疗。

第三节　瘦瘁

《圣济总录·卷第五十八·消渴门》中指出："论曰久病消渴之人，营卫不足，筋骨羸劣，肌肤瘦瘁，故病虽瘥而气血未复，乃为虚乏，又有缘少服乳石而消渴者，病后津液虚竭，经络痞涩。亦令虚乏，须防痈疽之变。救治之法。所不可忽。"言明久病消渴之人，因其营卫不足，气血两虚，津液虚竭，经络痞涩，易出现"筋骨羸劣，肌肤瘦瘁"等表现，更须防"痈疽之变"。与今天的糖尿病周围神经病变、糖尿病坏疽等表现十分吻合。

《普济方·卷一百七十七·消渴门》曰："人参白术汤治胃膈瘅热，烦满不欲食。或瘅或为消中，善食而瘦。或燥郁甚而消渴，多饮而小便数。或热病或恣酒色，误服热药，致脾胃真阴血液损虚，肝心相搏，风热燥甚。三焦伤胃燥，怫郁而水液不能宣行，则周身不得润泽，故瘦瘁黄黑而燥热消渴。虽多饮而水液终涸，下焦虚冷，误死多矣。又如周身风热燥郁，或有痈疽疮疡，上为喘嗽，下为痿痹。

或停积而温热内甚，不能传化者，变水肿腹胀也。凡多饮数溲为消渴；多食数溲为消中；肌肉消瘦，小便有脂液者为消肾。此世之所传三消病也。"其中"善食而瘦"、"多饮而小便数"与今日所言糖尿病三多一少不谋而合。究其病因病机，为"或热病或恣酒色，误服热药，致脾胃真阴血液损虚，肝心相搏，风热燥甚，三焦伤胃燥，怫郁而水液不能宣行，则周身不得润泽。"其本在阴精虚损，脏腑经脉失养而致"瘦瘁黄黑而燥热消渴"、"或有痈疽疮疡"、"肌肉消瘦"等表现。

《扁鹊心书·卷中·消渴》中指出："消渴若脉微而涩或细小，身体瘦瘁，溺出味甘者，皆不治之证也，大法以救津液，壮水火为生。"即消渴病久出现身体瘦瘁等糖尿病周围神经病变时，属难治之证，治疗应以救津液，壮水火为主。

第四节　筋痹

中医对筋痹的认识最早可追溯到两千多年前，如《素问·痹论》曰："风寒湿三气杂至，合而为痹也。以春遇此者为筋痹。筋痹不已，复感于邪，内舍于肝。肝痹者，夜卧则惊，多饮数小便，上为引如怀。"这里所描述的临床表现跟今天的糖尿病周围神经病变相类似。

第五节　肉痿

对肉痿的描述最早见于《黄帝内经》，如《素问·痿论》曰："脾气热，则胃干而渴，肌肉不仁，发为肉痿。"指出肉痿由脾热发展而成。后世对肉痿的病因作出了更具体的描述，如《普济方·卷二百二十六·诸虚门·五痿》曰："病者脾热，胃干而渴，肌肉不仁，其色黄，而肉蠕动，名曰肉痿。由渐于湿地，以水为事，居处下泽，濡渍痹痿而不仁。故《下经》曰：肉痿者得之湿地下也。"《类经·十七卷·疾病类·七十一痿证》曰："脾痿者，肉痿也。脾与胃以膜相连而开窍于口，故脾气热则胃干而渴。脾主肌肉，今热蓄于内，则精气耗伤，故肌肉不仁，发为肉痿。"《针灸甲乙经》提到肉痿的治法，"脾病者，身重善饥，肌肉痿，足不收，行善瘛疭，脚下痛。取其经太阴、阳明、少阴血者。"

第六节　血痹

《华佗神方·卷一·一〇三四·论血痹》曰："血痹者，饮食过多，怀热大盛，或寒折于经络，或湿犯于营卫，因而血搏，遂成其咎。故使血不能荣外，气不能养内，内外已失，渐渐消削。左先枯则右不能举，右先枯则左不能伸，上先枯则上不能制下，下先枯则下不能克上，中先枯则下不能通疏，百证千状，皆失血也。其脉左手寸口脉结而不能流利，或断绝者是也。"这里所描述的症状与今天的糖尿病周围神经病变症状相似，并且阐述了其发生的机制是为血不能外荣，气不能养内所致。《本草经解·卷一·草部上·芍药》曰："气平，味苦，无毒，主邪气腹痛，除血痹，破坚积，寒热疝瘕，止痛，利小便，益气（赤者破血）。芍药气平，禀天秋收之金气，入手太阴肺经。味苦无毒，得地南方之火味，入手少阴心经，气味俱降，阴也。腹者足太阴行之地，邪气者，肝木之邪气乘脾土作痛也。芍药入肺，气平伐肝，所以主之。血痹者，血涩不行而麻木也，芍药入心，苦以散结，故主之也。"阐明了血痹之病因是为血涩不行。《圣济总录·卷第一十九·诸痹门·血痹》曰："论曰：血痹之状，形体肌肤，如被微风所吹者是也。盖血为阴，邪入于血而痹，故谓之血痹。宜先针引阳气，后以药治之。"《古今医统大全·卷之十一·痹证门·病机·痹证有感于六腑之异》中曰："血痹者，邪入于阴血之分，其状体常如被风吹，骨弱劳瘦，汗出，卧则不时摇动。"这些论述均比较符合糖尿病周围神经病变的表现。

第七节　不仁

《医门法律·卷六·消渴门·消渴门方》曰："金匮肾气丸。本文云：男子消渴，小便反多，以饮一斗，小便一斗，肾气丸主之。即崔氏八味丸，治脚气上入少腹不仁之方也。干地黄八两，山茱萸、山药各四两，泽泻、白茯苓、牡丹皮各三两，肉桂、附子（炮）各一两，上八味末之，炼蜜为丸，梧子大。酒下十五丸，日再服。"其中明确说到了消渴之脚气上入少腹不仁的治疗方药。《针灸甲乙经·卷十·阴受病发痹第一（下）》曰："胫苕苕（一本作苦）痹，膝不能屈伸，不可以行，梁丘主之。膝寒痹不仁，不可屈伸，髀关主之。肤痛痿痹，外丘主之。膝外廉痛，不可屈伸，胫痹不仁，阳关主之。髀痹引膝股外廉痛，不仁，筋急，阳陵泉主之。"《西方子明堂灸经·卷六·伏人足太阳膀胱经图·足太阳膀胱经十七穴·承筋二穴》曰："在胫后，从脚跟上七寸，中央陷中（原注：又名腨肠、直肠）。（灸三壮）主头痛，寒热汗不出，恶寒，肢肿，大便难，脚挛脚酸，胫酸，脚急跟痛，脚筋急痛兢兢，足下热，不能久立，胫痹不仁，转筋霍乱，痿疾，脚痿，腰痛如折，脚腨酸痛重，引小腹。及腰脊痛，恶寒，痔痛，指下肿，鼻鼽衄。"提到不仁的针灸治疗。《三消论·正文》曰："所谓心肺气厥而渴，《厥论》曰：心移热于肺，传为膈消。注曰：心热入肺，久而传化，内为膈热，消渴多饮也。所谓肝痹而渴者，《痹论》曰：肝痹者，夜卧则惊，多饮，数小便。所谓脾热而渴者，《痿论》曰：脾气热则胃干而渴，肌肉不仁，发为肉痿。"指出消渴发展为痹、不仁等症的病机。

第八节　羸瘦

羸瘦散见于各种关于虚损、痹证、痿证以及消渴等病的论述中，其表现基本符合糖尿病多食、多饮、多尿以及身体消瘦的表现，其往往还有肌肉痿痹无力等伴随症状。唐·王焘著的《外台秘要·卷第十一》："又有人患消渴，小便多而数，发在于春，经一夏，专服栝蒌及豉汁，得其力，渴渐瘥。然小便犹数甚，昼夜二十余行，常至三四升，极差不减二升也。转久便止，渐食肥腻，日久羸瘦，唇口干燥，吸吸少气，不得多语，心烦热，两脚酸，食乃兼倍于常，故不为气力者，然此病皆由虚热所为耳。"具体阐述了消渴病所致的多食消瘦而渐成羸瘦的机理。其后又在《外治秘要·卷第十七·虚劳羸瘦方五首》中说："病源夫血气者。所以荣养其身也。虚劳之人，精髓萎竭，血气虚弱，不能充盛肌肤，故羸瘦也。"更从虚劳方面描述了羸瘦的病机，完善了羸瘦的诊断。北宋·唐慎微的《证类本草·卷第十六》："牛乳，微寒。补虚羸，止渴。《食医心镜》主消渴，口干。牛乳微寒，补虚羸。《广利方》：消渴，心脾中热，下焦虚冷，小便多，渐羸瘦。"从心脾中热、下焦虚冷导致的消渴病概括了羸瘦发病原因。《小品方·卷第三》："消渴疾者，下泄为小便，此皆精气不实于内，则便羸瘦也。"进一步说明了消渴病导致的小便增多，则精气不实于内，从而导致羸瘦。及至《圣济总录·卷第四十六·脾胃气虚肌体羸瘦》中曰："论曰水谷精微，化为血气，外荣形体，内充脏腑，脾胃气和，则能行其津液而充养肌肉，若脾胃虚弱，不能运化水谷，则气血减耗，无以灌溉形体，故肌肉不丰而羸瘦也。"进一步赞同了《外台秘要》关于虚损羸瘦的论述，更进一步论述了脾胃虚弱不能运化水谷精微而机体消瘦，故而形成羸瘦。其后又在

《卷第八十九·虚劳羸瘦》中说："论曰虚劳羸瘦者，五脏之气伤损也。经所谓一损，损于皮毛，皮聚而毛落。二损，损于血脉，血脉虚少，不能荣于五脏六腑也。三损，损于肌肉，肌肉消瘦，饮食不为肌肤。四损，损于筋，筋缓不能自收持。五损，损于骨，骨痿不能起于床。然治损之法奈何？损其肺者，益其气。损其心者，调其营卫。损其脾者，调其饮食，适其寒温。损其肝者，缓其中。损其肾者，益其精。此治损之法也。"进一步按照病情的进展与损伤的部位把羸瘦分为了与五脏相应的五种程度等级，并由此制订了"损其肺者，益其气。损其心者，调其营卫。损其脾者，调其饮食，适其寒温。损其肝者，缓其中。损其肾者，益其精"的治法，目前临床上治疗糖尿病导致的身体消瘦、机体无力疲乏、精神萎靡等症状，均按此治疗法则辨证论治。《普济方·卷三十二·肾脏门》说："夫肾脏虚损骨痿羸瘦者，盖骨属于肾。肾虚损则髓竭骨枯，阳气既衰，身体无以滋养，所以骨痿肌肤损削而形羸瘦也。经曰：骨者髓之腑，不能久立，行则振掉，骨将惫矣。此之谓也。"认为肾脏虚损导致"髓竭骨枯，阳气既衰，身体无以滋养"，形成骨痿，进一步形成羸瘦。经过后世医家的不断补充与阐述，羸瘦的病因病机以及表现症状均较为完善，基本上与糖尿病患者的体质相符。

第九节　痹证

中医古文献关于痹证的论述多见关于痿证、痹证、痿痹、消渴等相关内容中，痹最早见于《黄帝内经·痹论》，曰："风寒湿三气杂合而为痹，其风气胜者为行痹，寒气胜者为痛痹，湿气胜者为著痹。"初步说明了痹证的发病原因并分为行痹、痛痹、著痹三类。《医林改错·卷下》认为："凡肩痛、臂痛、腰疼、腿疼，或周身疼痛，总名曰痹症。"提出了痹证的定义及症状。同时认为瘀血是形成痹证的重要原因，从而提出"痹证有瘀血说"。痹证的相关表现与糖尿病周围神经病变的感觉障碍，临床呈对称性疼痛和感觉异常，下肢症状较上肢多见，感觉异常有麻木、蚁走、虫爬、发热、触电样感觉等症状部分符合。

第十节　痿证

中医关于痿证的文献最早见于《黄帝内经·痿论》，认为"五脏使人痿"，从而提出"治痿者独取阳明"的治疗法则，现在临床上仍然具有相当大的指导作用。《验方新编·卷八》指出："凡人腿足无力，不能起立，而口又健饭，如少忍饥饿，即时头面皆热，有咳嗽不已者，此痿症也。"具体论述了痿证的临床症状表现为腿足无力、不能起立、能食易饥等。《症因脉治·卷三》进一步指出："唇焦齿燥，口干作渴，肌肉不仁，身重不能转侧，纵缓不能举动，此《内经》脾热痿弱之症也。"进一步丰富了痿证的内容。痿证的临床表现与糖尿病周围神经病变导致的肌肉麻痹萎缩及肌无力具有一定的共同点。

（罗广波、孙璐、温建炫、谭春兰、余碧瑜）

第二章 糖尿病周围神经病变的病因病机

第一节 病因病机的古代文献研究

　　中国古代对糖尿病周围神经病变的病名虽无确切记载，但古代医家对该病已有一定认识和论述。《灵枢·本脏》："肾脆，则善病消瘅。"《西溪书屋夜话录》云："肝风一论，虽多上冒颠顶，亦能旁达四肢，上冒者，阳亢居多，旁走者，血虚为多。"《类证治裁》曰："诸气血凝滞，久而成痹。"《中藏经》概括云："痹者闭也，五脏六腑感于邪气，乱于真气，闭而不仁，故曰痹也。又痹病或痛痒，或麻，或急，或缓而不能收持，或举而不能舒张，或行立艰难……或上不通于下，或下不通于上，或六腑闭塞，或左右疼痛……种种诸证，皆出于痹也。"宋代《卫生家宝》载肾消"腰脚细瘦，遗沥散尽，手足久如竹形，其疾已牢矣"。金代李杲《兰室秘藏》记载消渴病人有时"上下齿皆麻，舌根强硬，肿疼，四肢痿弱，前阴如冰"。元代《丹溪心法》载消渴"肾虚受之，腿膝枯细，骨节酸疼"。明代《普济方》有"肾消口干，眼涩阴痿，手足烦疼"等描述，皆与糖尿病周围神经病变极为相似。《王旭高医案》载一消渴病人"十余年来，常服滋阴降火……近加手足麻木，血不能灌溉四末，暗藏类中之机"。故可将其称为"消渴痹证"、"消渴痿证"、"消渴痿痹证"。

在古医籍中有关血痹、麻木、不仁的论述和糖尿病周围神经病变有相似之处，因此在诊疗方面也可借鉴。《金匮要略·血痹虚劳病脉证并治》曰："血痹，阴阳俱微，寸口关上微，尺中小紧，外证身体不仁，如风痹状，黄芪桂枝五物汤主之。"《圣济总录》曰："其状，形体如被微风所吹。""诊其脉自微而涩，在寸口关上小紧者，为风血痹也。"《伤寒论》曰："身如虫行，汗多亡阳也。"《外台秘要》曰："其状搔之皮肤如隔衣也，是诊其寸口脉缓。"《医学正传》曰："脉浮而濡属气虚。关前得之，麻在上体；关后得之，麻在下体也。脉浮而缓，属湿，为麻痹。脉紧而浮，属寒，为痛痹。脉涩而芤，属死血，为木，不知痛痒。"《证治准绳》曰："丹溪又分麻木为二，以麻止习习然，尚无气血攻冲不行之状，木则气血已痹不仁，莫知其痛痒也。"

中医对糖尿病性周围神经病变病因多责于消渴日久，久病而致虚、瘀，筋脉失养，变生他疾而见肢体疼痛、麻木、无力、肌肉萎缩等症状。但对于其病机各家论述不一。现归纳整理如下：

一、阴虚燥热

阴虚燥热，耗气灼津，津血同源，津亏则血亦虚少，血愈虚则愈瘀，愈瘀则愈虚。两者交相为环，终致阳气不得敷布，津血不得荣畅，而致肢体或麻或痛。

1.《普济方·卷一百七十六·消渴门·总论》："夫消者，消渴消中消肾也。此由少年服乳石热药，耽嗜酒肉，荤辛热面，炙爆，荒淫色欲，不能将理，致使津液耗竭，元气受克。热毒积聚于心肺，腥膻并伤于胃腑，脾中受热，水脏干枯，四体尪羸，精神恍惚，口苦舌干，日加燥渴，斯皆五脏精液枯竭，经络血涩，营卫不行，热气留滞，遂成斯疾矣。"

2.《普济方·卷一百七十六·消渴门·总论》："夫消渴者，多变声音疮癣痤痱之疾，皆肠胃燥热怫郁，水液不能浸润于周身故也。"

3.《普济方·卷一百七十七·消渴门·消渴》："胃膈瘅热，烦满不欲食，或瘅或为消中，善食而瘦，或燥郁甚而消渴。多饮而小便数。或热病或恣酒色，误服热药，致脾胃真阴血液损虚，肝心相搏，风热燥甚，三焦伤胃燥，怫郁而水液不能宣行，则周身不得润泽，故瘦瘁黄黑而燥热消渴。"

4.《验方新编·卷八·腿部·腿足不能起立能食易饥》："凡人腿足无力，不能起立，而口又健饭，如少忍饥饿，即时头面皆热，有咳嗽不已者，此痿证也。乃阳明胃火上冲于肺金，而肺为火所逼，不能传清肃之气于下焦，而肾水烁干，骨中髓少，故不能起立。而胃火又焚烧，故能食善饥。"

5.《奇效良方·卷之三十三·消渴门（附论）》："且消渴之疾，三焦之病，火炎其心则危。邪热熏蒸，渐渍日深，气血凝滞，有患痈疽疮愈渴，止则生疮溃，渴甚则危。"

6.《神农本草经读·卷之二·上品·枸杞》："五脏为藏阴之地，热气伤阴即为邪气，邪气伏于中则为热中，热中则津液不足，内不能滋润脏腑而为消渴，外不能灌溉经络而为周痹。"

7.《备急千金要方·卷二十一·消渴淋闭方·消渴第一》："消渴之人，愈与未愈，常须思虑，有大痈，何者？消渴之人，必于大骨节间发痈疽而卒，所以戒之在大痈也，当预备痈药以防之。有人病渴利，始发于春，经一夏，服栝蒌、豉汁，得其力，渴渐瘥。然小便犹数甚，昼夜二十余行，常至三四升，极瘥不减二升也，转久便止，渐食肥腻，日就羸瘦，喉咽唇口焦燥，吸吸少气，不得多语，心烦热，两脚酸，食乃兼倍于常而不为气力者，当知此病皆由虚热所致。"

8.《医心方·卷第十二·治消渴方第一》："《病源论》云：消渴者，渴而不小便是也。由少服五石诸丸散，积经年岁，石热结于肾中，使人下焦虚热，及至年衰，血气减少，不复制于石，石热独盛，则肾为之燥，肾燥故引水而不小便也。其病变多痈疽，此坐热气留于经络，经络不利，血气壅涩，故成痈脓。"

9.《全生指迷方·卷三·消证》："论曰：消渴之病，其来有二，或少服五石汤丸，恣欲不节，不待年高气血衰耗，石性独存，火烈焦槁，精血涸竭，其状渴而肌肉消。又有积久饮酒，酒性酷热，熏蒸五脏，津液枯燥而血涩，其状渴而肉不消。"

10.《履霜集·卷一·虚痨消渴论》："手阳明大肠主津液，消则目黄口干，乃津液不足也。"

11.《玉机微义·卷二十一·消渴门诸经论消渴脉证所因》："《内经·阴阳别论》曰：二阳结谓之消；《脉要精微论》曰：瘅成为消中。按东垣曰：二阳者，阳明也。手阳明大肠主津，病消则目黄口干，是津不足也；足阳明胃主血热，则消谷善饥，血中伏火，乃血不足也。结者，津液不足，结而不润，皆燥热为病也。此因数食甘美而多肥，故其气上溢，转为消渴，治之以兰除陈气也，不可服膏粱芳草石药，其气剽悍能助燥热也。"

二、瘀血阻络

瘀血不仅是糖尿病的病理产物，还是糖尿病及其并发症的病理基础。久病入络，血行不畅，气血不能通达四肢，肌肉宗筋失养，就会出现肢体麻疼痛、拘急不适的症状。

1.《神农本草经读·卷之三·中品·葛根》："气味甘、辛、平，无毒。主消渴，身大热，呕吐，诸痹，起阴气，解诸毒。"叶天士曰："葛根气平，禀天秋平之金气，入手太阴肺经；味甘辛无毒，得地金土之味，入足阳明燥金胃。其主消渴者，辛甘以升腾胃气，气上则津液生也。

其主身大热者，气平为秋气，秋气能解大热也。诸痹皆起于气血不流通，葛根辛甘和散，气血活诸痹自愈也。"

2.《本草经解卷一·草部上·芍药》："血痹者，血涩不行而麻木也。"

三、脾虚气弱

脾失健运，气血化源不足，肌肉宗筋失养；脾虚气弱，气虚血滞；脾不健运，湿痰内生，阻滞经络。诸因皆可导致肢体顽麻不仁，感觉异常，甚至痿弱不用。

1.《普济方·卷四·方脉总论·病机论》："凡治消瘅仆击。偏枯痿厥。气满发逆肥贵人则膏粱之疾也。"膏粱之疾：指长期饮食肥甘厚味食物所引起的疾病。

2.《普济方·卷二百六十二·乳石门·乳石发脚气（附论）》："乳石性暴，羸瘠痼疾之人，难以控制，其发动则脏腑否塞，热则引饮，饥则加食，水谷乖度，和气反伤，饮湿下流，攻注腰脚，故令脚气发动，寒热更作，脚膝疼痛，或致肿满，肌肉痿痹。"

3.《华佗神方·卷一·一〇三五·论肉痹》："肉痹者，饮食不节，膏粱肥美之所为也。脾者肉之本，气以食，则肉不荣，皮肤不泽，则纹理疏。凡风寒暑湿之邪易为入，故久不治则为肉痹也。"

4.《本草纲目·果部·第三十一卷·果之三·枳椇》："消渴消中皆脾弱肾败、土不制水而成疾。"

5.《本草备要·木部·黄柏》："疗下焦虚，骨蒸劳热（阴虚生内热），诸痿瘫痪（热胜则伤血，血不荣筋，则软短而为拘。湿胜则伤筋，筋不束骨，则弛长而为痿。合苍术名二妙散，清热利湿，为治痿要药。或兼气虚、血虚、脾虚、肾虚、湿痰、死血者，当随证加治)，目赤耳鸣（肾火)，消渴便闭，黄疸水肿（王善夫病便闭，腹坚如石，腿裂出水，饮食不下，治以利小便药，遍服不效)。"

四、肾气亏虚

病至消渴严重阶段，肾气亏虚，阳气不达四肢，筋脉肌肉失养，不仅有麻痛不仁，足膝痿弱不用等症状，必兼其他脏腑损伤。

1.《小品方·卷第三·治渴利诸方》："消渴者，原其发动，此则肾虚所致，每发即小便至甜，医者多不知其疾，所以古方论亦缺而不言，今略陈其要。足明人食之后，滋味皆甜，流在膀胱，若腰肾气盛，则上蒸精气，气则下入骨髓，其次以为脂膏，其次为血肉也。其余别为小便，故小便色黄，血之余也。臊气者，五脏之气；咸润者，则下味也。腰肾既虚冷，则不能蒸于上，谷气则尽下为小便者也。故甘味不变，其色清冷，则肌肤枯槁也。犹如乳母，谷气上泄，皆为乳汁。消渴疾者，下泄为小便，此皆精气不实于内，则便羸瘦也。"

2.《本草述钩元·卷五·石部·白石英》："味甘辛，气微温，手太阴阳明气分药，主消渴，阴痿不足，治胸膈间久寒，益气，除风湿痹，补五脏，下气，疗肺痿并肺痈吐脓，咳逆上气，实大肠，治喘咳嗽血。（诸本草）湿可去枯，紫白石英之类是也。（藏器）色相莹如华萼，质可入肾，色可入肺，中含火气可逐寒，故主肾气不周于胸而消渴，天癸枯竭而阴痿不足，肺不容平而咳逆上气，气无帅制而痹闭不舒。"

3. 《圣济总录·卷第八十一·脚气门·脚气痹弱》："论曰脚气痹弱者，营卫俱虚也。《内经》谓营气虚则不仁，卫气虚则不用，营卫俱虚，故不仁不用。其状令人痹不知痛，弱不能举，本由肾虚而得。故苏氏云，脚气之为病，本因肾虚。《千金》曰，肾受阴湿即寒痹。"

4. 《本草纲目·序例第一卷上·序例上·脏腑虚实标本用药式》："肾藏志，属水，为天一之源。主听，主骨，主二阴。"《本病》："诸寒厥逆，骨痿腰痛，腰冷如冰，足胕肿寒，少腹满急疝瘕，大便闭泄，吐利腥秽，水液澄彻清冷不禁，消渴引饮。"

5. 《三因极一病证方论·卷之十三·虚损证治·宣和赐耆丝丸》："治少年色欲过度，精血耗竭，心肾气惫，遗泄白浊，腰背疼痛，面色黧黑，耳聋目昏，口干脚弱，消渴便利，梦与鬼交，阳事不举。"

五、肝风入络

糖尿病燥热内盛，灼伤气津，炼液为痰，精不化气，气不行血，病及肝肾，肝体不足，肝用有余，肝风夹瘀夹痰入中脉络为麻木、刺痛、拘挛、牵掣。

1. 《黄帝内经素问·卷第十二·痹论篇第四十三》："风寒湿三气杂至，合而为痹也。"以春遇此者为筋痹。"筋痹不已，复感于邪，内舍于肝。"肝痹者，夜卧则惊，多饮数小便，上为引如怀。"

2.《成方切用·卷六上·祛风门》："六气风淫为首，故风病最多，其浅而止在皮毛，则为伤风。其久而留于关节，则为痿痹。其最重而入于腑脏，则为中风。《内经》风痹痿厥四证，各有专论，独风论中泛及杂风。"

六、肝肾不足

消渴日久，伤精耗血，气血亏耗，终累及至肾，而致肝肾两亏，精血不能上承于头以濡养目，气虚无力推动血行，阴虚津涸，血液黏滞不畅而致血瘀，瘀血阻滞脉络而发为此病。

1.《本草备要·草部·狗脊》："周痹（经曰：内不在脏腑，而外未发于皮，独居分肉之间，真气不能周，命曰周痹）。除风虚，强机关，利俯仰（滋肾益肝，则骨健而筋强）。"

2.《本草经解·卷一·草部上·石斛》："痹者闭也，血枯而涩，则麻木而痹。"

七、气阴两虚

消渴日久，既能耗气，又能伤阴，导致气阴两虚。而气虚不能推动血液运行，阴虚则营血滞涩，运行不畅，并且久病入络，痰瘀互结，停滞于肢体，影响肢体血脉的运行，从而导致精气不能荣养四肢，故可见肢体麻木、疼痛、酸软无力等症状。

1.《普济方·卷一百二十二·伤寒门·不仁》："由邪

气壅盛，正气闭伏郁而不发，营卫虚少不能通行，所以然也。《内经》曰：营气虚则不仁。《针经》曰：卫气不行则为不仁，经曰：营卫不能相将，三焦无所仰，身体痹而不仁，即是言之。知营卫血气虚少不能通行，而为不仁者明矣。"

2.《普济方·卷一百八十·消渴门·消渴后虚乏》："夫久病消渴之人，营卫不足，筋骨羸劣，肌肤瘦瘁，故病虽瘥而气血未复，乃为虚乏。又有缘少时服乳石而消渴者，病后津液虚竭，经络痞涩，亦令虚乏。"

3.《证治汇补·卷之三·外体门·麻木》："荣血虚则不仁，卫气虚则不用，不用不仁，即麻木之类欤。"

4.《华佗神方·卷一·一〇三四·论血痹》："血痹者，饮食过多，怀热大盛，或寒折于经络，或湿犯于营卫，因而血搏，遂成其咎。故使血不能荣外，气不能养内，内外已失，渐渐消削。左先枯则右不能举，右先枯则左不能伸，上先枯则上不能制下，下先枯则下不能克上。中先枯则下不能通疏，百证千状，皆失血也。"

八、其他

（一）营虚卫盛

1.《普济方·卷二百二十六·诸虚门·五痿》："病者脾热，胃干而渴，肌肉不仁，其色黄，而肉蠕动，名曰肉痿。由渐于湿地，以水为事，居处下泽，濡渍痹痿而不仁。故《下经》曰，肉痿者得之湿地下也。"

2.《普济方·卷一百七·诸风门·肉苛（附论）》：

"《内经》谓人之肉苛者，虽近衣絮犹尚苛也，以营气虚卫气实也。夫血为营，气为卫，气血均得流通，则肌肉无不仁之疾，及营气虚卫气实，则血脉凝滞，肉虽如故，而其证瘰重为苛也。"

3.《普济方·卷九十五·诸风门·风不仁（附论）》："夫风不仁者，由荣气虚，卫气实，风寒入于肌肉，使血气行不宣流，凝痹结滞，皮肤厚，无所觉知。《内经》曰：皮肤不荣，故为不仁，其状搔之，皮肤如隔衣是也。"

（二）湿热困脾

1.《症因脉治·卷三·痿症论·内伤痿症·脾热痿软》：脾热痿软之症唇焦齿燥，口干作渴，肌肉不仁，身重不能转侧，纵缓不能举动，此《内经》脾热痿弱之症也。脾热痿软之因或因水饮不谨，水积热生，或因膏粱积热，湿热伤脾，脾主肌肉，故常不仁，脾主四肢，故常痿软。

2.《古今医统大全·卷之十一·痹证门·治法·风痿痹三证相类治法不同》："痹之为证，有筋挛不伸、肌肉不仁，与风证相似。故世俗多类于风痿痹之证混同通治，此千古之弊也。大抵固当分其所因。风则阳受之。痹为风寒湿所感，则阴受之，为病多重著沉痛。痿因血少气虚，火盛克金，肺叶燥枯，宗筋不润，肝木乘胜，脾土受伤，饮食少，四肢倦，为精血虚耗，故筋骨痿而不用。治宜润燥、养血、滋阴，非若痹之气血凝滞，留而不行，或痛而手足为之麻木不仁，治以行气胜湿为主。三证虽大略相似，而所以施治迥然不同。执事者其辨诸。"

（三）胃热传肾

《医述·卷七·杂证汇参·三消》："朱麟生，病消渴，后渴少止，反加躁急，足膝痿弱。予用白茯苓丸加犀角。医曰：肾病而以犀角、黄连治心，毋乃倒乎？予曰：肾者胃之关，胃热下传于肾，则关门大开，心之阳火，得以直降于肾。经云：阳精所降，其人夭。今病者心火烁肾，燥不能濡，用犀角、黄连入肾，对治其下降之阳光，岂为倒乎？服之果效，再更地黄汤加犀角，肌泽而起。"

（四）气血两虚

《简明医彀·卷之三·痹证·麻木》："经曰：不痛不仁为麻痹，即麻木证。又曰：麻属气虚，木者属死血。此证由气血两虚，风寒湿乘之。病邪入深，荣卫之行既涩，经络时疏，故不痛；皮肤不荣故不仁，如绳扎缚初解之状也。治宜先汗后补。或痰滞四肢，或手指麻木，脉浮涩而濡。防为类中风之征，宜预调之。"

（五）心肺气厥

《三消论·正文》："所谓心肺气厥而渴，《厥论》曰：心移热于肺，传为膈消。""又，《气厥论》曰：大肠移热于胃，善食而瘦。《脉要精微论》曰：瘅成为中消，善食而瘦。"

第二节　病因病机的现代文献研究

一、阴虚燥热

1. 倪氏认为消渴日久阴虚火旺灼络，糖尿病周围神经病变的发生，与糖尿病病程和血糖控制情况等直接相关。阴虚是糖尿病的病因病机主线，阴虚生内热，热耗阴津，气血津液不足，经脉失养闭阻发为本病。心阴虚火旺，热耗心阴，心阴不足，心火亢盛，心神浮越则可致心脏自主神经病变，出现心慌、心悸症状，甚则神情痴呆，神识昏糊。肝阴虚则动风，头晕头痛，或四肢抽搐，挛急，或肢体麻木不仁。若肾阴虚火旺，则肾关失司，精关不固，性神经病变而出现遗精、早泄现象。甚则肾阴虚亏，虚阳上扰而出现头晕目眩，急躁易怒等周围神经和中枢神经病变。

2. 张氏等认为：本症候群属本虚标实之症，本虚为久病元气亏虚，标实当责之于血瘀为患。元气亏虚、推动无力则血流缓慢，加重血瘀的发展，血瘀又影响气血的流通，血因气虚而瘀阻，气因血瘀而壅滞，互为因果，致气血不能通达四肢，肌肉筋脉失于濡养而出现四肢发凉、麻木、疼痛等症状。治疗当益气扶元固本，祛瘀通络止痛。

3. 周氏认为该病属中医"痹证"范畴，中医虽无相应的病名，但《丹溪心法》早有描述。消渴病可出现"腿膝枯细，骨节酸疼"。病机主要为阴虚燥热，热灼津液，血黏成瘀，瘀血阻络，气血不能通达四肢，肌肉筋脉失于濡养，出现肢体疼痛，麻木不仁等症，治宜益气活血化瘀。

4. 梁氏指出糖尿病周围神经病变主要病机是由于消渴日久，阴虚燥热，煎熬津液，血黏成瘀，阻滞筋脉；或阴损及阳，寒凝血滞，气血不能通达四肢，肌肉筋脉失于濡养所致。临床以小有髓纤维受累者以肾虚血瘀，筋脉失养为主要病机，而大有髓纤维受累者是以肝肾不足，肝风内动为主要病机。

5. 孙氏认为中医属血痹范畴，乃为消渴日久不愈，燥热内生，营阴被灼；病久正气受损，气血运行不畅，脉络迂阻所致。

6. 丁氏认为糖尿病周围神经病变患者主要病机是：其一为燥热或湿热耗气伤阴，伤及脾肾两脏，最终阴损及阳，而致阴阳两虚。其间自主神经损伤而出现呕吐不食（糖尿病性胃瘫）、泄泻（糖尿病性腹泻）、癃闭（糖尿病神经原性膀胱）、微血管病变而发生水肿（糖尿病肾病）。其二是燥热（或湿热化燥化火）既久，精血日耗，病及肝肾两脏，其间阴亏阳亢，风阳上扰而致眩晕（糖尿病合并高血压）、中风（糖尿病性脑梗死）、风淫末疾而病周痹（糖尿病性周围神经病变），燥热耗津伤血，津不载血，血行滞涩而为胸痹心痛（糖尿病性心脏病）、脱疽（糖尿病足）、视瞻昏渺（糖尿病性视网膜病变）、暴盲（视网膜微血管瘤破裂出血）、血灌瞳神（玻璃体积血）。

二、瘀血阻络

1. 有关瘀血与糖尿病关系的记载首见于清·唐容川所著的《血证论》，文中曰"瘀血在里则口渴，所以然者，血与气本不相离，今内有瘀血，不能载水津上升，是以发渴，名曰血渴"。20 世纪 70 年代末期，国内著名医家祝谌予教授首先提出糖尿病夹血瘀症，并率先应用科学研究活血化瘀的降糖活血方治疗糖尿病取得佳效。

2. 王氏认为久病入络，久病多瘀，不通则痛。糖尿病周围神经病变出现的肢体麻木疼痛，下肢拘挛，主要是由于气滞血瘀，血行不畅，气血不能通达四肢末梢，肌肉筋脉失于濡养所致。微血管障碍理论为"瘀血"说提供了足够的依据。糖尿病神经病变时血流变慢，血小板凝集，血液呈高凝滞和高黏滞状态，患者神经微血管内脂肪及糖类物质沉积，微血管内皮细胞增生，管腔变窄和闭塞都可用"血瘀"阻络，微循环障碍解释。津血同源，互为资生转化，阴虚燥热煎熬津液，津亏液少，不能载血循经畅行，产生阴虚血瘀；阴虚津亏伤及气使气阴两虚；气为血帅，气虚无力鼓动血行亦为血瘀；七情内伤，肝气郁结，郁久化火，津液被耗而成血瘀。

3. 对于糖尿病所致的周围神经病变，王氏认为该并发症系经脉瘀阻，气血运行不畅所致之痹证。但病因病机却有别于风、寒、湿邪所致之痹证，是由于消渴日久，耗伤气血津液，气血阴阳亏虚，经脉失养而发。是一因虚致实，本虚标实之证。所以在治疗原则上以滋阴、益气、温阳、养血之法治正气不足，肾关不固之本，以活血通络之法治经脉瘀阻之标。

4. 金氏指出中医理论存在气、血、津、液的正常运行，认为气滞不行，则有血瘀，下肢疼痛，走路不便，就是由于气滞血瘀，血脉不通，从而导致神经功能紊乱。川芎为"血中气药"，味薄气雄，性最流通，辛酸走窜作用甚强，能升能散，上升头目，旁达四肢，下行血海，具有活血化瘀，行气定痛之功效。

5. 袁氏等研究中指出，近年来，众多学者采用外周微循环观察、血液流变性和血液凝固性检测及分子生物学相关检测方法研究糖尿病周围神经病变瘀血证，其中开展最多的是血液流变性检测。结果证实糖尿病周围神经病变患者均存在不同程度的血液流变学的异常及微循环障碍。

6. 董氏在其研究中指出，中医认为物质代谢过程主要依靠肾的蒸腾气化及脾的升清降浊，脾肾功能的失职是糖尿病周围神经病变的发病关键，同时也与肺、胃、肝相关。而血液动力学改变现之于临床便是痰瘀、气滞之征，其实质也是痰瘀之患。糖尿病周围神经病变病机是动态演变的过程，在病程的不同阶段可以某脏功能失调为突出表现，如脾虚、肾虚、肝郁或脾肾虚、肝肾虚、肝脾不调。此外，对糖尿病周围神经病变病性的演变也需动态把握。糖尿病早期一般表现为阴虚热盛，当出现糖尿病周围神经病变等血管并发症时，大多已进入气阴两虚阶段。气阴两虚多由脾肾气虚、肝肾阴虚、阴虚热盛、经过气虚及阴或阴虚及气等病理损害动态演变而来，气阴两虚是糖尿病周围神经病变的主要病机，该病理阶段在糖尿病周围神经病变过程中持续较长，最后可转化为阴阳两虚而进入疾病的终末阶段。可见糖尿病周围神经病变病机变化主要涉及肝、脾、肾三脏，以气虚、阴虚或气阴两虚为其本，脏腑代谢紊乱产生的病理产物瘀血、痰浊、水湿常相互交阻，留置于经络，贯穿糖尿病周围神经病变整个病程的始终，对糖尿病周围神经病变的病机认识，不可忽视。

7. 张氏等认为：瘀血络损是糖尿病周围神经病变发病的病机关键，活血化瘀通络法是治疗糖尿病周围神经病变的根本法则。正确认识瘀血络损在糖尿病周围神经病变发病中的作用，将有助于提高临床疗效，丰富和发展糖尿病周围神经病变的中医病机理论，为中医药治疗糖尿病周围神经病变提供新的思路和途径。

8. 欧阳氏等指出"久病必瘀"，作为病理产物的瘀血又成为致病因素，互为因果，交互为患，而见舌质紫黯，或有瘀斑，舌下静脉曲张。《素问·逆调论》言"营气虚则不仁，卫气虚则不用，营卫俱虚则不仁亦不用"，《名医类案》又言"麻木，气馁行迟，不能接续也"。李杲指出："麻者，气之虚也，真气弱，不能疏通至填塞经络。"

9. 刘氏等认为本病为消渴日久，气阴两虚，血行不畅，脉络瘀阻，不通则痛。根据临床多表现为麻木、乏力、疼痛、怕冷的症状特征及手足青紫、舌质紫暗或舌体瘀点、瘀斑，脉细涩等瘀血表现，其病机特点当以气虚血瘀为主。

10. 姜氏等认为消渴日久，气阴亏耗，阴虚内热而灼伤营血，血运不畅，致脉络瘀阻，或病久气虚，无力运血，致血行凝滞，脉络瘀阻，机体阳气不达四末，四肢肌肤失养而发为本病。清代《王旭高医案》载曰："消渴日久，但见手足麻木、肢凉如冰。"总之，本病以久、瘀、虚，络脉为病，本虚标实为基本病机。

11. 吴平等认为"消渴"的基本病因为素体阴虚，饮食不节，情志失调，劳倦过度；基本病机为：阴虚燥热；故消渴多出现口渴，多饮，多食，多尿，消瘦等阴虚燥热之症。根据"久病入络"、"久病入血"的原理，阴虚燥热日久，致火毒炽盛，热灼津血，致阴血亏虚，血行失常，则见瘀血阻络，络脉失养；故出现肢端感觉异常，局部麻木，灼热，刺痛，跳动，后期可见肌萎缩和瘫痪之症。临床上采用活血祛瘀之"身痛逐瘀汤"进行治疗。

12. 孙氏认为中医属血痹范畴，乃为消渴日久不愈，燥热内生，营阴被灼；病久正气受损，气血运行不畅，脉络迂阻所致。

13. 余氏认为其病机多由于消渴日久，正气日衰，耗气伤阴，燥热内结，瘀血阻络，络脉滞涩，阻遏气血流通，血脉失和，神机失用，致肢体麻木疼痛，肌肤瘙痒或有异常感，肢体运动障碍，舌黯有瘀点或瘀斑，脉沉细弦涩等。

三、脾虚气弱

1. 气虚气滞瘀血痰浊阻络。糖尿病病程日久，在五脏柔弱的基础上，脏腑愈虚，气虚则血行不畅，血脉瘀阻，不通则痛而见肢体疼痛；气虚气滞则痰浊内生，痰瘀交阻肢体疼痛，麻木，重着。气滞血瘀则痛无定处，时轻时重，呈现周围神经、中枢神经和自主神经病变。

2. 王氏认为中气虚馁，脾失健运统摄，血糖无以调节利用而积蓄，尿糖无以固摄而外泄，水谷不化气血而化为痰浊瘀血，阻于络脉故见肢体麻木疼痛。正如《内经》所说：营气虚则不仁，卫气虚则不用，营卫俱虚，则不仁且不用。

3. 我国古代圣贤早有从脾治疗糖尿病的记载，如《医学入门》指出："治渴，然心肾通乎脾，养脾则津液自生，参苓白术散主之。"明代名医王伦指出："胃阳主气，脾阴主血。"其认为治疗脾胃病既要注意阳气的升发，更须关注脾之阴血亏乏。

4. 胡氏等指出脾气虚馁，一则气血生化乏源，津液亏虚无以充养机体，致周身乏力；二则气血运行失常，阻滞气机，使津液无以正常输布，津停为痰，血凝为瘀，痰瘀互阻，使脾胃之阳气不能布散四肢，故使四肢发凉、麻木，正如《读医随笔》曰："气虚不足以推血，则血必有瘀。"血之源泉涸竭，亦使其运行缓滞而凝结成瘀。这些论证都说明了脾病生痰，也成瘀积。

5. 胡氏认为本病为消渴之变证，发病本于脾胃气虚，而肌肤麻木及疼痛为本虚标实、瘀浊内阻之象。《内经》关于麻木指出："营气虚则不仁，卫气虚则不用，营卫俱虚，则不仁且不用"。而清·张璐在《张氏医通·麻木》中进一步指出：麻则属痰属虚，木则全属湿痰死血，一块不知痛痒，若木然似也。而疼痛多为气血阻闭不通，不通则痛。

四、肾气亏虚

1. 王氏等指出，糖尿病周围神经病变为糖尿病慢性并发症，明显出现临床症状时，往往已有较长病史，尤其是自主神经病变。久消不愈，下损及肾，气阴两虚，阴损及阳，为糖尿病发展的严重阶段。《景岳全书》："阳不化气则水精不布，水不得布则有降无升……以致泉源不滋，天壤枯涸者，是皆真阴不足，火亏于下之消证也。"早在《灵枢·本脏》即有"肾脆，则善病消瘅"之论。肾气不足，肾阳衰微则阳痿不举，阳不达于四末则四肢厥冷不温，气化不力则膀胱开合失司，则排尿困难，尿流减弱或尿失禁，脾肾阳虚，大肠传导失司则"五更泄"，肾气亏虚、卫气失固则泌汗异常。

2. 柳氏治糖尿病神经源性膀胱病变一例，中医证属肾虚湿热下注，开合失司之癃闭。治以清热利湿，佐以益肾。是由糖尿病自主神经病变所致。属中医消渴癃闭范畴。消渴日久，终累及肾，肾气亏虚，运化失常，开合失司，湿浊内生，蕴久化热，下移膀胱，水道通调失常而致癃闭。肾主骨，肾虚则见左下肢痿软无力。故此病例以肾虚为本，湿热为标。故治以益肾清热利湿为主，助气化而三焦通，病乃复。

五、肝风入络

詹氏认为消渴以阴虚为本，由于肾阴亏虚，水不涵木，木劲风动，窜入脉络，日久不愈，血络瘀阻，或久病之后，营血亏少，肝失涵养，木动生风，窜入脉络则发生筋脉挛痛、肢节麻木、震颤、拘挛、抽搐等肝风入络之症。正如《西溪书屋夜话录》云："肝风一论，虽多上冒巅顶，亦能旁达四肢，上冒者，阳亢居多，旁走者，血虚为多。"综观此证，治当以滋肾养肝，息风通络为原则。

六、肝肾不足

柳氏治糖尿病致周围性眼外肌麻痹一例，中医证属肝肾不足，气血不畅，脉络阻滞。治以滋补肝肾，活血通络。按患者消渴日久，伤精耗血，气血亏耗，终累及至肾，而致肝肾两亏，精血不能上承于头以濡养目，气虚无力推动血行，阴虚津涸，血液黏滞不畅而致血瘀，瘀血阻滞脉络而发为此病。故证以肝肾不足，气阴两虚为本，以瘀血为标。治以扶正与祛瘀并用，方用杞菊地黄丸及桃红四物汤加减共奏补肝肾，益气养阴，活血通络之功，配合针灸取得满意疗效。

七、气阴两虚

1. 柳氏治糖尿病致面神经麻痹一例，综合四诊，证属气阴两虚，瘀血阻络。治以益气养阴，活血通络。按患者消渴病日久，气阴两虚，气虚则帅血无力，血流不畅，阴虚生热，煎熬津液，而致血液黏滞，瘀血阻络，发为口僻。故证以气阴亏虚为本，以瘀血阻络为标。治以益气养阴活血标本兼治。

2. 曹氏认为本病属中医"消渴病、痹证"范畴。消渴日久，燥热耗伤气阴，进一步损伤脾胃，脾虚则不能运化精微于四末；脾虚则津液气血生化不足，导致肝阴血亏虚，筋脉失于濡润，均可导致筋脉失养，宗筋弛缓而不收。气阴亏虚，血行无力，瘀血内生，阻于经络，导致肢体麻木疼痛。主要病机为气阴亏虚，脉络痹阻，故组方原则为健脾益气，补肝养肝，活血通络。

3. 钱氏等认为由于糖尿病周围神经损伤是在糖尿病基础上发生的，表明消渴日久，既能耗气，又能伤阴，导致气阴两虚。而气虚不能推动血液运行，阴虚则营血滞涩，运行不畅，并且久病入络，痰瘀互结，停滞于肢体，影响肢体血脉的运行，从而导致精气不能荣养四肢，故可见肢体麻木、疼痛、酸软无力等症状。

4. 李氏认为消渴日久，则伤精耗血，气阴血伤，经络虚涩，不能濡养肌肉，故肢体痿软乏力，麻木不仁。又因正气不足，运行无力，或阴虚内热，阴血暗耗，而致瘀血内生，经络痹阻，以致肢体痹痛，冷热失调，加之卫气不固，更易招致外邪，内外合病，使病情加剧，缠绵难愈。故治宜益气和营，活血通痹。

5. 姜氏等认为消渴日久，气阴亏耗，阴虚内热而灼伤营血，血运不畅，致脉络瘀阻，或病久气虚，无力运血，致血行凝滞，脉络瘀阻，机体阳气不达四末，四肢肌肤失养而发为本病。清代《王旭高医案》载曰："消渴日久，但见手足麻木、肢凉如冰。"总之，本病以久、瘀、虚，络脉为病，本虚标实为基本病机。

6. 欧阳氏等指出，就其病因病机而言，《灵枢·五变》说："五脏皆柔弱，善病消瘅。"《临证指南医案·三消》则直言："其实不越阴亏阳亢，津涸热淫而已。"故气阴不足、郁热瘀血是其主要病理机制。从中医气血理论而言，消渴日久，必然耗气伤阴，气虚则血行无力，阴虚则血行艰涩。即如《素问·痹论》所言："病久入深，营卫之行涩。"气虚一则不能温煦四肢，故见四肢冷；二则帅血无力，气虚血瘀不能濡养肢体肌肉及筋骨，故见痿软无力，行走如踩棉絮。

7. 李氏认为本病是由于消渴日久，气阴两虚，气虚推动血液运行无力，阴虚热盛煎熬血液而浓缩，致血行迟缓，血脉瘀阻所致。

8. 刘氏认为糖尿病周围神经病变其原发病当属中医（消渴）范畴，但发展到糖尿病周围神经病变阶段，应归入中医痹证、痿证之列。就临床所见，消渴发病初期，以津伤阴亏为表现。然津、营、血同为一体。消渴日久，致气阴两伤，营亏血燥，所以诸症峰起。气阴血伤，经络虚涩，不能濡养肌肉筋脉，故肢体疲软乏力；丹溪云"气虚则麻，血虚则木"，气血两虚，则麻木不仁；又因正气不足，运行无力，或阴虚内热，阴血暗耗，而致瘀血内生，脉道滞涩，经络痹阻，以致肢体疼痛，冷热失调，加之卫气不固，更易招致外邪，内外合病，使病情加剧，缠绵难愈。故治宜益气和营以固其本，活血通络以治其标，拟和营通络汤以治之。

9. 陈氏等认为糖尿病周围神经病变缘由消渴病日久，阴津亏损，无以载气，燥热亢盛，伤阴耗气而致气阴两伤，气虚无以推动血行，则血行不畅；阴虚则脉络失常，经络瘀滞，不通则痛。故其基本病机为气阴两伤，脉络瘀阻。

10. 糖尿病周围神经病变病因病机复杂，中医学认为以虚为本，以瘀为标，气血亏耗，阴阳俱虚，导致气滞血瘀，血行不畅，气血不能达于四肢末梢，肌肉筋脉失于濡养，以致出现肿胀、疼痛、冷感和溃烂。

八、邪毒入络

消渴日久，气阴亏耗，脏腑功能失调，水饮、痰浊、瘀血等病理产物代谢失常，聚积体内均可化生浊毒。若浊毒日久不解，入络或深伏于内，劫耗脏腑经络气血，则可诱发或加重此病。

1. 刘氏以化痰通络为主认为消渴日久，使机体内发生了一系列变化，体内产生了多种有害物质，这些有害物质就是"毒"。其升高的血糖可称为"糖毒"，持续的高血糖可生热、生痰，故高血糖属热毒、痰毒。

2. 浊毒与糖尿病周围神经病变的确切关系也有诸多观点，除感邪、伏邪可致病外，"积邪"亦可致病，并提出了"积邪学说"。认为无论六淫、七情等各种病邪，若在体内聚积，日久不解，均可对机体造成损害，导致积邪患病。根据浊毒定义及积邪学说理论可以推测，消渴日久，气阴亏耗，脏腑功能失调，水饮、痰浊、瘀血等病理产物代谢失常，聚积体内均可化生浊毒。若浊毒日久不解，入络或深伏于内，劫耗脏腑经络气血，则可诱发或加重糖尿病周围神经病变。

3. 赵氏推测糖尿病周围神经病变浊毒损络的病机演变过程可分为三个阶段：早期消渴日久，气阴亏损，脾肾两虚，水液、痰湿运化失常，血运失常而成瘀血，水液、痰湿、瘀血聚积体内而影响脏腑经络功能。脏腑经络功能失常又加重上述病理产物的生成与积聚，终致浊毒生成，脏腑经络受损。临床表现为手足麻木、胸闷、心悸、轻微腹胀、腹泻或便秘及性欲减退等。中期水湿、痰饮、瘀血的进一步聚积，浊毒大量化生，脏腑、经络功能进一步受损。临床表现为手足麻木发凉、胸闷、心痛、明显腹胀腹泻和/或便秘、阳痿、经闭，或见肢体疼痛、肌肉萎缩。晚期浊毒明显增多、积聚，脏腑经络功能明显受损，导致坏疽、肢体残废、水肿、中风、肺痨、雀盲等。

九、络病

近年来，越来越多医家提出并致力于研究瘀血学说和络病学说，特别是对难治性疾病的诊治，取得了一定的进展。郭氏等从络病学理论探讨糖尿病周围神经病变的发病机制。

糖尿病周围神经病变的发生多见于糖尿病晚期，属于慢性病范畴，病程久，符合"久病入络"之说。正如叶天士所云："病久气血推行不利，血络之中，必有瘀凝，故致病气缠绵不去"，"经几年宿病，病必在络"；其又在《临证指南医案》中云："百日久恙，血络必伤"。消渴患者患病日久，气虚运血无力，阴虚津亏则易生内热扰血分，血热瘀毒内积，久则入络，变生本证。

瘀不仅是糖尿病慢性并发症的主要病理基础，而且贯穿于糖尿病的始终。无论何种证型的糖尿病周围神经病变都伴有瘀的存在，瘀阻脉络是糖尿病周围神经病变发病的关键。这里的瘀是指气滞血瘀、痰阻、寒凝、热毒等多种病理产物，不单指血瘀。糖尿病周围神经病变患者的四肢疼痛如针刺、入夜加重、发麻、舌质紫暗、有瘀点瘀斑等表现，都是瘀血的特点。张林潮通过临床实验比较，发现糖尿病患者的血小板活化、血液中与瘀血相关的因子含量和活性均比正常人高，并发血管病变（并发冠心病）组的变化更为显著。提示糖尿病患者的血液处于高凝状态，并随血管病变的发生发展，改变更加明显。有学者通过检测外周微循环、血液流变学和血液凝固流变学，都证明了糖尿病周围神经病变患者存在微循环障碍和血液流变学异常的情况。血液呈高凝状态，瘀血阻络等病理改变，正是形成血管、神经病变的重要原因，这都证明了糖尿病周围神经病变患者存在瘀血阻络的病机。

糖尿病周围神经病变发病缓慢，病程长，缠绵难愈，属于"顽证"。患者先是下肢出现麻木、异样感，继则出现肢体针刺样、烧灼样或钻凿样疼痛，甚至疼痛剧烈，难以忍受，并逐渐出现肢体肌肉消瘦萎缩，下肢步履困难。可见，糖尿病周围神经病变的症状与病程符合了络病的"久、瘀、顽、杂"四大特点，因此，糖尿病周围神经病变应归属于"络病"。

络病学说认为，络脉是从经脉支横别出，逐层细分，广泛分布于脏腑组织间的网络系统，按一定的时速和常度，把经脉运行的气血津液输布、弥散、渗灌到脏腑周身，发挥着"行气血而营阴阳，濡筋骨，利关节"的生理功能。糖尿病周围神经病变是典型的由脉络病变引起气络病变的病理过程。糖尿病周围神经病变的发病可以概括为"络虚不荣"和"络脉阻滞"。糖尿病初期脾弱气虚，脾虚无力将水谷精微转化为营养物质，气血亏虚，不荣则痛。气虚无力推行血液则致血瘀；阴虚燥热，津亏液少，不能载血运行，导致瘀血内停；脾虚生痰，痰瘀互结，痰瘀阻络，最终出现肢体疼痛麻木，肌肤失养，肌肉萎缩。瘀血、痰浊等病理产物阻滞，甚则闭塞脉络，脉络功能失调，血液不能渗灌濡养气络，气络失养而发为糖尿病周围神经病变。

总的来说，糖尿病周围神经病变的病因病机属于本虚标实，正气虚弱（气虚、阴虚、阳虚），肝脾肾虚为本，痰浊阻滞、血瘀阻络为标；气阴两虚是主要的病理基础，脾肾功能的失调是本病发病的关键。

参考文献

[1]中华医典（升级版·光盘）[M/CD]．长沙：湖南电子音像出版社，2006.

[2]倪青．起病隐匿易漏诊误诊辨证施治宜标本兼顾——治疗糖尿病周围神经病变经验．辽宁中医杂志，2001，28（8）：451.

[3]张志兰，王倩．中西医结合治疗糖尿病周围神经病变38例疗效观察．临床荟萃，2003，18（3）：153－154.

[4]周法根．补阳还五汤治疗2型糖尿病周围神经病变疗效观察．浙江中西医结合杂志，2005，15（7）：425－426.

[5]梁晓春．糖尿病周围神经病变与消渴兼证"筋痹"及其中医治疗．中国临床医生，2006，34（5）：17－18.

[6]孙晔．补气活血通络法治疗糖尿病周围神经病变34例．辽宁中医杂志，2006，33（4）：438－439.

[7]丁学屏．糖尿病血管神经并发症的中医辨治规律探讨．上海中医药杂志，2006，40（10）：12－13.

[8]李毅．祝谌予老中医活血化瘀法治疗糖尿病经验．山东中医学院学报，1986，9（5）：27.

[9]王昌俊．糖尿病性神经病变中医研究概况．中医药信息，1993，2（1）：11－13.

[10]王东，许建秦，路波．中药治疗糖尿病周围神经炎22例．

陕西中医，1995，16（2）：69.

[11]金静宣．中西医结合治疗糖尿病并下肢周围神经痛300例临床观察．实用医学杂志，1996，12（1）：52.

[12]袁申元，武宝玉．微循环障碍与糖尿病慢性并发症．中国微循环，2000，4（20）：73-75.

[13]董彦敏．中医治疗糖尿病周围神经病变研究思路简析．中医药学刊，2002，20（6）：846-847.

[14]张兰，于世家．从络病理论探讨糖尿病周围神经病变的发生机制．中医药研究，2004，18（2）：2-3.

[15]欧阳阿娟，唐国华．补阳还五汤加胰激肽原酶治疗糖尿病周围神经病变疗效观察．南华大学学报·医学版，2005，33（2）：221-223.

[16]刘经森，丁雯卿．碟脉灵合参麦注射液治疗糖尿病周围神经病变43例疗效观察．北京中医，2005，24（2）：101-102.

[17]姜德友，单文，陈永坤，等．黄芪桂枝五物汤加味对糖尿病周围神经病理形态变化的影响．中医药学报，2005，33（2）：51-52.

[18]吴平，杨春明．活血法治疗糖尿病周围神经病变155例临床观察．中医药导报，2006，12（8）：37-38.

[19]余小平．枸杞根饮联合弥可保治疗2型糖尿病周围神经病变临床观察．中医药临床杂志，2006，18（2）：139-140.

[20]王春芳，迪丽努尔．浅谈健脾培土法在糖尿病周围神经病变治疗中的重要地位．新疆中医药，2003，21（2）：4-5.

[21]胡晓灵，张卫华．从脾胃本虚、痰瘀毒标论述糖尿病周围神经病变．新疆中医药，2006，24（1）：1-2.

[22]王昌俊．糖尿病性神经病变中医研究概况．中医药信息，1993，2（2）：11-13.

[23]柳迎春.糖尿病周围神经病变诊治经验.北京中医，2000，30（4）：54.

[24]詹继红.从肝风入络论治糖尿病性周围神经病变.贵阳医学院学报，2000，25（3）：320－321.

[25]曹力博.中西医结合治疗糖尿病周围神经病变42例.江西中医药，2003，34（5）：28－29.

[26]钱秋海，苏励庄.益气养阴化痰活血法治疗糖尿病周围神经病变机制探讨.山东中医杂志，2005，24（2）：67－68.

[27]李兰芝.加味黄芪五物汤结合常规治疗糖尿病周围神经病变36例临床观察.中医药导报，2005，11（1）：36－38.

[28]李成栋.中西医结合治疗糖尿病周围神经病变24例.江苏大学学报，2005，15（6）：522.

[29]刘成.和营通络法治疗糖尿病周围神经病变58例临床研究.现代中医药，2006，26（3）：3－5.

[30]陈利平，刘海.黄芪桂枝五物汤加味联用弥可保治疗糖尿病周围神经病变34例疗效观察.新中医，2006，38（6）：56－57.

[31]袁威，李靖.糖尿病合并下肢周围神经病变56例治护体会.国医论坛，2006，21（1）：23.

[32]刘辉.糖尿病性周围神经病变辨治探讨.河南中医学院学报，2003，7（4）：53－54.

[33]赵伟，李双蕾.糖尿病神经病变浊毒损络病机探微.新中医，2006，38（9）：4－5.

[34]郭慧，李树成，马民.糖尿病周围神经病变的病因病机及证治探讨.新中医，2009，41（12）：3－4.

（罗广波、孙璐、温建炫、余碧瑜、林丰夏）

第三章　糖尿病周围神经病变的辨证治疗

第一节　辨证治疗的古代文献研究

根据历年来各个医家对糖尿病周围神经病变病因病机的分析以及治疗经验总结，本病辨证分型主要有阴虚燥热、气阴两虚、脾肾两虚、肾气不足等。文献整理如下：

一、孙思邈辨证治疗

（一）阴虚燥热，当清热养阴以润燥

《备急千金要方·卷二十一消渴淋闭方·消渴第一》：消渴之人，必于大骨节间发痈疽而卒，所以戒之在大痈也，当预备痈药以防之。有人病渴利，始发于春，经一夏，服栝蒌、豉汁，得其力，渴渐瘥。然小便犹数甚，昼夜二十余行，常至三四升，极瘥不减二升也，转久便止，渐食肥腻，日久羸瘦，喉咽唇口焦燥，吸吸少气，不得多语，心烦热，两脚酸，食乃兼倍于常而不为气力者，当知此病皆由虚热所致。治法可常服栝蒌汁以除热，牛乳、杏酪善于补，此法最有益。

（二）肾气不足，当补益肾气

《千金翼方·卷第十五》：补肾汤，主肾气不足，心中忙忙而闷，目视䀮䀮，心悬少气，阳气不足，耳聋目前如星火。消渴疽痔，一身悉痒，骨中疼痛小弱，拘急乏气，难咽咽干，唾如胶色黑方。

二、王怀隐、陈昭遇等辨证治疗

阴虚燥热，当以清热滋阴以润燥

《太平圣惠方·治消渴口苦干燥诸方》：治消渴，口舌干燥，骨节烦热方。生芭蕉根，捣绞取汁，时饮一二合。

《太平圣惠方·治消渴口苦干燥诸方》：治消渴，口舌干燥，骨节烦热方。地骨皮一两，小麦半两，生麦门冬（去心）一两。上件药，细锉和匀，每服半两，以水一大盏，煎至五分，去滓，每于食后温服。

《太平圣惠方·治消渴诸方》：治消渴，四肢烦热，口干心躁，宜服此方。栝蒌根二两，麦门冬（去心焙）二两，苦参（锉）三分，人参（去芦头）三分，知母三分。上件药，捣罗为末，用牛胆汁和丸，如小豆大，不计时候，以清粥饮下二十丸。

三、赵佶辨证治疗

气阴两虚，当益气养阴，清热除烦

《圣济总录·消渴门》：治消渴，口舌干燥，四肢酸疼，日晡颊赤烦闷。升麻丸方。

《圣济总录·消渴门·消渴后虚乏》：论曰：久病消渴之人，营卫不足，筋骨羸劣，肌肤瘦瘁，故病虽瘥而气血未复，乃为虚乏，又有缘少服乳石而消渴者，病后津液虚竭，经络痞涩，亦令虚乏，须防痈疽之变，救治之法，所不可忽。治消渴后，四肢羸弱，气虚乏，地黄生姜煎丸方。

《圣济总录·消渴门·消渴后虚乏》：消渴，肌肤羸瘦，或转筋，小便利甚。栝蒌根散方。

《圣济总录·消中》：治初得消中，食已如饥，手足烦热，背膊疼闷，小便白浊。天门冬丸方。

《圣济总录·消中》：牡蛎丸治消中，食已即饥，手足烦热，背膊疼闷，小便稠浊。

四、朱丹溪辨证治疗

脾肾两虚，当健脾补肾

《丹溪心法·消渴四十六》：热伏于下，肾虚受之，腿膝枯细，骨节酸疼，精走髓空，引水自救，此渴水饮不多，随即溺下，小便多而浊，病属下焦，谓之"消肾"。又若强中消渴，其毙可立待也。治法总要，当以白术散养脾，自生津液，兼用好粳米煮粥，以臍肉碎细煮服以养肾，则水有所司。又用净黄连湿锉，入雄猪肚中，密扎于斗米上蒸烂，添些蒸饮，臼中杵，粘丸如桐子。服一百丸，食后米饮下，可以清心止渴。

五、皇甫谧辨证治疗

脾肾两虚，当针刺或点揉刺激然谷、足三里穴

《针灸甲乙经·五气溢发消渴黄瘅第六》：消渴黄瘅，足一寒一热，舌纵烦满，然谷主之。阴气不足，热中消谷善饥，腹热身烦，狂言，三里主之。

第二节 辨证治疗的现代文献研究

根据历年来各个医家对糖尿病周围神经的病因病机的分析，本病辨证分型主要有肝肾阴虚、瘀血阻络、肝风扰络、气虚血瘀、阴虚内热等。以下收集并整理了近年来各医家对糖尿病周围神经的辨证分型，望有益于各学者进行深一步探讨与总结。

一、高上林辨证治疗

糖尿病并发神经病变应宗脏腑阴阳、气血刚柔、辨标本缓急，将消渴病与并发神经病变的辨证论治融为一体，相得益彰，虽无根治之效，但也常见祛病益寿之功。

（一）燥热伤阴，当清热养阴以润燥

分析：消渴病先病为本，并发症后病为标，标本相从，病机一致，临床辨证须标本同治，于治疗并发症的同时达到控制消渴病的目的，是治疗消渴病的上策。消渴病五脏亏损，燥热内生，早期表现常以燥热伤津为主而见小便无度，口渴引饮，消谷善饥等症。大便燥结亦是早期常见的

自主神经功能障碍的临床见症，有时非常顽固，继之出现汗出偏沮，肢体麻木，下肢痿软等脊髓或周围神经病变，古人称之为痿躄，其病机虽很复杂，但五脏热盛伤津，精气不能正常布化是本病的原因，这与消渴病五脏亏损、燥热内生病机是一致的。临床常见形体消瘦、肌肤甲错，脉数而躁等肺、脾、胃、肾燥热消灼的脉证。本文以《内经》"燥生痿躄"立论，认为消渴病燥热先病为本，痿躄燥热后病为标，《内经》本有明训。《素问·痿论》："五脏使人痿何也……肺热叶焦则皮毛虚弱，急薄者则生痿躄也；心气热则下脉厥而上，上则下脉虚，虚则生脉痿，枢折挈，胫纵而不任地也；肝气热则胆泄，口苦筋膜干，筋膜干则筋急而挛，发为筋痿；脾气热则胃干而渴、肌肉不仁发为肉痿；肾气热则腰脊不举，骨枯而髓减，发为骨痿"。枢折挈（关节弯曲抽掣）、胫纵不任地（腿软不能站立）、筋急而挛（筋肉紧张痉挛）、肉痿（肌肉萎缩）、腰脊不举（腰脊不能伸展）都是神经病变的临床表现。一旦出现，沉痼难变，非一二剂药一可以挽回，不可仅用活血舒筋舍本治标，或治标伤本当以清热养阴，布津润燥，标本同治，长期服用。

（二）阴阳失和，当益阴和阳以通络

分析：消渴病病人常因饮食厚味，营养过剩，脂肪堆积，身体肥胖导致阴阳失调，痰滞经络而致阴津不布，阳气不达出现一系列神经病变。《素问·通评虚实论》："凡治消瘅，仆击、偏枯、痿厥、气满发逆、肥贵人则膏粱之疾也。"《内经》此段文字是对消渴病并发症形象客观的描述。读此句当从消瘅二字之后逗断，仆击（中风跌仆）、偏枯（半身不遂）、痿厥（四肢及下肢痿软厥冷）、气满发逆（喘息气促、气机上冲）等。皆继消瘅而发，对肥贵之人而言，则是饮食厚味，过肥生痰化热生燥所致。仆击、气满发逆病涉心脑血管，权且不论，痿厥、偏枯等症如见身体肥胖，阴阳失和，经脉阻滞，燥从中生者，常用养阴育阳，温肾润燥，疏通经络的阳和汤加减。

（三）精气亏损，命门不固，须填精补髓，温养命门

分析：消渴病以五脏亏虚为本，《灵枢·本脏》云："气自脆则善病消瘅热中……肺脆、脾脆、肾脆则善病消瘅易伤。"脆乃五脏瘦损之谓。五脏藏精不泻，皆以精气为养。五脏亏损，精气不藏是消瘅病的根本原因。因此，补五脏益精气是消瘅病治疗不可忽视的大法。随五脏亏损见症的不同而分别采用益气养阴、益气健脾、填精补髓、温养命门等治法。消渴病并发神经病变常见气虚精衰，肾气不固，发病早期阳痿不举甚为常见（阳痿亦为神经障碍所致），进而见肢体痿软，尤以下肢为甚，若见小便清长，或淋漓不禁，欲溲无力（似淋非淋），肢体痿软厥逆等，则须填精补髓，温养命门。金匮肾气汤加鹿茸、巴戟天等。

（四）气虚血瘀，营卫不达，当补气行瘀，通达营卫

分析：就临床所见，消渴病并发神经病变，单纯系气滞血瘀似乎并不多见，所以临床单用活血化瘀之药效果也非显然。根据临床体会：消渴病瘀血见症多与气虚不通有关，如四肢乏力，动辄气促，精神萎靡等气血不足诸症，且常夹湿而成痰瘀交阻之象。所以对消渴病并发神经病变

的瘀血证用补气之法以行瘀，且常佐化湿之品，用十全大补汤加减。

该文章根据临床验案所得证型，无记载具体证候。

二、王映坤辨证治疗

（一）气血不足，筋脉失养型
治宜补益气血，濡养筋脉。

（二）肝肾阴虚，筋脉失养型
治宜滋养肝肾，舒筋养脉，麦味地黄汤加减。

（三）痰瘀内结，筋脉不舒型
治宜化痰活血，舒筋活络。

该文章根据临床验案所得证型，无记载具体证候。

三、周旭生辨证治疗

（一）凉血活血，解毒宁肤
分析：糖尿病的基本病机为阴虚燥热。迁延不愈，邪热深入营血，灼血伤络，以致经脉涩滞，肌肤失养，甚则热蕴成毒，血燥生风。出现灼热、虫行、针刺、瘙痒种种异常感觉。治疗上若仅从气分着眼，难免有隔靴搔痒之嫌，须着重于凉血、解毒之法。

（二）走窜通络，开瘀止痛
分析：血瘀日久，不得畅行，痹阻气机，致使刺痛剧烈，此伏彼起，或痛觉过敏，不堪衣拂被盖。此时活血化瘀之法在所必用，然常觉力犹不足，须辅以虫类搜剔，如地龙、全蝎、水蛭等，甚则配合攻坚散结、透毒通络之品，如山甲、皂刺、丝瓜络等。

（三）补气养血，祛除麻木

分析：肢体远端麻木，也是本病常见症状。一般从气血瘀滞论治，合并高血压、中风者，则用平肝潜阳、祛风通络等法。此类病人由于气虚血弱所致者并不少见，盖因燥热久蕴，伤津耗气，时日浸积，由实转虚。气虚不运，血行无力，经脉肌肤失其温煦与濡养，则麻木阵作。若过用疏散开破，往往疗效不佳，或旋止旋发。须以补气养血，充养经络为主，喜用黄芪益气汤、八珍汤之类化裁。唯麻者易治，常可数剂收功；木者难除，多需久久调理。

（四）谨守病机，知常达变

分析：糖尿病合并周围神经病变者，大多秉承已久，脏腑虚衰，气血违和，虚实错杂，变证繁多，难以一法或数法统而治之。往往需要细询病情，详察病机，在治疗中善辟新径，方收药到病除之效。

该文章根据临床验案所得证型，无记载具体证候。

四、张巧英辨证治疗

（一）阴虚血燥，热毒蕴盛

糖尿病的病机主要为阴虚、燥热而长期不愈，邪热入营血，灼血伤络，以致经脉涩滞，肌肤失养，甚则热蕴成毒，血燥生风，出现各种异常感觉，常见症状有蚁行感、皮肤奇痒、灼热、针刺、痰痒等。治宜凉血活血，清热解毒。

（二）阴虚血燥，瘀血痹阻

阴虚血燥，长期不愈，血瘀日久以致不能畅行，痹阻气机，致使皮肤刺痛剧烈或感觉过敏。治宜清热养阴，活血化瘀。

（三）气血虚弱，血行无力

糖尿病常见的并发症是肢体远端麻木，该类病人由于气虚血弱所致者并不少见。该证多因燥热久蕴，伤津耗气，由实转虚，气虚不运，血行无力。治宜补气养血，充养经络为主，方用黄芪益气汤、八珍汤之类调理。

该文章根据临床验案所得证型，无记载具体证候。

五、丁学屏辨证治疗

（一）气阴两虚型

治宜益气养阴，息风通络。

（二）湿热互结型

治宜清化湿热，息风通络。

（三）湿热互结，气阴两虚型

用上两方加减用之。

该文章根据临床验案所得证型，无记载具体证候。

六、王坤山，王慧艳辨证治疗

（一）燥热蕴结，燔灼脉络

症见：除糖尿病症状外，尚有四肢远端感觉异常，脚手麻木，时有刺痛或灼痛，手足发热。伴头胀痛，烦躁少寐，舌红苔薄黄，脉滑数。分析：糖尿病燥热过甚，燥性干涩，热性燔灼，二者均可耗伤阴津。燥与热合，相得益彰，燎原之火，穷必及血，血热血燥，血脉受损，脉络阻滞而发本病。治应凉血活络，方用自拟凉血活络汤。

（二）阴虚火旺，络失滋养

症见：形体消瘦，肌肤干燥，下肢痿软或感觉迟钝。或四肢麻木或灼痛刺痛。伴有五心烦热，口咽干燥，口渴以夜间为甚。头晕耳鸣或颧红盗汗，舌红苔少，脉细数。

分析：糖尿病燥热过甚，日久耗伤阴液而致阴虚火旺，阴虚津亏，周围血管神经失却滋润营养而发本病。治应滋阴活络，方用自拟滋阴活络汤。

（三）气虚筋弱，络脉失养

症见：除糖尿病基本症状外，手足有不同程度的感觉障碍；或呈手套袜套型感觉；或麻木疼痛。伴神疲体倦，四肢无力，面色苍白，纳呆便溏。舌淡苔薄白，脉弱无力。

分析：血之运行，循环不息，有赖于气的推动。若消渴病久耗气而气虚运血无力则血行缓慢而瘀滞。故张景岳云："血无气不行"。气能温煦脏腑、器官、经络、筋骨百骸。《难经》曰："气主温煦。"气虚则周围血管神经失却温煦而发本病。治宜益气活络，方用自拟益气煦脉汤。

（四）血虚脉空，络脉失养

症见：除糖尿病基本症状外，肢体远端感觉迟钝或有蚁行感，常有麻木疼痛，疼痛劳累加重休息减轻，肢体厥冷。伴消瘦头晕目眩或视物昏花，心悸失眠，肌肉跳动，面色无华或爪甲不荣。舌淡苔薄白，脉细。分析：糖尿病暴饮暴食，或因久服滋腻寒凉药品致伤脾胃，运化失职，水谷化源不足；或消渴燥热烁血，血虚血亏，脉络空虚，周围血管神经失却濡养而并发本病。正如张景岳所言："凡血亏之处，则必随所至，而各见其偏废之病。"治宜养血濡脉，方用自拟养血濡脉汤。

（五）气滞血瘀，络脉郁滞

症见：除糖尿病的基本症状外，四末胀痛或刺痛，麻木或感觉迟钝；或下肢抽筋。伴情志抑郁，烦躁易怒，胸胁胀满，时欲太息。汗出量多，或兼有自主神经紊乱症状等。舌质略暗苔薄白或薄黄，脉弦。分析：情志失调，肝郁化火是糖尿病的主要致病原因，加之糖尿病很难根治，患者心理负担较重，到处求医，疗效不佳反增忧郁，肝郁更甚。气机不调，气滞血瘀，络脉不畅，阻滞脉络。周围血管神经滞塞不畅而发本病。正如《灵枢》所云："若内伤于忧怒，则气上逆，气上逆则六输不通，凝血蕴里而不散，津液涩渗，着而不去。"《类证治裁·积聚》云："初为气结在经，久则血伤入络。"治宜疏肝解郁，理气活络。方用血府逐瘀汤化裁。

（六）痰湿蕴结，脉络阻滞

症见：除糖尿病的基本症状外，四肢重着，手足感觉异常或麻木，指趾腕踝关节僵硬或疼痛。伴形体丰腴，头晕身重，口干口黏，胸闷脘痞。舌淡胖苔白腻或滑，脉濡缓或细滑。分析：肥胖是引起糖尿病的重要因素。肥人多痰，痰湿的产生大多与饮食不节，脏腑功能失调有关。糖尿病若肺脾肾三脏受损，其水湿津液不能正常输布、通调、运化、气化蒸腾，在体内停留或郁积，即成痰湿。痰湿留滞阻塞经络则周围血管神经受阻而发本病。治宜化痰通络，方用自拟化痰活络汤。

若痰湿化热或湿热互结，手足重楚灼痛，伴有大便干或溏泄不爽，口干口苦，小便黄赤或灼热，舌红苔黄腻，脉滑数。治宜清化湿热，通络止痛。方用自拟祛湿活络汤。

（七）寒留经脉，络脉凝滞

症见：糖尿病基本症状外，四肢厥冷、麻木、重着、冷痛，痛处喜暖畏凉。伴面色无华，精神萎靡，形寒肢冷，困重乏力，小便清长。舌淡苔薄白，脉虚迟或沉细弱。分析：糖尿病日久阴损及阳，或年高体衰，脾肾阳虚，阳虚内寒；或糖尿病过服寒凉药物，以致寒滞血脉，周围血管凝滞不畅而发本病。治宜温经活络，方用自拟温经活络汤。

（八）肾虚精亏，脉络失养

症见：腰膝酸软，筋骨痿弱，腿足消瘦，步履乏力，倦怠嗜卧，下肢感觉迟钝或麻木，足跟疼痛。伴性功能障碍，小便淋漓不畅，大便干结或溏泄，下肢浮肿。舌淡苔薄白，脉细弱。分析：肾虚是糖尿病的主要致病原因，或消渴病久后天失养，肾精耗损。肾主骨生髓，肾精亏虚可致髓虚骨失所养，骨骼痿软，两足痿弱无力，再者，足少阴肾经之脉，起于足小趾之下，斜走足心，至然谷下循内踝之后别入跟中以上腨内。若肾精虚损，足少阴肾经亦虚。"精血同源"，精亏则不能化生血液而致血亏，精血亏虚脉络失养而发本病。治宜补肾活络。日本学者谷内孝次、鹿野昌彦等学者用牛车肾气丸治疗该病取得较好疗效。方选济生肾气丸加减。

七、张晓燕，李民炉，杨万里辨证治疗

（一）气滞血瘀，痰瘀互结

分析：《血证论·发渴》篇说："瘀血发渴者，以津液之生，其根出于肾水。有瘀血则气为血阻不得上升，水津因不能随气上布。"糖尿病属于中医消渴范畴，由于消渴多见阴虚燥热，若失治、误治或迁延不愈，阴虚生内热，热灼津液，炼液为痰，痰阻经络，日久可引起气血运行阻滞，痰瘀交阻。津液不布，故患者出现口渴、肢体麻木，进而出现疼痛，症状日趋加重。脉症合参，证属气滞血瘀，痰瘀互结，治以理气活血，化瘀祛痰。

（二）脾气不足，精微不运

分析：《素问·太阳阳明论》言："四肢不得禀水谷气，气日以衰，脉道不利，筋骨肌肉皆无气以生，故不用焉。"糖尿病病人往往病史较长，耗伤人体正气，胃腐熟水谷功能过亢（本病），脾运化功能减弱（变证），正如《医学见解》所言："食面善饱，每饱又作胀者，胃强脾弱也。"加之长期的控制饮食，水谷之精不足，病久则中气衰败。脾不能为胃行其津液，气血化生乏源，水谷精微不能充养四肢肌肉，导致本病出现。诊为脾气不足，精微不运，治以补脾益气，健运升清。方用补中益气汤加减。

（三）肝肾不足，筋髓失养

分析：消渴病为消耗性疾病，久病必伤肾，且本病即

为阴精亏损所致，精血同源，肝藏血而主筋，血亏不能濡养筋脉，肾藏精主骨生髓，精亏则骨无所主，髓无所生，肝肾不足，精血亏损则筋髓失养，致痿不用。肝开窍于目，肾开窍于耳，肝肾亏损故见视物不清、听力下降。阴虚则生内热，脉症合参，诊为肝肾不足，筋髓失养，治宜补益肝肾，填髓养筋。方用知柏地黄丸合虎潜丸加减。

该文章根据临床验案所得证型，无记载具体证候。

八、吕仁和辨证治疗

（一）早期以气阴两虚为主，多兼瘀血阻络

治宜益气养阴，活血通络。

（二）中期以肝肾阴虚、血脉瘀阻为主

治宜补益肝肾，破血通瘀。

（三）晚期以脾肾阳虚、痰瘀阻络为主

治宜温补脾肾，化痰消疲通络。

该文章根据临床验案所得证型，无记载具体证候。

九、章淑萍辨证治疗

（一）阴虚热盛型

采用滋阴泄热、息风通络法治疗，方用黄连阿胶汤合撮风散加减。

（二）气阴两虚型

采用扶气养阴、息风通络法治疗，方用《简易方》地黄饮子合撮风散加减。

（三）湿热互蕴者

采用清化湿热、息风通络法治疗，方用清热渗湿汤合撮风散加减。

糖尿病周围神经病变以内风入络为基本病机特征，施治时以息风通络之撮风散为主，加分型用药进行治疗，即贯穿于各型治疗之始终。

该文章根据临床验案所得证型，无记载具体证候。

十、王灵霞辨证治疗

（一）气阴两虚，风寒阻痹型
治宜益气养阴，散风除痹。

（二）肝肾两虚，血瘀阻络型
治宜补益肝肾，活血通络。

（三）脾肾阳虚，寒凝经脉型
治宜温阳补肾，通经止痛。

该文章根据临床验案所得证型，无记载具体证候。

十一、王祝英辨证治疗

（一）气阴两虚型
治宜甘寒润肺，清热生津，清胃滋肾，气阴双补，用消渴方合白虎人参汤加减。

（二）湿热瘀滞型
治宜清胃泻火，宣肺通腑，活血化瘀，滋水润燥。

（三）湿热瘀滞和气阴两虚共有型
上述两方化裁用之。

该文章根据临床验案所得证型，无记载具体证候。

十二、张晓雪，吴晋英辨证治疗

（一）气阴两虚，瘀血阻络证

属此证的 18 例病人均表现有肢体麻木疼痛，疲软无力，尿频，舌淡暗，或边有瘀斑，脉细涩无力。治以益气养阴，活血通络。选用祝谌予教授的活血降糖方加减。

（二）气虚痰瘀阻络证

属此证的 8 例病人均表现有肢体麻木疼痛，疲软无力，口渴不欲饮，形体肥胖，头晕，恶心，舌胖暗红、苔腻，脉沉滑无力。治以益气化痰，活血通络。选用温胆汤加味。

（三）阴阳两虚，痰瘀阻络证

属此证的 6 例病人均表现为肢体麻木疼痛较甚，伴有明显的冷感。小便量多，腰膝酸冷，舌胖而淡暗、苔腻，脉沉滑无力。治以养阴和阳，宣通阳气。选用阳和汤加味。

（四）肝肾阴虚，瘀血阻络证

属此证的 3 例病人均表现为肢体麻木疼痛，下肢酸软，头晕，耳鸣，两目周围黯黑，舌暗红少津，脉弦细弱。治以滋补肝肾，活血通络之法。

该文章根据临床验案所得证型，无记载具体证候。

十三、倪青辨证治疗

（一）气血两虚，气虚血痹

症见：肢体麻木不仁，肢凉刺痛，以下肢为甚，入夜痛剧，得温痛减，遇寒加重，面色白，神疲倦怠，舌淡苔白脉细无力。治宜益气养血，温经通络。方选黄芪桂枝五物汤加减。

（二）肝肾两虚，血不荣经

症见：手足麻木，四肢挛急疼痛，伴头晕目眩，腰酸耳鸣，五心烦热，舌红少苔，脉弦细或细数。治宜补益肝肾，缓急止痛。方选虎潜丸和芍药甘草汤加减。

（三）脾胃虚弱，痰浊阻络

症见：胸闷纳呆，肢体重着，麻木不仁，或如蚁行，伴疲乏无力，头晕目眩，头重如裹，胸肋作痛，腹胀便溏，舌质淡，舌体胖苔白腻，脉濡滑。治宜健脾益气，化痰通痹。方选指迷茯苓丸合补中益气丸加减。

（四）气滞血瘀，脉络瘀阻

症见：周身关节疼痛较剧，痛如针刺，痛有定处，面色黧黯，肌肤干燥，渴不欲饮，舌黯有瘀斑，脉细涩不利。治宜活血化瘀，通痹止痛。方选桃仁四物汤加减。

十四、罗庆禄，兰启防辨证治疗

（一）阴虚燥热

分析：阴虚燥热，耗气灼津，津血同源，津亏则血亦虚少，血愈虚则愈瘀，愈瘀则愈虚。两者交相为环，终致阳气不得敷布，津血不得荣畅，而致肢体或麻或痛。

（二）瘀血阻络

瘀血不仅是糖尿病的病理产物，还是糖尿病及其并发症的病理基础。久病入络，血行不畅，气血不能通达四肢，肌肉宗筋失养，就会出现肢体麻疼痛、拘急不适的症状。

（三）脾虚气弱

分析：脾失健运，气血化源不足，肌肉宗筋失养；脾虚气弱，气虚血滞；脾不健运，湿痰内生，阻滞经络。诸因皆可导致肢体顽麻不仁，感觉异常，甚至痿弱不用。

（四）肾气亏虚

病至消渴严重阶段，肾气亏虚，阳气不达四肢，筋脉肌肉失养，不仅有麻痛不仁，足膝痿弱不用等症状，必兼其他脏腑损伤。

（五）肝风入络

分析：糖尿病燥热内盛，灼伤气津，炼液为痰，精不化气，气不行血，病及肝肾，肝体不足，肝用有余，肝风夹瘀夹痰入中脉络为麻木、刺痛、拘挛、牵掣。

该文章根据临床验案所得证型，无记载具体证候。

十五、罗泽中辨证治疗

罗氏认为消渴病在长期病程发展过程中逐渐形成气血阴阳俱虚，以阳气虚为病变之根本，气虚则不能化生、敷布、运化阴津。变生痰浊、瘀血，形成虚中夹实的多种症状。气血失调是本病根本病机。治法当舒理气机，调和气血。方选仲景《伤寒论》柴胡桂枝汤。方中小柴胡汤和解少阳，舒理三焦气机，桂枝汤调和营卫气血。用之正切合本病。这是辨病的一方面，是从其本而论治；在标的一方面，本病表现在临床，分别为眼部症状、四肢症状、胃肠症状、泌尿生殖症状、多汗症状和关节肿胀症状。分别辨为中医眼病、少阴阳虚寒湿证、寒热错杂之痞证、阴虚水热互结膀胱证、邪热留扰上中二焦，三焦气机不畅证和痹证，随证辨治。

（一）肝肾阴虚，虚火扰目

主症：瞳孔缩小，光感迟钝，神水混浊，干涩不适。视力下降。治法：滋养肝肾。

（二）心肾阳虚，寒湿内盛

主症：四肢发冷，双足部最严重，伴静息时心悸，足部浮肿。治法：扶阳温经，散寒除湿。

（三）脾虚气弱，气机痞结

主症：腹胀，恶心，呕吐，轻度吞咽困难，间隙性夜间或清晨泄泻，或有便秘和腹泻交替出现。治法：清热和胃，消痞散结。

（四）阴虚水热互结，膀胱气化不利

主症：排尿障碍，滴沥性尿失禁，尿残余量增多，男性伴阳痿、早泄、性欲减退、易发生尿路感染。治法：育阴，清热，利水。

（五）邪热留滞于上，三焦气机不畅

主症：上半身多汗，腰以下少汗或无汗。或但头汗出，颈以下无汗。治法：透热，祛邪，调气。

（六）肝肾不足，络气亏虚，水湿留着

主症：缓慢关节肿胀，常见于踝关节、指关节、趾关节，或伴疼痛、麻木。治法：祛风散寒，利湿通痹。

（七）肝风入络

糖尿病燥热内盛，灼伤气津，炼液为痰，精不化气，气不行血，病及肝肾，肝体不足，肝用有余，肝风夹瘀夹痰入中脉络，表现为麻木、刺痛、拘挛、牵掣。

十六、杨海成，武欣，宋海辨证治疗

（一）阴虚火旺型

症见：烦渴多饮，口干舌燥，尿频量多，大便干结，肢体麻木，或疼痛，舌暗红苔黄，脉细弱。治宜滋阴降火，化瘀通络，方选洋花降糖胶囊Ⅰ号。

（二）气阴两虚型

症见：小便频数，混浊如脂膏，肢体麻木或疼痛，舌质淡苔白，脉沉细无力。治宜益气养阴，活血化瘀，方选洋花降糖胶囊Ⅱ号。

十七、朱娜，曹雪明，冯建峰辨证治疗

（一）气虚血瘀型

主症：手足发麻，犹如虫行，肢体末端疼痛，下肢尤甚。短气乏力，倦怠嗜卧，懒于活动，下肢酸软或面色苍白，自汗畏风，易感冒，舌暗淡，苔白，脉细涩。治法：益气养血，荣筋通络。处方：黄芪桂枝五物汤加减。

（二）寒凝血瘀型

主症：肢体麻木，发凉怕冷疼痛，得温痛减，遇寒加重，常以下肢为甚，每于入夜后明显，神疲乏力，倦怠懒言，舌质淡胖，舌色暗淡，苔白滑，脉沉细无力。治法：温阳祛寒，化瘀通脉。处方：当归四逆汤加减。

（三）脾肾阳虚型

主症：肢体痿软无力，逐渐加重，食少，便溏，腹胀，面浮而色不华，气短，神疲之力，苔薄白，脉细。治法：

温阳健脾，补益心肾。处方：归脾汤加味。

（四）肝肾阴虚型

主症：四肢远端麻木无力，或灼热刺痛，咽干耳鸣，口干唇燥，尿量频多或混浊如膏，舌红，脉细数。治法：补益肝肾，滋阴清热。处方：虎潜丸加减。

（五）痰凝阻络型

主症：麻木日久，肢体沉重，酸疼乏力，或形体肥胖，胸闷不适，舌质紫暗，或有瘀斑，苔白腻，脉沉滑或沉涩。治法：化瘀行痰，活血通络。处方：阳和汤加减。

（六）瘀血阻滞型

主症：肢体疼痛麻木，痛有定处，入夜则甚，肢体局部可见色素沉着，甚者活动受限，面色晦暗，口干口渴而不欲饮，时有大便不通，舌质暗淡，有瘀斑，苔腻，脉细涩。治法：活血化瘀，通络止痛。处方：桃核承气汤加减。

（七）湿热浸淫型

主症：四肢痿软，身体困重，或麻木、微肿，尤以下肢多见，或足胫热气上腾，或有发热，胸痞脘闷，小便短赤涩痛，苔黄腻，脉细数。治法：清热利湿，通利筋脉。处方：四妙散加味。

十八、梁晓春辨证治疗

（一）肾阴虚血瘀型

症见：手足麻木灼痛，渐至整个肢体，夜间加剧，甚则不可近衣被，盗汗自汗，五心烦热，腰膝酸软，口干思饮，大便偏干不畅，舌暗红少苔或无苔，脉细涩。分析：

消渴日久，肝肾阴亏，气血不调，肢体无以濡养故见肢体麻木，腰膝酸软；阴虚生内热因而肢体灼痛，夜间加重，不可近衣被；盗汗自汗，五心烦热；阴津不足故见口干思饮；大肠津亏导致大便偏干不畅；舌暗红少苔或无苔，脉细涩为阴虚内热兼有血瘀之征象。治法：补肾滋阴活血。方剂：知柏地黄丸加桃红四物汤。

（二）肾阳虚血瘀型

症见：肢体麻木疼痛遇冷加剧或夜间加重，畏寒肢冷，腰膝酸软，口淡不渴，大便不畅或大便溏薄，阳痿早泄，舌淡暗体胖苔白厚或腻，脉沉细或沉迟。分析：消渴久致阴阳两虚，温煦不足，阳气不达四末故见肢体麻木遇冷则痛；命门火衰导致畏寒肢冷，阳痿早泄；腰府失养故见腰膝酸软；肾阳虚衰不能温脾，脾失健运因而大便不畅或大便溏薄；口淡不渴，舌淡暗体胖苔白厚或腻，脉沉细或沉迟为阳气不足导致血瘀之征象。治法：补肾温阳活血。方剂：金匮肾气丸加桃红四物汤。

（三）肝肾阴虚，肝风内动型

症见：手足麻木或酸楚，走路不稳，头重足轻，腰酸腿软，头目眩晕，舌红少苔，脉沉细弦。分析：消渴久致肝肾阴虚，筋脉失养，故见手足麻木酸楚，走路不稳，头重足轻；肾阴虚损则腰膝酸软；轻窍失养故头目眩晕；舌红少苔或无苔，脉沉细弦为肝肾阴虚动风之征象。治法：滋补肝肾，养肝息风。方剂：一贯煎加镇肝息风汤。

（四）脾肾不足，痰瘀互阻型

症见：手足麻木疼痛剧烈，或夜间加重，感觉异常，或怕冷或恶热，腰膝酸软，下肢沉重，胃脘痞满，食欲不振，大便不畅或大便溏薄，遗精或阳痿或早泄，舌体胖苔厚腻，脉沉细或沉涩。分析：消渴久致脾肾两虚，脾虚生痰，痰湿阻滞故见胃脘痞满，食欲不振，大便不畅或大便溏薄，下肢沉重；肾虚则见腰膝酸软，遗精或阳痿或早泄；痰瘀互阻，脉络不通故见肢体麻木疼痛；舌体胖暗有瘀斑或瘀点，苔厚或腻，脉沉细或沉涩为脾肾不足痰湿血瘀之征象。治法：补肾温阳活血。方剂：金匮肾气丸合桃红四物汤。

十九、焦素杰从络病辨证治疗

（一）络虚不荣

分析：络脉具有运行气血、沟通表里等功能。气血阴阳是络脉发挥其功能的物质基础，络中气血充沛。输布渗灌正常则五脏六腑、四肢百骸皆得其养。故络虚不荣既有络中气血阴阳不足、脏腑百骸失养的病理变化，也包括络脉自身虚而不荣的病机。糖尿病周围神经病变有气阴两虚、阴阳俱虚，络脉失于滋濡温养，不荣则痛。王旭高医案记载消渴日久则有手足麻木，肢凉如冰。肌肉失养日久可致萎缩、消瘦，此与络虚所致气血不通，脏腑肢体失于荣养而致症状相吻合。

（二）络脉阻滞

分析：络脉随着逐级分支，络体愈细窄迂曲，络中气血运行愈缓慢，一旦邪客络脉易滞易瘀。糖尿病周围神经病变阻络之邪为痰和瘀。痰浊主要由于脏腑功能紊乱，水液代谢失常，积停于体内经络而化生的。《医林绳墨》云："痰本津液所化，行则为液，聚则为痰。"另外消渴本身气阴两虚，气虚津液运行无力，阴虚脉络津液干枯，停积为痰。正如陈修园所言："五脏有偏虚之处而饮留之。"张景岳曰："人之气血，盛则流畅，少则壅滞。"即指出气血阴阳充足，是其正常运行的前提。若气虚无力行血，阴亏血脉不充。阳虚寒凝均可致气血运行障碍而停滞为瘀。且痰瘀之邪可相互转化，唐容川之《血证论》中云："血积既久，亦能化为痰水。"即是对瘀生痰的论述。若痰瘀互结，痰因瘀阻其凝益固，瘀因痰附其阻愈牢。丹溪先生有痰夹瘀血，遂生窠囊之名言，最终导致顽证，治疗难度显著增大。

　　该文章根据临床验案所得证型，无记载具体证候。

参考文献

[1]高上林.消渴病并发神经病变的治疗体会.北京中医杂志，1991，(6)：3-5.

[2]王映坤.中医药治疗糖尿病及其并发症56例疗效观察.云南中医药，1994，15(3)：1-5.

[3]周旭生.糖尿病性周围神经病变辨治体会.河南中医，1994，14(5)：298-299.

[4]张巧英.糖尿病性周围神经病变中医治疗体会.北京中医，1995，(3)：16.

[5]丁学屏.辨证分型治疗非胰岛素依赖型糖尿病周围神经病变71例疗效分析.浙江中医杂志，1995，30(10)：442-443.

[6]王坤山，王慧艳.试论糖尿病性周围神经病变辨治.甘肃中医，1997，10(2)：16-17.

[7]张晓燕，李民炉，杨万里. 糖尿病并发神经病变中医辨证论治举隅. 长治医学院学报，1997，11（2）：148-150.

[8]于秀辰. 吕仁和教授辨治糖尿病周围神经病变经验. 中级医刊，1997，12（32）：42-43.

[9]章淑萍，丁学屏. 熄风通络法治疗糖尿病周围神经病变的疗效观察. 上海中医药杂志，1998，（5）：13.

[10]王灵霞. 中药治疗糖尿病周围神经病变. 北京中医，1999，（4）：35-36.

[11]王祝英. 中西医合用治疗糖尿病周围神经病变43例. 实用中医药杂志，1999，15（8）：29.

[12]张晓雪，吴晋英. 中西医结合治疗糖尿病并发周围神经病变35例临床报道. 中医药研究，2000，16（3）：36.

[13]倪青. 起病隐匿易漏诊误诊辨证施治宜标本兼顾——治疗糖尿病周围神经病变经验. 辽宁中医杂志，2001，28（8）：451.

[14]罗庆禄，兰启防. 糖尿病周围神经病变的诊治研究综述. 中医药通报，2003，2（1）：48-51.

[15]罗泽中. 中西结合治疗糖尿病自主性神经病变的临床探索. 四川中医，2004，22（11）：37-38.

[16]杨海成，武欣，宋海. 洋花降糖胶囊对2型糖尿病性周围神经病变49例疗效观察. 现代中医药，2005，（1）：42-43.

[17]朱娜，曹雪明，冯建峰. 糖尿病周围神经病变中西医治疗概况. 云南中医中药杂志，2006，27（3）：65-67.

[18]梁晓春. 糖尿病周围神经病变与消渴兼证"筋痹"及其中医治疗. 中国临床医生，2006，34（5）：17-18.

[19]焦素杰. 试从络病理论论治糖尿病周围神经病变. 山东中医药大学学报，2006，30（2）：116-117.

（罗广波、孙璐、温建炫、余碧瑜、杨嘉妮）

第四章 糖尿病周围
神经病变方药的文献研究

　　糖尿病周围神经病变是糖尿病患者最常见的并发症，感觉神经、运动神经、自主神经均可累及而出现各种各样的临床表现，如皮肤感觉异常包括麻木、刺痛、闪击痛、蚁走感和踏棉感等；肌腱反射减弱或消失；下肢音叉震动感觉减弱或消失；神经传导速度减慢等，目前尚无特殊药物治疗。近年来，中医药治疗糖尿病周围神经病变的方法多样，诸如辨证分型论治、专方治疗、针灸、推拿、按摩、气功、外洗、敷贴、耳穴等，无不体现传统中医学的特色，而且多种方法联合运用，更能充分发挥中医学的优势。运用现代科学技术和方法系统总结整理中医学诊治糖尿病神经病变的丰富经验，希望对临床医生诊疗糖尿病周围神经病变提高疗效以及学者进行深入研究等方面有所裨益。

第一节　方药的古代文献研究

一、中药治疗

（一）益气活血通脉

1.《本草易读·本草易读卷三·知母第七》

虎潜丸

龟板、黄柏、知母、熟地、牛膝、白芍、锁阳、虎骨、当归、陈皮、羊肉捣丸。治筋骨痿软，不能履步，肾阴不足也。（第五）

2.《仁斋直指方论（附补遗）·卷之十七·消渴·附诸方》

人参白术汤（《宣明方》）　治胃膈瘅热烦满，饥不欲食，瘅成为消中，善食而瘦，燥热郁甚，而成消渴，多饮而数小便。兼疗一切阳实阴虚，风热燥郁，头目昏眩，中风偏枯，酒过积毒，一切肠胃燥涩，倦闷壅塞，疮疥痿痹，并伤寒杂病，产后烦渴，气液不得宣通。

人参、白术、当归、芍药、大黄、山栀子、荆芥穗、薄荷、桔梗、知母、泽泻各半两，茯苓（去皮）、连翘、栝蒌根、干葛各一两，甘草三两，藿香叶、青木香、官桂各一分（即二钱半是也），石膏四两，寒水石二两，滑石半斤上为细末。每服抄五钱，水一茶盏，入盆硝半两，生姜三片，煎至半盏，绞汁，入蜜少许，温服。渐加至十余钱，得脏腑流利取效。如常服，以意加减，兼服消痞丸散，以散肠胃结，治湿热内甚自利者，去了大黄、芒硝。

3.《普济方·卷一百八十五·诸痹门·诸痹》

神效黄芪汤　治浑身麻木不仁，或头面手足肘臂或腰腿麻木不仁，并皆治之。如两目急缩，及羞明畏日，或苦涩难开，或视物无力，睛痛昏花，手不能近，或目睛少光，或中热如火，服六七次可效。

黄芪二两，人参八钱，甘草（炙）一两，蔓荆子二钱，白芍药一两，橘皮（去白）半两。如小便淋沥加泽泻（每服半钱，去则止），大热症每服加黄柏（酒洗）三分，上为吹咀，每服四五钱，水一大盏，煎至八分，去滓稍热服。如治眼病，俱宜搏节，宜去橘皮，减黄芪一半。如治麻木不仁，虽有热而不用黄柏，更加黄芪一两，通用三两。如眼缩急，去芍药，忌酒醋湿面大料物，葱韭蒜及湿燥之物，生冷硬物，如麻甚者，加芍药一两，通用二两。

芍药补气汤　治皮肤间麻木，此肺气不行也。

（《东垣试效方》卷九引张洁古《兰室秘藏》卷下）。

黄芪一两，芍药一两半，橘皮一两，泽泻半两，甘草（炙）一两。上吹咀，每服半两，水二盏，煎至一盏，去滓温服，如肌肉麻木，必待泻营而愈。如湿相合，肢体沉痛，当泻湿热。

4.《普济方·卷一百七十六·消渴门·辨六经渴病并治》

童根桑白皮汤（出《三因方》）　治三消渴病，或饮多利少，或不饮自利，肌肤瘦削，四肢倦怠，常服补虚止渴利。

童根桑白皮（即新种者去粗皮晒干不焙）　茯苓、人参、麦门冬（去心）、干葛、干山药、桂心各一两，甘草（生用）半两。上锉散，水一盏半，煎至七分，去滓，温服。

5.《奇效良方·卷之三十三·消渴门（附论）·消渴通治方·黄芪六一汤》

治诸虚不足，胸中烦悸，时常消渴，或先渴而欲发疮，或病痈疽而后渴者，宜服之。

黄芪（去芦，蜜炙）九钱，甘草（炙）一钱半。

上作一服，水二盅，枣二枚，煎至一盅，不拘时服。

6. 《周慎斋遗书·卷八·麻木》

麻木须分左右上下，左因气中之血虚，归脾汤；右因血中之气虚，黄芪建中汤；左右俱麻木，十全大补汤；上身麻木，清阳不升也，补中益气汤；下身脚软麻木至膝者，胃有湿痰死血，妨碍阳气不得下降，故阴气渐逆而上也，四物汤加人参、牛膝、薏苡仁，引阳气下降；下身麻木，脉豁大无力，宜八味汤加人参；十指麻木，脾不运也，宜温脾土；一指麻木，中风之兆也，宜养血平肝。一人独四肢麻木。此脾虚不运而气血不行于四肢也，不可作风治。方用四君子加陈皮醒脾，桂枝行阳于四肢而愈。

7. 《金匮翼·卷四·消渴统论》

麦冬丸　消渴之人，愈与不愈，常须虑有大痈，以其内热而小便数故也。小便数则津液竭，津液竭则经络涩，经络涩则营卫不行，营卫不行则热气留滞，必于大骨节间发痈疽而卒。当预备此药，除肠胃实热，兼服消渴方。

麦冬、茯苓、黄芩、石膏、玉竹各八分，人参、龙胆草各六分，升麻四分，枳实五分，生姜、栝蒌根各十分，枸杞根。

为末，蜜丸桐子大，茅根粟米汁下十丸，日二服。若渴则与后药。

栝蒌根、生姜、麦冬汁、芦根各三升。

水一斗，煮取三升，分三服。

(二)养阴活血通络

1. 《罗氏锦囊秘录·杂症大小合参卷十一·方脉痨瘵合参·八味地黄丸》

按：六味地黄丸专补左尺肾水，八味丸既补左尺肾水，兼补右肾相火。少年水亏火旺，宜服六味丸；老年水火俱亏，宜服八味丸。况老年肾脏真水既虚，邪水乘之而为湿热，以作腰痛足痿，痰唾消渴，小便不禁，淋闭等证，非桂附之温散而能治之乎？

2. 《三因极一病证方论·卷之三·三阴并合脚气治法·十全丹》

治脚气上攻，心肾相系，足心隐痛，小腹不仁，烦渴，小便或秘或利，关节挛痹疼痛，神效不可具述。

苁蓉（酒浸）、石斛（酒浸）、狗脊（火，去毛）、萆薢、茯苓、牛膝（酒浸）、地仙子、远志（去心炒）各一两，熟地黄三两，杜仲（去皮，锉炒）三两。

上为末，蜜丸，梧子大。每服五十丸，温酒、盐汤任下。

3. 《扁鹊心书·卷中·消渴》

若脉微而涩或细小，身体瘦瘁，溺出味甘者，皆不治之证也，大法以救津液，壮水火为生。

4. 《兰室秘藏·卷上·消渴门·消渴论·生津甘露饮子》

治消渴，上下齿皆麻，舌根强硬肿痛，食不能下，时有腹胀，或泻黄如糜，名曰餐泄。浑身色黄，目睛黄甚，四肢痿弱，前阴如冰，尻臀腰背寒，面生黧色，胁下急痛，善嚏喜怒健忘。

藿香二分，柴胡、黄连、木香各三分，白葵花、麦门冬、当归身、兰香各五分，荜澄茄、生甘草、山栀子、白豆蔻仁、白芷、连翘、姜黄各一钱，石膏一钱二分，全蝎（去毒）二个，炙甘草、酒知母、升麻、人参各二钱，桔梗三钱，杏仁（去皮）、酒黄柏各一钱五分。

上为细末，汤浸饼和匀成剂，捻作片子，日中晒半干，擦碎如黄米大，每服二钱，津唾下或白汤送下，食远服。

5.《卫生宝鉴·卷十二·咳嗽门·消渴治法并方》

生津甘露饮子：治膈消大渴，饮水无度，舌上赤涩，上下齿皆麻，舌根强硬肿痛，食不下，腹时胀满疼痛，浑身色黄，目白睛黄，甚则四肢瘦弱无力，面尘脱色，胁下急痛，善嚏善怒，健忘，臀肉腰背疼寒，两足冷甚。顺德安抚张耘夫，年四十五岁，病消渴，舌上赤裂，饮水无度，小便数多，先师以此药治之。旬日良愈。古人云：消渴多传疮疡，以成不救之疾。既效亦不传疮疡，享年七十五岁，终。

人参、山栀子、甘草（炙）、知母（酒洗）、姜黄、升麻各二钱，白芷、白豆蔻、荜澄茄、甘草各一钱，白葵、兰香、当归、麦门冬各半钱，黄柏（酒拌）、石膏（一方石膏用一两一钱）各二钱半，连翘一钱，杏仁一钱半，木香、黄连、柴胡各三分，桔梗三钱，全蝎一个，藿香二分。

上为末，汤浸蒸饼和成剂，捻作饼子，晒半干，杵筛如米大，食后每服二钱，抄在掌内，以舌舐之，随津咽下。

6.《玉机微义·卷二十一·消渴治法·清气滋阴之剂》

东垣生津甘露饮子，治膈消大渴，饮水无度，舌上赤涩，上下齿皆麻，舌根强硬肿痛，食不下，腹时胀痛，浑身色黄，目白睛黄，甚则四肢瘦弱无力，面尘脱色，胁下急痛，善嚏善怒，健忘，臀腰背寒两尻冷甚。

石膏一钱二分，人参、炙甘草各一钱，白葵半钱，麦门冬、兰香、当归身各半钱，桔梗三钱，生甘草、山栀、荜澄茄各一钱，藿香二分，全蝎二个，升麻、知母（酒制）各二钱，黄连、木香、柴胡各三分，白芷、白豆蔻、连翘、姜黄各一钱，黄柏（酒拌）、杏仁各一钱半。

上为细末，汤浸蒸饼和匀，摊薄晒干，杵细，食后每二钱抄于掌中，以舌舐之随津唾下或导以白汤少许。

按：此肺、胃、心、肾药也。东垣曰，此制之缓也，不唯不成中满，亦不传下消矣，三消皆可用。

7.《本草易读·卷五·菟丝子百五十七》

酒浸蒸晒数次，杵粉用。山药为使。

辛，甘，无毒。入足三阴经。强阴益精，祛风明目。除腰膝之冷痛，息便溺之淋沥，助筋脉而益气力，解燥渴而止白浊。消渴不已，任意煎饮，以止为度。（验方第一）

8.《鸡峰普济方·卷第十五·消渴水》

茱萸黄芪丸

治痟肾（即肾消，以下同，编者注）心神虚烦，小便无度，四肢羸瘦，不思饮食，唇舌干燥，脚膝乏力。

黄芪、山茱萸、人参、五味子各三分，熟干地黄、鸡胚腔、肉苁蓉、牛膝、补骨脂、鹿茸各一两，麦门冬二两，地骨皮、白茯苓、玄参各半两。

上为细末，炼蜜和，杵三五百下，丸梧桐子大，每于食前，以粥饮下三十丸。

熟地黄散

治痟肾，小便滑数，口干心烦，皮肤干燥，腿膝消细，渐至无力。

熟干地黄、鸡胚胫、黄芪、白茯苓、牡蛎粉、人参、牛膝各一两，麦门冬、桑螵蛸、枸杞子各三分，龙骨一两半。

上为细末，每服三钱，以水一中盏，煎至六分，去滓，非时温服。

白茯苓丸

治痟肾，因痟中之后，胃热入肾，消烁肾脂，令肾枯燥，遂致此病，即两腿渐细，腰脚无力。

白茯苓、覆盆子、黄连、人参、栝蒌根、熟干地黄、萆薢、玄参各一两，鸡胚胫三个，石斛、蛇床子各三分。

上为细末，炼蜜和，杵三五百下，丸梧桐子大，每于食前，煎磁石汤下三十丸。

9.《普济方·卷二百二十七·虚劳门·虚劳（附论)》

生地黄丸

疗五劳七伤，六极八风，十二痹，消渴，心下积聚。使人身体润，服之多情性，补益养精。

生地黄一钱二分，石斛、天门冬、菟丝子（酒浸二宿焙干另捣）、麦门冬（去心）各一钱，茯苓、甘草（炙)、人参、大黄、牛膝、当归、杏仁（去皮尖，焙)、麻子仁各八分，干姜、玄参、地骨皮各六分，白术、芍药、紫菀、防风、肉苁蓉各七分，椒（出目汗）三分。

上为末，蜜和丸，如梧桐子大，空心酒下二十丸，日再服，渐加至三十丸。忌鲤鱼、海藻菘菜、桃李雀肉、大酢葱韭等物。

10. 《普济方·卷二百六十五·服饵门·酒药（附论）》

枸杞酒（出《圣惠方》）　除五脏邪气，消渴，风湿，下胸胁气，利大小肠，填骨髓，长肌肉，治五劳七伤，利耳目，消积瘀，伤寒瘴气，虚劳，呼吸短气，及脚气肿痹并主之。

米（黍糯并得）二石，细曲（捣碎）十斤，生地黄（洗净细切）三十斤，枸杞根（刮去浮皮，寸锉，以水二石渍三日，煮取汁一石）二十斤，豆豉（以枸杞汤煮取汁）二斤，秋麻仁（微炒，细研，以枸杞汤淋，绞，取汁）三升。

上以地黄一味共米同蒸熟，候饭如人体温，以药汁都和一处，入瓮瓶密盖头，经三七日即开，冬温夏冷，日可饮三杯。

11. 《医学举要·卷三·杂症合论》

消渴分三种，许叔微曰：一者渴而饮水多，小便数，脂似麸片甜者，消渴病也。二者吃食多，不甚渴，小便少，似有油而数者，中消病也。三者，渴饮水，不能多便，腿肿，脚先瘦小，阳痿弱，小便数，此肾消症也。按：仲景肾气丸为治肾消之要药，或有不宜于桂附者，可用六味汤。喻氏载邓橘存治伤热消渴，坚令服一千剂而愈。又考叶天士治消渴，于六味汤中加牛膝、车前，导引肾肝，可谓善用古方。许叔微神效散，用海浮石、蛤粉、蝉蜕为散，鲫鱼胆七个调服，亦治消渴之良方也。

（三）温阳活血通络

1.《三因极一病证方论·卷之十三·虚损证治·宣和赐芪丝方》

治少年色欲过度，精血耗竭，心肾气惫，遗泄白浊，腰背疼痛，面色黧黑，耳聋目昏，口干脚弱，消渴便利，梦与鬼交，阳事不举。

当归（酒浸焙轧）半斤，菟丝子（酒浸，去土，乘湿研破，焙干秤）一斤，薏苡仁、茯神（去木）、石莲肉（去皮）、鹿角霜、熟地黄各四两。

上为末，用黄芪二斤锥碎，水六升浸一宿，次早挼洗味淡，去滓，于银石器中熬汁成膏，搜和得所，捣数千杵，丸如梧子大。每服五十丸加至百丸，米汤、温酒任下，空心食前服。常服守中安神，禁固精血，益气驻颜，延年不老。

2.《三因极一病证方论·卷之十三·虚损证治·十补丸》

治真气虚损，下焦伤竭，脐腹强急，腰脚疼痛，亡血盗汗，遗泄白浊，大便自利，小便滑数；或三消渴疾，饮食倍常，肌肉消瘦，阳事不举，颜色枯槁。久服补五脏，行荣卫，益精髓，进饮食。

附子（炮，去皮，脐）、干姜（炮）、桂心、菟丝子（酒浸软，别研）、厚朴（去皮炒，姜制）、巴戟（去心）、远志（去心，姜汁浸炒）、破故纸（炒）、赤石脂（煅）各一两，川椒（炒出汗，去子并合口者）二两。

上为末，酒糊丸，如梧子大。温酒、盐汤任下。

附：《太平惠民和剂局方·卷之五·续添诸局经验秘

方·十补丸》

治真气虚损，下焦伤竭，脐腹强急，腰脚疼痛，亡血盗汗，遗泄白浊，大便自利，小便滑数，或三消渴疾，饮食倍常，肌肉消瘦，阳事不举，颜色枯槁。久服补五脏，行荣卫，益精髓，进饮食。

附子（炮，去皮、脐）、肉桂（去粗皮）、巴戟（去心）、破故纸（炒）、干姜（炮）、远志（去心，姜汁浸，炒）、菟丝子（酒浸，别研）、赤石脂（煅）、厚朴（去粗皮，姜汁炙）各一两，川椒（去目及闭口者，炒出汗）二两。

上为末，酒糊丸，如梧桐子大。每服三十丸至五十丸，温酒、盐汤任下。

3.《冷庐医话·卷四·消》

治消渴证每用凉药，然观孙文垣治消渴，小便色清而长，其味甘，脉细数，以肾气丸加桂心、五味子、鹿角胶、益智仁，服之而愈。陆养愚治消渴，喜饮热而恶凉，大便秘，小便极多，夜尤甚，脉浮按数大而虚，沉按更无力，以八味丸加益智仁煎人参胶糊丸，服之而愈。

（四）补肾益气通脉

1.《古今医统大全·卷之五十二·消渴门·药方·下消诸剂》

加减肾气丸　治肾气不足，心火上炎，口舌干燥，多渴饮水，肢体消瘦，并皆治之。

山茱萸肉、白茯苓、牡丹皮、熟地黄（浸酒中）、五味子、山药（炒）、鹿角霜、泽泻各一两，官桂、沉香各半两。

上为细末，炼蜜为丸，梧桐子大。每服七十丸，米饮或盐汤任下。弱甚者加附子一两，兼常服黄芪六一汤。

加减八味丸　治肾水枯竭，不能上润，心火上炎，不能既济，心烦燥渴，小便频数，白浊，阴痿弱，饮食不多，肌肤渐消如削，或腿肿，脚先瘦小，宜降心火，生肾水，烦渴即止。

白茯苓、牡丹皮、泽泻（酒蒸）各八钱，五味子（微炒）一两半，山萸肉、肉桂、熟地黄（酒蒸）、山药（炒）各二两。

上为末，炼蜜丸，梧桐子大。每服四十丸，五更温酒盐汤任下，晚间再服。此药不唯止渴，亦免生痈，久服永除渴疾，气血加壮。

平补丸　治肾消不渴，肌肉瘦削，小便涩数而沥，如欲渗之状。

菟丝子（制）、山茱萸、益智仁、当归各半两，川楝子、牛膝（酒洗）、胡芦巴（炒）、杜仲（制）、肉苁蓉（酒浸）、巴戟（去心）各三两半，乳香二两。

上为细末，糯米糊丸，梧桐子大。每服五十丸，食前枣汤下。

枸杞子丸　治肾消，久渴困乏，小便滑数。

枸杞子、白茯苓、牛膝（酒洗）、菟丝子（制）、麦门冬、熟地黄、黄芪（炙）、牡蛎粉各一两，鸡内金（炙）半两，桑螵蛸、栝蒌根、牡丹皮各七钱。

上为细末，炼蜜为丸，梧桐子大。每服五十丸，食前米饮下。

（秘方）补肾地黄丸　降心火，补肾水，治消渴，除骨蒸，壮筋骨，明目。

生地黄（酒浸二日，蒸烂研膏，与黄柏拌，晒干）半斤，黄柏（锉细与地黄同拌，晒）一斤，天门冬、麦门冬、人参、枳壳、条芩、当归、熟地黄、甘菊各二两。

上为末，炼蜜丸，梧桐子大。每服七十丸，空心温酒下。

2.《医贯·卷之五·先天要论（下）·消渴论》

上消者，舌上赤裂，大渴引饮。《逆调论》云：心移热于肺，傅为膈消者是也。以白虎汤加人参治之。中消者，善食而瘦，自汗，大便硬，小便数。叔和云：口干饮水，多食，肌肤瘦，成消中者是也。以调胃承气汤治之。下消者，烦躁引饮，耳轮焦干，小便如膏。叔和云：焦烦水易亏，此肾消也。六味丸治之。古人治三消之法，详别如此。余又有一说焉，人之水火得其平，气血得其养，何消之有？其间摄养失宜，水火偏胜，津液枯槁，以致龙雷之火上炎，熬煎既久，肠胃合消，五脏干燥，令人四肢瘦削，精神倦怠。故治消之法，无分上中下，先治肾为急，唯六味八味，及加减八味丸，随证而服。降其心火，滋其肾水，则渴自止矣。白虎与承气，皆非所治也。

3.《外台秘要·卷第十一·消中消渴肾消方八首》

《古今录验》论消渴病有三：一渴而饮水多，小便数，无脂，似麸片甜者，皆是消渴病也；二吃食多，不甚渴，小便少，似有油而数者，此是消中病也；三渴饮水不能多，但腿肿脚先瘦小，阴痿弱，数小便者，此是肾消病也，特忌房劳。若消渴者，倍黄连；消中者，倍栝蒌；肾消者，加芒硝六分，服前件铅丹丸，得小便咸苦如常，后恐虚惫者，并宜服此花苁蓉丸方。

花苁蓉八分，泽泻四分，五味子四分，紫巴戟天（去心）四分，地骨皮四分，磁石（研，水淘去赤汁，干之，研入）六分，人参六分，赤石脂（研入）六分，韭子（熬）五分，龙骨（研入）五分，甘草（炙）五分，牡丹皮五分，干地黄十分，禹余粮（研入）三分，桑螵蛸（炙）三十枚，栝蒌四分。

上十六味，捣筛。蜜和丸如梧子。以牛乳空腹下二十丸，日再服。忌海藻、菘菜、胡荽、芜荑等物。

4.《备急千金要方·卷二十一·消渴淋闭方·消渴第一·茯神煮散》

治虚热，四肢羸乏，渴热不止，消渴补虚茯神煮散方。

茯神、苁蓉、葳蕤各四两，生石斛、黄连各八两，栝蒌根、丹参各五两，甘草、五味子、知母、当归、人参各三两，麦蘖（《外台》作小麦）三升。

上十三味治下筛，以三方寸匕，水三升煮，取一升，以绢袋盛煮之，日二服，一煮为一服。

5.《太平惠民和剂局方·卷之五·治诸虚·八味丸》

治肾气虚乏，下元冷惫，脐腹疼痛，夜多漩溺，脚膝缓弱，肢体倦怠，面色黧黑，不思饮食。又治脚气上行，少腹不仁，及虚劳不足，渴欲饮水，腰重疼痛，少腹拘急，小便不利；或男子消渴，小便反多；妇人转胞，小便不通，并宜服之。

牡丹皮、白茯苓、泽泻各三两，熟干地黄八两，山茱萸、山药各四两，附子（炮，去皮、脐）、肉桂（去粗皮）各二两。

上为末，炼蜜丸如梧桐子大。每服十五丸至二十五丸，温酒下，空心，食前，日二服。久服壮元阳，益精髓，活血驻颜，强志轻身。

6.《鸡峰普济方·卷第十五·消渴水》

苁蓉丸 治痟肾小便滑数四肢羸瘦脚膝乏力。

肉苁蓉一两，熟干地黄一两半，麦门冬二两，泽泻、五味子各半两，磁石、黄芪、人参各一两，桂半两，巴戟半两，地骨皮三分，当归半两，鸡肶胵一两，赤石脂半两，韭子半两，白龙骨半两，甘草半两，禹余粮三分，牡丹皮半两，桑螵蛸一两半

上为细末，入研药令匀，炼蜜和，杵三五百下，丸梧桐子大。每服食前，清粥饮下三十丸。

7.《鸡峰普济方·卷第十九·消渴水》

肾气丸 治肾不足，羸瘦日剧，吸吸少气，体重耳聋，小便频浊，渴欲饮水，腰脚无力，行履艰难。

熟地黄八两，山药、山茱萸各四两，牡丹、泽泻、茯苓各三两，附子、桂心各二两。

上为细末，炼蜜和丸梧桐子大，每服三十丸，空心，酒下。

8.《普济方·卷三十三·肾脏门·肾虚漏浊遗精（附论)》

十补丸 治真气虚损，下焦耗竭，脐腹强急，腰腿疼

痛，亡血盗汗，遗泄白浊，大便自利，小便滑数，或三消渴疾，饮食倍常，肌肉消瘦，阳事不举，颜色枯槁。久服补五脏，行荣卫，益精髓，进饮食。（方见诸虚门补虚固精类）

[案原方：附子（炮，去皮、脐）、干姜（炮）、桂（去心）、菟丝子（酒浸、焙研）、巴戟（去心）、厚朴（去皮，炒，姜制）、远志（去心，姜汁浸炒）、破故纸（炒）、赤石脂、川椒（炒出汗，去子）各二两用。

上为末，酒糊丸如桐子大，每服三十丸至五十丸，空心温酒或盐汤任下]

9.《普济方·卷一百八十·消渴门·消渴后虚乏》

黄芪丸（出《圣惠方》）　　治大渴后，上焦烦热不退，下元虚乏，羸瘦无力，小便白浊，饭食渐少。

黄芪（锉）、肉苁蓉（酒浸一宿，刮去粗皮，炙令干）、鹿茸（去毛，涂酥炙微黄）各一两，人参（去芦头）、枸杞子、白茯苓、泽泻、附子（炮裂，去皮、脐）、禹余粮（烧赤，醋淬三次，细研）、巴戟、桂心、牡丹皮、五味子、龙骨、赤石脂各三分，熟干地黄二两，甘草（炙微赤，锉）半两，地骨皮半两，磁石（烧赤，淬七次，捣碎细研）一两半，麦门冬（去心，焙）二两，牡蛎（烧为粉）三分。

上为末令匀，炼蜜和捣五七百杵，丸梧桐子大，每服三十丸，食前用清粥饮下。

填骨煎（出《千金方》）　　治消渴后虚乏。

白茯苓（去黑皮）、菟丝子（酒浸焙，别捣）、山茱蓣、当归（切焙）各二两半，肉苁蓉（酒浸，切焙）三两，大豆（炒，去皮）三合，石韦（去毛）一两三分，牛膝（酒浸，切焙）、巴戟天（去心）、麦门冬（去心）三两三分，五味子、人参、远志（去心）各三两半，桂（去粗皮）一两三分，附子（炮裂，去皮脐）、石斛（去根，一作石膏）各三两。

上为末，用生地黄、生栝蒌根各三斤，捣绞取汁。以银石器慢火煎减半，然后纳药，并下白蜜十两，牛髓五两，再煎令如糜，丸如鸡子黄大，米饮下，日三，药末不必尽入，唯看稀稠得所甚佳，一方无远志。

鹿茸丸（出《圣惠方》） 治大渴后虚乏，小便滑数，腿胫无力，日渐羸瘦。

鹿茸（去毛，涂酥，炙令干）、肉苁蓉（酒浸一宿，刮去绉皮，炙干）、桑螵蛸（微炒）各三两，附子（炮裂，去皮脐）、五味子、白龙骨、白蒺藜（微炙，去刺）各一两，黄芪（锉）、石斛（去根，锉）、菟丝子（酒浸三日，曝干，别捣为末）各一两半。

上为末，炼蜜和捣三二百杵，丸如梧桐子大，每服三十丸，空心及晚食前，清粥饮下。

10.《奇效良方·卷之三十九·脚气门（附论）·脚气通治方·十全丹》

治脚气上攻，心肾相系，足心隐痛，小腹不仁，烦渴，小便或秘或利，关节挛痹疼痛，神效不可尽述。

肉苁蓉（酒浸）、狗脊（燎去毛）、萆薢、茯苓（去皮）、牛膝（酒浸）、远志（去心，炒）、地肤子、石斛各一两，熟地黄（酒浸，焙干）、杜仲（去皮，锉炒）各三两。

上为细末，炼蜜和丸，如梧桐子大，每服五十丸，食前用温酒盐汤任下。

11.《医方集解·补养之剂第一·七宝美髯丹》

治气血不足，羸弱周痹，肾虚无子，消渴，淋沥，遗精，崩带，痈疮，痔肿等证（周痹，周身痿痹也，由气血不足。无子，由肾冷精衰。消渴、淋沥，由水不制火。遗精，由心肾不交。崩带、疮痔，由营血不调）。

何首乌（大者，赤、白各一斤去皮，切片，黑豆拌，九蒸九晒）、白茯苓（乳拌），牛膝（酒浸，同首乌第七次蒸至第九次）、当归（酒洗）、枸杞（酒浸）、菟丝子（酒浸、蒸）各半斤，破故纸（黑芝麻拌炒，净）四两。蜜丸，盐汤或酒下。并忌铁器。

（五）养血祛风通络

1.《普济方·卷九十五·诸风门·风不仁（附论)》

夫风不仁者，由荣气虚，卫气实，风寒入于肌肉，使血气行不宣流，凝痹结滞，皮肤厚则皮肤不仁。《内经》曰：皮肤不荣，故为不仁。其状搔之，皮肤如隔衣是也。诊其寸口脉缓，则皮肤不仁，脉虚数者生，牢急疾者死。

白花蛇丸　治风不仁，皮肤厚，搔之如隔衣。

白花蛇（酒浸，去皮骨，炙）、干蝎（去土，炒）、淫羊藿、天雄（炮，去皮，脐）、天麻、桂（去粗皮）、麻黄（去根节）、鹿角胶（炙，令燥）、萆薢（炮）各一两，桑螵蛸（炒）、茵芋、乌头（炮裂，去皮脐）、天南星（炮）

各半两，雄黄（研）、麝香（研）各一分。

上细捣罗为末外，又用大麻仁三两，为细末，入无灰酒，慢火熬成膏，与前药末，和捣五百杵，丸如梧桐子大，每服二十丸，薄荷酒下。不拘时候服。

2.《医碥·卷之三·杂症·痹·治法》

虚人痹者，小续命汤（见中风）加减：风胜倍防风，寒胜倍附子，湿胜倍防己，皮痹加黄芪或桂枝皮，脉痹加姜黄或红花，肌痹加葛根或白芷，筋痹加羚羊角或续断，骨痹加虎骨或狗脊，有汗减麻黄，便溏减防己，寒胜减黄芩加干姜，热胜减附子加石膏。壮者增味五痹汤：风痹以羌、防为主，寒痹麻黄、附子为主，湿痹防己、羌活为主，皮、脉等五痹，加药照前条。三痹通用，木通不见水者二两，以长流水二碗，煎一碗，热服取微汗。（昔有人梦得此方而痹痛愈，此谓通则不痛也）。不愈再三服，视所胜，照前方加味（不得过三钱）。三痹汤、独活寄生汤，并治各痹久不已，乘虚入脏。五苓散（见伤湿），加附子治胞痹，加苍术治肠痹。气虚麻木，黄芪益气汤。冷痹（身寒无热，四肢厥冷），蠲痹汤。热痹（身热如火），升阳散火汤（见劳倦）加犀角、羚羊角。又行痹，黄芪、苍术各酒炒二钱，姜一片煎，调威灵仙（酒炒）末、羚羊角灰、芥子末，温服。走注与历节不同，历节是肢节疼痛，未必行也，今将治走注诸方开后：如意通圣散、虎骨散、桂心散、仙灵脾散、没药散、小乌犀丸、没药丸、虎骨丸、十生丹、骨碎补丸、定痛丸、八神丹、一粒金丹、乳香应痛丸。外贴，用牛皮胶一两，水熔成膏，芸薹子、安息香、川椒、附子各半两，为细末和贴。亦有痰涎走注，变生诸疾，但察并非风寒湿外感，而忽然肢体上下走易作痛，神昏多睡，或饮食无味，痰唾稠黏，夜间喉有痰声者是也，但用控涎丹（见痰）。数服即愈。

（六）导气化痰通络

《简明医彀·卷之三·痹证·麻木》

经曰：不痛不仁为麻痹，即麻木证。又曰：麻属气虚，木者属死血。此证由气血两虚，风寒湿乘之。病邪入深，荣卫之行既涩，经络时疏，故不痛；皮肤不荣故不仁，如绳扎缚初解之状也。治宜先汗后补。或痰滞四肢，或手指麻木，脉浮涩而濡。防为类中风之征，宜预调之。

主方　苍术、羌活、川芎、白芷、陈皮、半夏、茯苓各八分，桂枝、麻黄、升麻、附子（制）、甘草各三分。上加姜、枣，水煎服。

补气养荣汤　气血虚而邪乘，先散邪后用此补养，兼清湿热。

人参、黄芪、天麻、当归、芍药、茯苓、黄连、黄柏（俱酒炒）、苍术、牛膝、泽泻等分。姜、枣煎服。

温经丸　治遍身麻木。

附子（制，去皮、脐）一个，黄芪一两，人参、当归、白芍（酒炒）各五钱。

上为细末，炼蜜丸如桐子大。每服五十丸，酒下，早晚服。

十指疼麻：附子一钱煎成，调木香末一钱服。有痰常服滚痰丸。

（七）健脾祛湿通脉

1.《三消论·正文》

《通评虚实论》曰：消瘅、仆击、偏枯、痿厥、气满发逆，肥贵之人，膏粱之疾也。或言：人唯胃气为本，脾胃合为表里，脾胃中州，当受温补，以调饮食。今消渴者，脾胃极虚，益宜温补，若服寒药，耗损脾胃，本气虚乏，而难治也。此言乃不明阴阳、寒热、虚实、补泻之道，故妄言而无畏也。岂知《腹中论》云：帝曰，夫子数言热中消中不可服芳草石药，石药发癫，芳草发狂。注言：多饮数溲，谓之热中。多食数溲，谓之消中。多喜曰癫，多怒曰狂。芳，美味也。石谓英、乳，乃发热之药也。经又曰：热中消中，皆富贵人也，今禁膏粱，是不合其心，禁芳草石药，是病不愈，愿闻其说。岐伯曰：芳草之味美，石药之气悍，二者之气，急疾坚劲，故非缓心和人，不可服此二者。帝曰：何以然？岐伯曰：夫热气慓悍，药气亦然。所谓饮一溲二者，当肺气从水而出也，其水谷之海竭矣。凡见消渴，便用热药，误人多矣，故《内经》应言渴者，皆如是，岂不昭晰欤！

2.《普济方·卷一百七十九·消渴门·消渴饮水过度》

兰香饮子（一名甘露膏）　治消渴，饮水极甚，善食而瘦，自汗，大便结燥，小便频数。

石膏、防风、生甘草各一两，知母（酒浸）一钱半，半夏（汤洗）二分，炙甘草、人参、兰香、白豆蔻仁、黄芩、桔梗、升麻各半钱。

上同为细末，汤浸蒸饼，和匀成剂，捻作薄片子，日中曝半干，碎如米，每服二钱，食后淡生姜汤送下。

茯神煮散（出《千金方》）　治消渴虚热，四肢羸乏，渴热不止，补虚。

茯神、葳蕤各四两，生石斛、黄连、栝萎根、丹参各五两，甘草（炙）、五味子、知母、人参、当归（切焙）各三分，大麦蘖（炒）七合半，肉苁蓉（去皮，切细，酒浸，三日取出焙干）四两

上件㕮咀，每服五钱，水一盏半，煎至一盏，去滓食前温服。

（八）清热润燥通络

1.《兰室秘藏·卷上·消渴门·消渴论·当归润燥汤》

当归润燥汤　治消渴，大便闭涩，干燥结硬，兼喜温饮，阴头退缩，舌燥口干，眼涩难开，及于黑处见浮云。

细辛一分，生甘草、炙甘草各三分，柴胡七分，熟地黄三分，黄柏、知母、石膏、桃仁泥子、当归身、麻子仁、防风、荆芥穗各一钱，升麻一钱五分，红花少许，杏仁六个，小椒三个。

上㕮咀，都作一服，水二大盏煎至一盏，去渣，热服，食远，忌辛热物。

2.《证治准绳·类方·第五册·消瘅》

止渴润燥汤　治消渴，大便干燥，喜温饮，阴头短缩，舌上白燥，唇裂口干，眼涩难开，及于黑处如见浮云。

升麻一钱半，柴胡七钱，甘草梢五分，杏仁（研）六个，桃仁（研）、麻仁（研）、当归身、防风根、荆芥穗、黄柏（酒浸）、知母、石膏各一钱，熟地黄二钱，小椒、细

辛各一分，红花少许。

上水煎去滓，食后热服。

3.《重庆堂随笔·卷上》

善食形瘦曰消，善饮口燥曰渴，《宣明论》列消渴于燥病，盖此证有燥无湿也。《易》云：火就燥，风自火出。《内经》云：其传为风消。正如暑月南风，赤地千里。病由阴虚火炽，热极生风者，乃劳证之末传，或由膏粱石药积热所发者，亦无异乎误药以成劳。析而言之：饮不解渴曰上消，即《内经》之膈消，《难经》之上损，以肺居膈上，而金受火刑，故成渴病；食不充饥曰中消，亦曰消中，《伤寒论》谓之除中，以胃位中枢，而土为火烁，故成消病，胃阳发越则为除中；小溲如膏曰下消，即强中证，亦谓之肾消，以肾处下极。而精被火灼，故成枯病。统名之曰三消者，谓其肌肉消瘦也。万物得水则丰腴。得火则干瘪，善饮善食而干瘦，岂非火燔其液、风耗其津乎？

（注）上消宜用小剂频服，以清火救肺，白虎加人参汤主之。善饮而小溲少者，热能消烁其水也，加花粉、麦冬以滋液；小溲多者，水液不能渗泄于外也，加葛根以升清；小溲有而不利者，恐变水肿，桂苓甘露饮清上以开下，俾火降湿行。治中消宜直清胃热，体实者三黄丸或调胃承气汤，体虚者黄连猪肚丸。治下消宜泻火救阴，知柏八味丸或大补阴丸。除中证乃阴竭而胃阳外越也，主死。

4.《医原·卷中·内伤大要论》

凡对口、发背、偏枯、痿痹之类，多属燥病。推原其故，多由郁损心神，耗及肝脾肾阴所致；又或因吸受天之燥邪而发，或因贪食煎煿及金石桂附诸燥药而发。经曰：热中、消中，不可服膏粱芳草石药，石药发癫，芳草发狂，不可不知。以上诸证，皆当以养营润燥为主，佐辛润以流气，参咸柔以软坚，投剂即安，屡验不爽。

5.《续名医类案·卷九·消》

张子和曰：初虞世言，凡渴疾未发疮疡，便用大黄寒药，利其势使大困，火虚自胜，如发疮疡，脓血流漓而消，此真格言也。故巴郡太守奏三黄丸，能治消渴。余尝以隔数年不愈者，减去朴硝，加黄连一斤，大作剂料，以长流千里水煎五七沸，放冷，日呷之数百次，以桂苓甘露饮、白虎汤、生藕节汁、淡竹沥、生地黄汁，相间服之，大作剂料，以代饮水，不日而痊。故消渴一症，调之而不下，则小润小濡，固不能杀炎上之势；下之而不调，亦旋饮旋消，终不能沃膈膜之干；下之调之而不减滋味，不戒嗜欲，不节喜怒，病已而复作。能从此三者，消渴亦不足忧矣。

东垣曰：膈消者，以白虎加人参汤治之。中消者，善食而瘦，自汗，大便硬，小便数。《脉诀》云：干渴饮水，多食亦饥，虚成消中者，调胃承气汤、三黄丸治之。下消者，烦躁引饮，耳轮焦干，小便如膏脂。又云：焦烦水易亏，此肾消也，六味地黄丸治之。《总录》所谓未传能食者，必发脑疽背疮，不能食，必传中满鼓胀，皆谓不治之症。洁古老人分而治之，能食而渴者，白虎加人参汤，不能食而渴者，钱氏白术散，倍加葛根治之。中土既平，不复传下消矣。前人用药，厥有旨哉。或曰未传疮疽者何也？此火邪盛也，其疮痛甚而不溃，或赤水者是也。经云：有形而不痛，阳之类也，急攻其阳，无攻其阴，治在下焦。元气得强者生，失强者死。

6.《本草乘雅半偈·第四帙·葛根》（《本经》中品）

合葛根、石膏、麻黄三种，则知仲景处方大局。仲景为立方祖，三种为诸方始也。

气味：甘、辛、平、无毒。

主治：消渴，身大热，呕吐，诸痹，起阴气，解诸毒。

7.《成方切用·卷八下·泻火门·泻黄散》

治脾胃伏火，口燥唇干，口疮口臭，烦渴易饥，热在肌肉。口为脾窍，唇者脾之外候。口燥唇干，口疮口臭，皆属脾火。脾热故烦热易饥，病名中消，脾主肌肉，故热在肉分，轻按重按皆不热，不轻不重乃得之。遇夜尤甚者，为脾热实热，宜此汤及调胃承气。虚热，宜补中益气汤。按面上热，身前热，一身尽热，狂而妄言妄见，皆足阳明。肩背及热足外廉胫踝后热，皆足太阳。口热舌干，中热而喘，足下热而痛，皆足少阴。肩上热，项似拔，耳前热若寒，皆手太阳。身热肤痛，手少阴，淋洒淅寒热，手太阴。掌中热，手太阴、少阴、厥阴。热而筋纵不收，阴痿，足阳明、厥阴。又曰：胃居脐上，胃热则脐以上热。肠居脐下，肠热则脐以下热。肝胆居胁，肝胆热则胁亦热。肺居胸背，肺热则胸背亦热。肾居腰，肾热则腰亦热，可类推也。

防风四两，藿香七钱，山栀（炒黑）一两，石膏五钱，甘草二两。

上末，微炒香，酒调服。

钱乙泻黄散　白芷、防风、升麻、枳壳、黄芩各一钱半，石斛一钱二分，半夏一钱，甘草七分。治同前证。

8.《目经大成·卷之三·寒阵·消渴方三十》

黄连二钱，天花粉（为末，用乳或藕、蔗自然汁调）八钱。

消渴，一理也，分之则有三证焉。渴而多饮，为上消；善食而饥为中消；烦渴引饮，小便如膏，为下消。经曰：心移热于肺，传为膈消。金得火而燥，故渴。燥者润之，故用花粉、奶乳、藕、蔗等汁。火原于心，故复泻以黄连。中消者，经曰：瘅成为消中。瘅者，热也。或地黄饮子，或竹叶黄芪汤，甚则承气。下消者，经曰：饮一溲二，如膏如油者不治。此盖先有上、中消症，医习而不察，热邪下传，销铄肾脂，或克伐太过，泄其真气，不能管束津液，以滋众体，致同饮食之物酿而为溲，入一出二，为膏如油也。急以八味、左右归或白茯苓丸加减互用，否则肌脱力微，阴痿牙枯，生气日促矣。

第二节　方药的现代文献研究

一、中药治疗

（一）益气活血通脉

1. 痛痹汤

黄芪、当归、赤芍、白芍、川芎、桃仁、红花、桂枝、地龙、牛膝、生地。内服及煎水熏洗。

2. 黄芪桂枝五物汤

黄芪桂枝五物汤：生黄芪 30g，桂枝、炒白芍、大枣各 10g，生姜 12g。加减：下肢膝关节肿痛、肌肉痛、浮肿者加粉防己 10g，生白术 15g，下肢关节冷痛加细辛 5g，四肢麻木为主加天麻 10g，制半夏 10g。上方水煎服，每日 1 剂，半个月为 1 个疗程。黄芪桂枝五物汤出自《金匮要略·血痹虚劳病脉证治第六》，为仲景治疗"血痹"之专方。"血痹"的临床特点为肢体局部麻木，身体困重乏力，为"尊荣人"之所得，陆氏认为，肥胖体形的糖尿病不属于"消渴"范畴，而与仲景所述的"尊荣人"较为一致养尊处优环境下的人，缺乏运动和体力劳动，导致营养过剩，脂肪堆积，产生肥胖。原文曰："夫尊荣人，骨弱肌肤盛，重因疲劳汗出，卧不时动摇，加被微风，遂得之。"

3. 芪桃片

黄芪、当归、白芍、桃仁、虎杖、桂枝、熟地。本方由黄芪桂枝五物汤加减化裁而成，方中黄芪能扩张外周血管，增进末梢循环，改善局部营养状态。当归补血活血，润燥滑肠，可镇静止痛，松弛肌肉，改善周围神经和血管功能。白芍解痉镇痛，扩张外周血管，抑制血小板聚集。上述药物配伍有益气养阴，改善血液循环，镇静止痛的功效，同时根据糖尿病周围神经病变瘀血内阻、经络不通的病机加用活血化瘀、通络止痛作用的桃仁、桂枝，桂枝配桃仁通脉行瘀，桂枝辛温行气，通络祛瘀；桃仁破血祛瘀止痛，润燥滑肠。方中熟地、白芍、当归养血和营，与活血化瘀药相配通补相兼，使补血不留瘀，活血不伤正。当归为血中气药,性走而不守;白芍为血中血药,性守而不走,遣方用药,攻补兼施,收散并行,刚柔相济,具有改善糖尿病神经功能的功效。

4. 黄芪桂枝五物汤结合蝮蛇抗栓酶

中西医结合治疗组予以蝮蛇抗栓酶 1U 加入 0.9% 氯化钠注射液 250ml 中,静脉滴注。每日 1 次,连用 3 周,休息 1 周,4 周为 1 个疗程。治疗 2 个疗程。治疗组同时加服黄芪桂枝五物汤加减治疗。基本方:黄芪 30g,桂枝、丹参、红花、川芎各 15g,白芍、生姜、当归各 10g,甘草 5g,大枣 5 枚。每日 1 剂,煎水内服,早晚分服。4 周为 1 个疗程。根据辨证,随证加减。如四肢窜痛,皮肤灼痛加鸡血藤 30g,海风藤 15g;热甚加石膏、天花粉;湿胜加羌、独活;阴虚口舌干燥,加石斛、麦冬;气虚加太子参 30g;气滞加乌药、香附;阳虚加杜仲、肉桂;兼有血瘀、疼痛较剧,加桃仁、赤芍。该病总的病机是阴虚燥热,病久伤阳,血脉瘀阻,气血不调,阳气不能通达四肢,筋脉失于濡养,则其病乃作。治拟益气温阳,活血通络之法。方选黄芪桂枝五物汤加减治疗,取其益气温经,和营通痹之效。方中重用黄芪以益气,合丹参、红花、川芎以补气活血,通络止痛。甘草、丹参、黄芪现代药理证实有抑制醛糖还原酶的作用;蝮蛇抗栓酶的主要成分为精氨酸酯酶,有类似血浆素的作用,能降低血液黏稠度,抗血小板聚集,因而起到改善毛细血管通透性,增加血流量的作用。中药与蝮蛇抗栓酶合用,起到协同作用,能有效的缓解症状,且无明显的毒副作用,获得较为显著的效果。

5. 黄芪桂枝八物汤

生黄芪 30～60g，桂枝 10～18g，甘草、丹参、淮山药、苍术各 15g，白芍、怀牛膝各 20g，对 26 例糖尿病性周围神经病变患者进行了观察，结果在近期疗效和远期疗效中均获得了较好疗效。

6. 通筋脉汤

黄芪 30g，桂枝、白芍、水蛭各 9g，当归 12g，北细辛、炙川乌、炙草乌、三七粉各 3g，鸡血藤 15g，桃仁 6g，生大黄 1g。具有益气养阴、活血通络之功效。同时配合弥可保片口服。治疗后患者肢体凉、麻、痛的症状很快明显减轻，反映髓鞘功能的神经传导速度有明显改善。而且由于黄芪、三七、大黄还具有清除自由基和抗氧化作用，能促进神经髓鞘的进一步修复。

7. 补气活血祛湿汤

黄芪 60g，桂枝 10g，白芍 20g，丹参 30g，当归 12g，鸡血藤 20g，豨莶草 12g，威灵仙 12g，党参 12g，大枣 3枚。在控制血糖的基础上以此方补气活血，兼祛风湿治疗。方中黄芪、党参伍大枣健脾益气，丹参、川芎、当归、鸡血藤活血祛瘀，桂枝、白芍通阳化瘀而不伤阴液，豨莶草、威灵仙温通经脉而利筋骨，相互配伍起到补气活血兼祛风湿之功效。

8. 当归四逆汤加味

黄芪、白芍各 30g，当归、桂枝、地龙各 15g，甘草、大枣各 10g，通草、细辛各 6g，制蜈蚣 3g。以水 750ml 煎取 250ml 口服，渣再煎液 2000ml 加白酒 100ml 浸洗患肢。

中医认为该病的发生乃因消渴耗伤日久，气血不足，血行不畅，经脉失养，久病入络，血瘀贯穿其病变始终。治疗上宜益气补血，活血通络，方中取黄芪、当归、白芍、大枣相配以益气补血，当归、桂枝、通草、细辛相合活血而通经脉，地龙、蜈蚣增强窜络通经之功，甘草调和诸药；辅以药液加酒外用浸洗，取内外合治之效，使药力内达脏腑经脉，外达皮毛肌腠。全方配伍协调，使气血得补，经脉畅通，故诸症可除。

9. 黄芪水蛭汤

黄芪、豨莶草各 30g，当归、赤芍、生地各 15g，川芎 10g，水蛭粉（冲服）2g，三七粉（冲服）1g，生甘草 5g。每日 1 剂，水煎 2 次，分 2 次口服。方中采用黄芪、当归益气补血，重用黄芪补气，使气旺以促血行，川芎、赤芍、水蛭、三七、豨莶草活血化瘀通络，生地凉血滋阴。现代药理研究证明，当归、川芎、赤芍、水蛭、三七等在改善血循环的同时，能降糖降压，并有一定的抗凝作用。配合维生素 B_{12} 治疗，不仅能改善血液流变学异常，且能提高神经传导速度，因而取得了较满意的疗效。

10. 降糖活血方

黄芪 30g，生地 30g，苍术 15g，玄参 30g，葛根 15g，当归 15g，川芎 10g，赤芍 15g，丹参 15g，蜜炙大黄 6～15g，或佐桂枝、细辛等以温经止痛，或伍党参、天花粉增强补气益血、生津润燥作用，或配加鸡血藤、钩藤、络石藤、海风藤、威灵仙以舒经活络，或加银花藤、黄柏、丹皮以清热燥湿。每日 1 剂，水煎服，1 个月为 1 个疗程，一般治疗1~3个疗程。因为阴虚燥热、津亏液少，至血行涩滞不畅；气虚血运无力及阳虚血液寒凝均可致瘀。血行不畅，经络不通，肢体筋肉失养，而出现麻痛症状，这些表现颇似中医的痹证，但又不能完全按痹证论治，而应予以益气养阴、活血通络、散寒除湿。方中黄芪、生地、玄参、苍术益气养阴；葛根生津止渴，扩张血管；当归、川芎、赤芍、丹参养血活血；大黄蜜炙与葛根相伍，增强养阴生津、益气活血作用，适当加用舒经活络药。诸药配伍，则河水充盈，动力十足，血行自然畅通，麻痛症状得以改善。益气养阴活血药，能调节机体阴阳气血平衡，改善血液黏稠度，提高红细胞变形能力，恢复机体自身的自控调节能力，使有关病证得以改善或消失。

11. 补阳还五汤加味

黄芪30~90g，地龙20g，桃仁15g，川红花20g，全当归15g，赤芍15g，川芎15g，僵蚕10g，全蝎10g。阴虚甚者加生地30g，玄参15g，麦冬15g；麻木甚者加木瓜15g，丹参10g，伸筋草15g。方中黄芪用量根据气虚程度渐进加量。补阳还五汤为补气活血之经典方剂，方中重用黄芪补气，以达气行则血行之目的，而桃仁、川红花、全当归、赤芍、川芎、生地配伍是取桃红四物汤养血活血之意。地龙、全蝎、僵蚕搜风活络祛瘀，伸筋草、木瓜、丹参更有活血疏经通痹之功效；阴虚甚者加用玄参、生地、麦冬以取养阴行气，"增水行舟"之作用。现代药理证实，诸药合用，可以明显改善血液流变学，降低血液黏滞度，提高血流速度，保障周围组织供血、供氧，以及具有改善神经传导速度，滋养周围神经等作用。

12. 芥蚣二藤补阳还五汤

黄芪 100g，蜈蚣 3g，当归尾 10g，川芎 10g，赤芍 10g，地龙 10g，红花 6g，桃仁 10g，海风藤 10g，络石藤 10g。每日 1 剂，文火水煎 2 次，共得药汁约 400ml，分 2 次早晚空腹服。糖尿病周围神经病变的主要病机是气虚血瘀，痰凝络阻。芥蚣二藤补阳还五汤有补气活血，化痰散结，通络止痛之功，取得满意疗效。方中黄芪大补元气，使气旺得以血行，祛瘀而不伤正；归尾、川芎、赤芍、桃仁、红花活血祛瘀通络；白芥子、蜈蚣、地龙、海风藤、络石藤化痰散结，通络止痛。诸药合用，取得满意疗效。

13. 舒筋通络汤

黄芪 30g，川芎 10g，丹参、葛根各 20g，水蛭、全蝎、蜈蚣各 6g，桂枝、伸筋草各 18g，海风藤 15g。加减：肢体麻木明显者加鸡血藤 30g；肢体灼热疼痛者加赤芍、钩藤各 20g；肢体冷疼明显者加艾叶 12g，附子（先煎）、乳香、没药各 6g。每天 1 剂，水煎 2 次温服。1 月为 1 个疗程，连续治疗 2 个疗程。方中黄芪益气健脾，葛根养阴生津，丹参、川芎养血活血，桂枝温经通络，同时取水蛭、全蝎、蜈蚣等虫类善行走窜之性，有化瘀通络、活血止痛之效。海风藤、伸筋草舒筋活络。配合口服弥可保片营养神经，静滴盐酸丁咯地尔改善微循环。

14. 益气活血通脉汤加减

药用生黄芪 30g，太子参 15g，生地 10g，当归 10g，川芎 12g，赤芍 12g，红花 10g，鸡血藤 15g，川牛膝 15g。若肢体发凉者加桂枝 12g，桑枝 10g；疼痛较重者加土鳖虫 10g，蜈蚣（研冲）3 条。本方每日 1 剂，文火浓煎 300ml，分早晚温服，10 剂为 1 个疗程，一般治疗 1~2 个疗程。针对病机以益气养阴、养血活血、通络止痛为治则。方中黄芪、太子参益气养阴；生地、当归、赤芍、川芎、红花、鸡血藤养血活血通络；川牛膝引血下行。随证加减，配合应用胰岛素控制血糖，弥可保口服、血塞通静滴以促进神经细胞修复和改善微循环治疗，收到良好效果。

15. **消糖通络汤**

黄芪 30g，淮山药、苍术、玄参各 15g，五味子、白芥子各 6g，黄连 3g，鸡血藤、葛根、益母草各 12g，水蛭、当归各 10g，每日 1 剂，日 2 次，水煎服。方中黄芪伍淮山药、苍术伍玄参，健脾益气，运津化湿；葛根、玄参、五味子养阴润燥；当归、益母草、鸡血藤养血生血，活血化瘀；水蛭入络，破瘀通络；白芥子化痰通络；黄连苦寒清热，全方共奏益气养阴、化痰活血、舒筋活络之功。现代医学研究证明，黄芪含有多种氨基酸、维生素、蛋白质等，能促进胰岛再生及改善分泌功能，增加组织对胰岛素的敏感性；黄连含小檗碱，苍术含苍术苷，两者均有降低血糖的作用。当归、鸡血藤、益母草均能扩张血管、改善微循环。诸药相伍，有利于增强神经细胞营养，促进神经损伤修复，故可以解除肢体麻木和疼痛等糖尿病性周围神经病变症状。

16. **糖络通合剂**

黄芪、丹参各 30g，生地、葛根、当归、牛膝、地龙各

20g，红花、桑枝、木瓜各 15g，水蛭 12g。水煎至 300ml，
每日 1 剂分 2 次服。糖络通合剂具有益气养阴、化瘀通络
的功效，临床观察表明，其在控制血糖等治疗基础上，应
用糖络通合剂，不但可以改善 DPN 患者的症状、体征，提
高外周神经传导速度，而且能够降低 DPN 患者血浆中
TXB_2、GMP – 140、LPO 及红细胞中山梨醇含量，提高血浆
中 6 – K – PGF 水平，纠正 DPN 病人高凝状态，改善微循
环，抑制多元醇代谢及自由基产生的脂质过氧化反应等多
方面作用，这对改善糖尿病微血管病变，促进周围神经病
变的恢复都是十分有益的，显示了中医药在防治糖尿病慢
性并发症中的优势。

17. 芪仙汤

黄芪 50g，淫羊藿 20g，水蛭 10g，丹参 15g，骨碎补
15g，桂枝 10g，每日 1 剂，水煎 600ml，分 2 次服，连用 6
周。方中黄芪、淫羊藿益气扶元以固其本，水蛭、丹参、
骨碎补、桂枝祛瘀通络止痛以治其标。诸药合成，共奏益
气扶元固本、祛瘀通络止痛的功效，能改善因高血糖所致
小血管缺血缺氧、降低醛糖还原酶的活性，使神经功能得
以恢复。

18. 活血除痹汤加减

黄芪、党参各 30g，川芎、桃仁、红花、香附、当归、
羌活、独活、没药、地龙、牛膝各 10g。水煎服，每日 1
剂。伴腰膝酸软、耳鸣加山茱萸、狗脊各 10g，以补肝肾，
祛风湿；伴不思饮食、腹胀加茯苓、木香、砂仁各 10g，以
健脾利湿；伴形寒肢冷加制附子、桂枝各 10g，以温通经

脉，散寒止痛；伴失眠多梦加酸枣仁、制远志各 10g，以养
心安神；伴头晕、目眩加天麻、石决明各 10g，以平肝潜
阳。中医辨病属消渴及痹证范畴，主要病机乃阴虚为本，
燥热日久煎熬津液、气虚血瘀、络脉瘀阻、四肢肌肉失于
濡养所致，治疗以补益气血、活血化瘀、宣痹止痛为主。
方中黄芪、党参补益中气，气行则血行；当归、川芎、桃
仁、红花、没药、地龙均为活血止痛之品；香附为血中气
药，行气开郁，助活血止痛；牛膝引血下行；羌活、独活
祛风除湿，通痹止痛。全方共奏补气活血、宣痹止痛之功。

19. 益气养阴活血方

黄芪 30～60g，生地黄 15g，赤芍药 15g，当归 12g，桃
仁 10g，红花 10g，川芎 10g，地龙 10g，鸡血藤 15g。辨证
加味：气虚明显加党参、茯苓；肢冷而痛加桂枝、附子；
灼热刺痛者加知母、黄柏。每日 1 剂，水煎 2 次，分早晚 2
次服。方中重用黄芪以补气，使气旺血亦行，祛瘀而不伤
正；生地黄以养阴清热；当归、鸡血藤以补血活血，舒筋
活络；赤芍、川芎、红花、桃仁、地龙以活血化瘀，通络
止痛。现代药理研究发现，红花、赤芍、川芎、当归、地
龙等可抑制血小板聚集，可降低血液黏稠度，改善微循环
和组织缺血缺氧，从而改善神经功能。诸药合用，共奏益
气养阴，活血通络之功，使气旺、血行、络通，筋脉得以
濡养而诸症好转。

20. 益气活血通脉汤

黄芪、丹参、当归、川芎、桂枝。本病是由于消渴日
久，脉络瘀阻所致，临床表现为肢体麻木、感觉迟钝、肢

体疼痛、肌肤甲错等证。其病理基础是气虚日久、血行凝滞、脉络痹阻，其本虚日久，必兼见邪气瘀阻。其气虚日久，必兼血瘀，终致本虚标实，缠绵难愈。治疗当以活血化瘀，通络止痛为主，标本兼顾，循序渐进，方能获得良久之效。

21. 黄芪逐瘀汤

黄芪、鬼箭羽、当归、地龙、川芎、桃仁、红花、牛膝、苍术、山药、玄参、麦冬。

22. 益气煦脉汤

黄芪 30g，党参 20g，当归 15g，鸡血藤 20g，川芎、白芍、牛膝各 10g，山药 30g，桃仁、红花各 10g，水煎服。下肢抽筋者加伸筋草、木瓜、全蝎；下肢浮肿者加防己、桂枝、茯苓。

23. 通络汤

海藻 20g，虻虫（研末冲服）5g，泽泻、当归、赤芍、生地各 10g，川芎、玄参、太子参各 15g，黄连 6g。以上方药水煎，每日 1 次，分早晚 2 次服。方中海藻化痰软坚，虻虫破血逐瘀，二药共为君药，痰瘀同治，使瘀化痰消；泽泻化痰利水，当归、赤芍、川芎、生地加强其活血化瘀作用，兼以养血润燥，共为臣药；玄参、太子参滋补气阴，佐黄连清虚热，以治其本，是为佐使。全方还寓有补气以生津，益血以助养阴，阴足可润络之意。

24. 糖周汤

太子参、生地、玄参、当归、泽兰、白薇、丹参、延胡索、甘草。若上肢病变加桑枝，下肢病变加牛膝；若口渴甚加北沙参、知母、石膏；若舌苔厚腻加苍术、藿香、佩兰、半夏；若胸闷憋气加香附、郁金；若眼底出血加槐花炭、三七。现代药理发现，其中黄精、生地均有降糖作用，黄精还具有降脂作用，当归、泽兰、白薇具有抑制血小板黏附聚集，改善微循环作用。

25. **调糖活络汤**

黄芪 30～50g，人参 10g，麦冬、沙参、当归、川芎、地龙、水蛭各 15g，川牛膝、芍药、鸡血藤、丹参各 30g，甘草 6g。加减：若肢体疼痛较甚者，加制乳香、延胡索各 15g；烦渴、皮肤有灼热者，加天花粉 30g，玄参、知母各 15g；四肢麻木不温者，加桂枝 10g，细辛 3g，制附子 10g。每日 1 剂，水煎，分 2 次口服。方中黄芪、人参味甘，能大补元气，气旺则血行；麦冬、沙参滋阴润燥；芍药、甘草酸甘化阴，阴足则血畅；当归、川芎、丹参补血活血；川牛膝、水蛭、地龙、鸡血藤化瘀通络。诸药合用，共奏益气养阴、化瘀通络之功效。现代药理研究证实，黄芪、人参有降糖作用，水蛭、丹参、川芎、当归等活血化瘀药，具有抗血小板聚集和扩张血管、改善微循环作用，使周围神经营养障碍得到改善。

26. **消渴Ⅱ号加味**

黄芪 60g，生地 20g，麦冬 15g，天花粉 30g，牡蛎 30g，牡丹皮 15g，赤芍 15g，玄参 60g，金银花 60g，牛膝 20g。水煎服，每日 1 剂。用于本病证属气阴两虚，血瘀阻络，其病机以五脏亏损为本，燥热阻滞为标。本方既益气养阴治其本，疏经通络治其标，标本兼治，以本为主，取得一定疗效。

27. 糖络宁

由黄芪、生地、当归、丹参、鬼箭羽、全蝎、蜈蚣、牛膝等组成，制成浓缩口服液，每毫升含生药 2g，每次 30ml，2 次/日。糖络宁选用生黄芪、生地益气养阴，当归、丹参、鬼箭羽、牛膝活血化瘀通脉，全蝎、蜈蚣通络止痛，另外重用黄芪与当归相伍具有益气养血、活血通络之功，诸药合用益气养阴，活血化瘀，通络止痛，标本兼顾。药理研究表明，方中黄芪、当归、丹参、鬼箭羽等益气活血药具有抑制血小板黏附聚集、改善微循环的作用，黄芪、丹参、生地等益气养阴活血药对醛糖还原酶有较强的抑制作用。益气养阴、化瘀通络的糖络宁口服液不仅能明显改善糖尿病周围神经病变的临床症状，而且可提高神经传导速度，其临床疗效明显优于补肾方药济生肾气丸；还有较好的抑制血小板聚集，改善血流变，降低红细胞内异常升高的山梨醇作用。

28. 参芪桃红汤

党参、黄芪、生地、石膏、丹参各 30g，桃仁、红花各 6g，苍术 15g，知母 20g，当归 12g。治疗后，本病血瘀型患者临床症状明显好转，甲皱微循环显著改善。

29. 益气活血通络方

丹参、黄芪、威灵仙各 30g，川芎、桃仁、白芷各 12g，红花 10g，赤白芍、海桐皮各 15g，细辛 5g。病变以上肢为主加桑枝、桂枝，以下肢为主加川牛膝，肢体灼痛、苔黄腻者去黄芪，加苍术、黄柏等。每日 1 剂，水煎服，连服一月。

30. 消渴痹痛汤

黄芪、鸡血藤各 30g，生地黄 20g，牛膝、川芎、赤芍、地龙、山茱萸各 15g，当归、桃仁、三七各 10g，桂枝6g，疼痛甚者加白花蛇 3g。每日 1 剂，水煎服。连续服用2 个月为 1 疗程。本方中黄芪益气以帅血，生地黄、山茱萸养阴，使阴虚之体得滋养，鸡血藤、赤芍、川芎、当归、桃仁、三七、桂枝、牛膝、地龙活血通络。加白花蛇，因虫类药搜剔脉络效果更好。

31. 抑消通络汤

黄芪 30g，麦冬、葛根、丹参、木瓜、川牛膝、延胡索、忍冬藤、鸡血藤各 15g，地龙 10g。辨证加味：气阴两虚血瘀：配用太子参或西洋参、生地、山萸肉、山药；胃热炽盛血瘀：配用黄芩、黄连、石膏；阴虚燥热血瘀：配用知母、地骨皮、女贞子；阳虚寒凝血瘀：配用淫羊藿、桂枝、桑寄生。日 1 剂，水煎内服，每 15 天为 1 个疗程，连续治疗 2 个疗程。本病病机以气阴不足，瘀血阻络贯穿始终，兼见的证型有胃热炽盛、阴虚燥热、阳虚寒凝。故制定益气养阴、活血通络止痛的抑消通络汤，在此基础上，根据不同的证型，配合相应的药物，以不变应万变，起到简便易行的作用。如阴虚燥热者，加用养阴清热之品；阳虚寒凝者，加用温阳散寒之品，标本兼顾，体现了中医辨证治疗的特色。现代研究证明，益气养阴，活血化瘀药均有改善微循环和神经传导的作用，同时还有一定的降脂作用。此外在选用药物时，注意选用经实验证实具有较好降糖作用的药物，如人参、黄芪、麦冬、淫羊藿、黄连、地黄、地骨皮等。

32. 克糖 3 号方

黄芪、玄参、生地各 15 ~ 30g，白芍、当归各 10g，川芎 5 ~ 10g，水蛭 5 ~ 10g，僵蚕 10 ~ 15g。正气虚甚加人参；下肢麻木疼痛者，加川牛膝；疼痛如刺剧烈者，加制乳香、制没药、炮山甲；肢端寒冷者，加熟附片、淫羊藿、仙茅；蚁行瘙痒甚者，重用僵蚕；瘀滞证候或舌质瘀斑明显者，重用水蛭等。每日 1 剂，早晚水煎服，以 15 天为 1 个疗程。同时口服烟酸肌醇片。方中黄芪"为补气诸药之最"，力专性走，周行全身；生地、玄参、白芍、当归能养阴生津，养血柔筋，濡润脉道，滋通经络；川芎味薄气雄，辛散走窜，性最流通；水蛭破血逐瘀，性缓善入而不伤正，通经透络利水道，无处不到；僵蚕祛风化痰散结，与水蛭配伍，治疗糖尿病证见痰瘀互结或入汤剂，或入丸、散，均相得益彰。

33. 筋脉通

生黄芪、生地、丹参、葛根、水蛭、菟丝子、女贞子、桂枝等中药组成，具有益气养阴、补肾活血、温经通络之功效。可使患者肢体凉麻痛症状明显减轻。

34. 神康Ⅳ号

黄芪、黄精、天花粉、鸡血藤、葛根、僵蚕、水蛭、红花、乳没等，每日 1 剂，15 天为 1 个疗程，间歇 5 天，连服 3 个疗程。既改善了神经营养血管的循环，又增加了神经的营养代谢。

35. 益气健脾活血汤

黄芪 30g，天花粉、丹参、桃仁各 20g，山药、赤芍各 15g，葛根 12g，水蛭 10g，三七 6g。

36. 双补通络丸

黄芪、党参、生地、玄参、麦冬、桃仁、红花、水蛭、川芎、当归、地龙、赤芍等组成。方中黄芪、党参补气；生地、玄参、麦冬补阴，此五味药物气阴双补，既治虚又治瘀，为治疗瘀血阻络之本；配以当归、桃仁、红花、水蛭、川芎、地龙、赤芍等活血化瘀之品，全方具有补气滋阴、活血通络之功效，对于改善周围神经的供血和代谢具有很好的治疗作用，从而使神经功能恢复。对血液流变学及血脂检查指标均有显著改善。其服用方便，安全可靠，无毒、副作用。

（二）养阴活血通络

1. 降糖通络汤

黄芪、太子参、路路通各 30g，川芎 10g，丹参 24g，白芍 15g，当归、葛根各 20g，水蛭 9g，怀牛膝 12g。加减：足趾冷痛加乳香、没药各 6g，附子（先煎）10g；麻木明显加僵蚕 10g，鸡血藤 30g；肢端灼热疼痛加钩藤 24g，赤芍 20g。每天 1 剂，水煎 2 次温服。方中黄芪、太子参益气健脾，白芍、葛根养阴生津，当归、川芎、丹参、水蛭养血活血，化瘀通络。配合静脉滴注丹参注射液取效，现代药理研究认为，黄芪、丹参具有抑制醛糖还原酶和蛋白质非酶糖化的作用，丹参、水蛭、川芎有抗血小板聚集、改善微循环、营养周围神经的作用。丹参注射液能显著增加毛细血管网，加速血流，从而增加局部循环的血流灌注，促进侧支循环的建立，改善血液流变性。诸药合用，共奏益气活血化瘀、通络止痛之功。

2. 糖痹汤

黄芪、熟地黄各 30g，葛根、丹参、鸡血藤、益母草各 20g，麦冬、威灵仙、海风藤各 15g，苍术、羌活、独活各 10g。每天 1 剂，加清水 400ml，浸泡 30 分钟，先用武火煮开后用文火煎取药液 150ml；复煎取药液 150ml。将 2 次药液混匀，分早、晚 2 次温服。10 天为 1 个疗程，一般治疗 1～3 个疗程。糖痹汤方中黄芪益气；麦冬、熟地黄养血滋阴；葛根、丹参、益母草活血通脉；苍术、羌活、独活祛风散寒除湿；海风藤祛风除湿，通行脉络；鸡血藤养血活血，舒筋通络；威灵仙祛风除湿，通络止痛。诸药合用，共奏益气养阴、活血通络、祛风散寒、除湿止痛之功。现代药理研究表明，黄芪、葛根、麦冬、熟地黄、苍术等具有降糖作用；苍术、独活、羌活、威灵仙、鸡血藤、海风藤等具有镇静、消炎止痛作用；葛根、丹参、益母草具有扩张血管、促进血液循环、抗凝血、抗血栓、抗缺氧等作用。本方用于治疗糖尿病周围神经病变，可降低血糖，改善微循环，使神经营养改善，则感觉障碍等症状获得改善或消失。

3. 四物汤加味

生地、当归、白芍各 15g，川芎 10g。四肢乏力者，加黄芪 40g；肢体麻木者，加白附子 10g；足趾冷痛者，加肉桂 4g；筋脉挛急者，加威灵仙 15g。每日 1 剂，分 2 次服。

连续治疗4周。在西药严格控制血糖的基础上，采用益气活血，养阴止痛的四物汤加味治疗本病，疗效满意。方中黄芪益气；生地清热生津；当归活血化瘀，补血养阴；川芎为血中之气药，行气活血化瘀；白芍味甘，性温，缓急止痛；白附子祛风止痛；肉桂引火归原，温阳止痛；威灵仙舒筋通络。全方共用，起到益气活血、养阴通络之功。

4. 桃花四物汤加味

生地黄12g，桃仁、红花、赤芍各10g，当归8g，川芎5g。伴有肺热者加天花粉、黄连；伴有胃热者加知母、麦冬；肾阴亏虚者加山萸肉、牡丹皮；阴阳两虚者加附子、肉桂、山萸肉、牡丹皮。每日1剂，水煎分2次服。方中将白芍易赤芍，将熟地黄易生地黄，桃仁、红花、赤芍活血化瘀，当归补血活血，生地黄清热凉血，养阴生津，川芎为"血中气药"，活血行气，调畅气血。诸药相配，活血化瘀而不伤阴血。

5. 加味桃红四物汤

药用党参、黄芪、生地各30g，黄精、枸杞各20g，当归、川芎各10g，赤芍、桃仁、红花各15g。用自动煎药机制成每袋规格150ml制剂，每剂2袋。服法：2袋/日，早、晚各1袋。加味桃红四物汤配伍既不同于补阳还五汤，也不同于当归补血汤。其效长于益气活血，同时有化瘀清热之功。

6. 益气滋阴活血汤

黄芪20g，太子参15g，黄精、生地、天花粉、桃仁、红花、当归、地龙、水蛭各10g，每日1剂，水煎分2次口服，30天为1个疗程。基于久病气虚，无力行血而致瘀伤阴的中医理论，予桃仁、红花、当归、地龙、水蛭活血养血、通络止痛之品，改善血液淤滞，疏通微循环，纠正神经组织的缺血缺氧状态，以达到促进神经传导功能恢复的目的；该病患者大多有气阴两虚之证，故以黄芪、太子参、黄精、生地、天花粉益气养阴。气为血帅，重用黄芪，可增强活血化瘀功效。

7. 滋阴活络汤

黄芪、鸡血藤各30g，熟地、当归、牛膝、丹参各15g，茯苓、淮山药各12g，泽泻、丹皮、山萸肉、川芎、水蛭各10g，桂枝8g，红花6g。每日1剂，分2次口服，每次150ml。中医学认为糖尿病周围神经病变的基本病机是气阴两虚、痰瘀交阻。自拟滋阴活络汤以熟地、山萸肉补肝肾阴虚，淮山药滋肾补脾，泽泻、茯苓、丹皮渗湿浊、清虚热，黄芪益气，苍术燥湿化痰，当归、川芎、丹参、鸡血藤、红花、水蛭养血活血通络，牛膝引药下行，酌加桂枝以通达血脉。诸药配合，共奏益气养阴、化痰通络之功，以此改善微循环和周围神经的供血，促进周围神经的修复，提高传导速度。

8. 益气养阴活血汤

黄芪、丹参、鸡血藤各30g，太子参、麦冬、川芎、赤芍、地龙各15g，天花粉、当归、牛膝各20g，玄参12g。水煎2次服，日1剂。同时给予弥可保注射液静滴，本方以丹参、红花、赤芍、当归、川芎、牛膝活血祛瘀，鸡血藤活血补血通络，地龙通经活络。其中川芎具有活血行气，散风止痛的作用，能旁通四肢、外彻皮毛，既为活血之主药，又可助诸药直达病所。牛膝活血通络，性善下行，与川芎相伍，下行上达，通行四末。麦冬、天花粉、玄参润燥清热滋阴。黄芪、太子参取其补气之功，使气旺以促血行，祛瘀而不伤正。诸药合用，共奏益气养阴、活血通络之功。

9. 虎潜丸合芍药甘草汤加减

龟板、白芍各 15g，熟地 12g，黄柏、知母、牛膝、当归各 10g，甘草 6g。

10. 滋阴活络汤

生地、玄参各 20g，麦冬、沙参、淮牛膝、钩藤、鸡血藤、赤芍各 15g，天花粉、知母、地龙各 10g。水煎服。

11. 养血濡脉汤

鸡血藤 30g，熟地、丹参各 20g，当归、白芍、何首乌、桑椹子、牛膝、郁金各 15g，川芎 10g。水煎服，脾虚者合四君子汤或用归脾汤加养血活络药。

12. 芍药甘草汤

芍药甘草汤提取剂（每天 7.5g，分 3 次服用）至少给予 2 周。如果症状未见改善，可减量 1/3（每天 5g，分 2 次服用）再服 2 周。症状未加重者，继续减量 1/2（每天 2.5g，1 次服用）直至症状完全消失。芍药甘草汤更适用于急性、重度疼痛及麻木。

13. 益气养阴通脉汤

黄芪、党参、葛根、益母草各 15g，玄参、生地黄、乌梅、当归、川芎各 12g，桃仁、丹参、水蛭各 10g。腰酸甚者加川断、牛膝；疼痛甚者加延胡索、芍药。方中黄芪、党参益气；生地、玄参、葛根、乌梅养阴；当归、丹参、桃仁、川芎、益母草养血生血，活血化瘀；大剂量水蛭煎服，可入络破瘀，行滞通脉。全方益气、养阴、通脉三法并用，气血增，阴津生，瘀血除，血脉通，诸症得消。

14. 益气养阴活血汤

黄芪、丹参各 30g，玄参、豨莶草各 20g，生地、葛根、苍术各 15g，川芎、当归、赤芍 10g。每日 1 剂，煎汁 250ml，早晚分服。病情严重者可酌加桃仁、红花、虎杖、水蛭等。方中黄芪、生地、玄参、葛根益气养阴以生津；丹参、赤芍、豨莶草、川芎活血化瘀以通络；配伍苍术以制其辛燥，诸药合用补气生津，升清布液，活血润燥，寓活血化瘀于益气养阴之中，以使气血运行，津液通畅，四末得养，故对糖尿病并发神经病变有效。

15. 麦味地黄汤加减组成

麦冬、生地各 20g，五味子 15g，山药、地骨皮各 30g，山萸肉、丹皮、桃仁、红花、桂枝、西洋参各 10g，蜈蚣 1 条。方中西洋参可用洋参丸代之。水煎服，每日 1 剂。若三多一少症状明显者加知母 10g，玉竹、沙参各 20g；肢厥冷痛者加附子、肉桂、淫羊藿各 10g；气血不足者加当归 15g，黄芪、黄精各 20g；瘀血甚者加水蛭 10g。糖尿病所致的周围神经病变，系经脉瘀阻，气血运行不畅所致之痹证，病因病机有别于风、寒、湿邪所致之痹证，而是由于消渴日久，耗伤气血津液，致气血阴阳亏虚，经脉失养而发。是一因虚致实，本虚标实之证。所以在治疗原则上以滋阴、益气、温阳、养血之法治正气不足，肾关不固之本，以活血通络之法治经脉痹阻之标。方用具有补肾滋阴的麦味地黄汤补肾之不足，加西洋参以气阴双补不失平和，加桃仁、红花、桂枝、蜈蚣之类以活血通络，并随气血阴阳之虚加减用药，地骨皮一药为清虚热之要药，现代研究也表明有明显降血糖之功效。诸药相伍以达治病求本，标本兼顾之目的。

16. 左归四藤汤

左归饮加鸡血藤、海风藤、络石藤、石楠藤各 10g，为补肾活血并用之方药，具有改善血液流变性，增加红细胞变形能力，抗自由基损伤，抑制脂质过氧化，提高红细胞 $Na^+ - K^+ - ATP$ 酶活性的作用。

17. 降糖活血汤

生黄芪、生地、玄参、益母草、丹参各 30g，苍术、赤芍、葛根、鸡血藤各 15g，当归、川芎、木香各 10g。具有益气滋阴，活血化瘀之功效。主治气阴两虚夹瘀证，症见气短，乏力，动则加剧，口干舌燥，五心烦热，多饮多尿，胸闷憋气，腰膝酸软，舌淡或暗红，有瘀斑瘀点，苔薄或无，脉细数等。

18. 养阴片与活血片

养阴片由黄芪、黄精、生地、麦冬、石斛、玉竹等 6 味药组成。活血片由卫茅、丹参、蒲黄、当归、虎杖、茺蔚子等 6 味药组成。上述药物按一定比例配方并制成片剂，每片含生药 3g，每日 3 次，每次服 5 片，疗程为 3 个月。经观察发现活血养阴法在控制糖代谢、脂代谢及改善血液高黏状态方面具有良好效果，这可能是活血养阴法的治疗切合糖尿病阴虚与血瘀并存的病机。

19. 复元活血汤合增液汤加减

柴胡、当归、红花、穿山甲、大黄各 9g，桃仁 12g，甘草 3g，玄参、麦冬、生地、天花粉各 30g。本方具有活血化瘀、养阴生津之功，用于血瘀阻络、津液干涸之证。症见：口渴、善食易饥、乏力、消瘦、胁痛、烦躁易怒、低热、失眠多梦、小便混浊、大便干燥，舌紫暗有瘀斑，苔薄黄燥，脉沉滞。温热病邪，易伤津血，津血不足，则影响血的运行，血受热灼，易于瘀塞，而成血瘀。故《医林改错》说："血受寒则凝结成块，血受热则煎熬成块。"

（三）温阳活血通络

1. 温阳活血汤

附子 6g，肉桂 3g，白术、茯苓、桃仁、红花、当归、川芎各 10g，丹参、黄芪、鸡血藤各 30g。每天 1 剂，水煎，分早晚 2 次服。30 天为 1 个疗程，一般治疗 2~3 个疗程。温阳活血汤以真武汤合桃红四物汤加减化裁，基本方中附子、肉桂温肾补阳；桃仁、红花、当归、川芎、鸡血藤养血活血通络；白术、茯苓、黄芪益气健脾，助阳通络。诸药合用，具有温肾补阳、活血通络之功效，切合本病之病机，故收到较好疗效。

2. 痿痹消

基本组成为黄芪 30~50g，熟地 12g，附子 9g，桃仁 10g，茯苓、淫羊藿、当归、姜黄、水蛭、乌梢蛇、骨碎补各 15g。该病属于中医"痿证、痹证"范畴，中医学认为本病主要是脾肾阴阳两虚、痰瘀阻络所致，属本虚标实之证。以脾肾阴阳两虚为本，标实当责之痰瘀为患。阴阳俱虚，无力运化阴津达于四肢，亦无力运血周流全身以营养四末，致痰瘀内阻，痹塞脉络，经脉不通而出现四末冷凉，麻木、蚁行感、肢痛无力等，治疗当注重补肾健脾治其本，祛瘀化痰、通络止痛治其标，临床应用时随证化裁，灵活加减，切忌不顾因虚致瘀的病机特点，一味破血祛瘀以致攻伐太过，反伤其本。方中黄芪、熟地、淫羊藿、茯苓、附子温阳滋肾健脾，姜黄、当归、水蛭、桃仁、乌梢蛇、骨碎补祛瘀化痰，通络止痛，全方共奏滋肾健脾、祛瘀化痰、起痿止痛之功。据现代药理研究证实，黄芪、熟地、茯苓能增强机体免疫力；淫羊藿、当归促进机体免疫，扩张外周血管，增加肢端血流量，改善微循环；姜黄能增强纤溶酶活性，抑制血小板聚集，阻止或减轻动脉硬化，水蛭含有水蛭素、肝素、抗血栓素等，可改善微循环和组织缺血缺氧，使组织得到充分的营养供给，神经功能得到改善；乌梢蛇、骨碎补均具有增加肢端血供，防治动脉硬化，以上诸药配伍，坚持整体观念的中医辨证论治，能进一步提高机体的抗病能力，改善周围神经的代谢和传导功能，从而达到治疗目的。

3. 金匮肾气丸加减

川附片（另包，先煎透）30g，山药20g，熟地、茯苓、鸡血藤、丹参各15g，桂枝、当归各12g，山茱萸、丹皮、泽泻、怀牛膝、地龙各10g。其他药物随证加减，辅助特定电磁波治疗器治疗。经研究表明，金匮肾气丸能改善高血糖，增加实验动物的糖耐量，改善肾阳虚患者血浆高密度脂蛋白胆固醇的浓度并有调节血浆性激素的作用，其中山茱萸对饮水量、尿量、血糖和尿糖具有抑制作用。方中加用丹参、鸡血藤等活血化瘀之品，起到了温通脉络的作用。药理研究发现丹参能够解除微血管痉挛，加速微循环，促进末梢血管神经的代谢，并对神经有保护性抑制作用，起到镇静止痛的效果。配合特定电磁波治疗器治疗能更好地加强局部"温通经络"的作用，但是对一些表现出肢体烧灼样疼痛和肢体有灼热感的患者却不宜应用此治疗器。

4. 金匮肾气丸加桃红四物汤

生地30g，附子、茯苓、当归、赤芍各15g，桂枝、丹皮、泽泻、山药、山萸肉、桃仁、红花、川芎各10g。加减：以血瘀为重者加水蛭10g，全蝎3g，以破血行瘀；肾阳虚为主者加用仙茅、淫羊藿各10～20g，鹿角霜10g，以温肾助阳；然后再结合症状用药；肢体麻木、怕凉、疼痛重者加用延胡索10～15g，桂枝加至20～30g，以温经止痛；出汗多或汗出不均者加用浮小麦30g，五味子10～15g，白芍10～30g，以固摄止汗；阳痿不举者加用阳起石15～20g，巴戟天、锁阳各10～15g，以填精助阳；腹胀腹泻者可加用四君子汤助脾运化。

5. 济生肾气丸

由八味地黄丸加牛膝、车前子组成。方中地黄、山茱萸、茯苓有降血糖作用，泽泻、丹皮、桂皮能抑制脂肪分解，地黄、泽泻、茯苓、牛膝、车前子有调节水液代谢作用，使糖尿病患者神经组织的糖、脂肪及水液代谢得到改善。另外，泽泻、茯苓、丹皮、桂皮、附子还有抑制血凝和抗血栓作用而使神经组织的循环改善，附子的有效成分乌头碱有镇痛和血管扩张作用，可使麻木感、疼痛、畏寒等症状改善。

6. 济生肾气丸合四神丸加减

熟地、黄芪、山药各30g，山茱萸、肉桂、附片、补骨脂各10g，泽泻、煨肉豆蔻、茯苓各10g，大枣、干姜、当归、五味子各15g，吴茱萸5g。水煎服，每日3次，2日1剂，临床观察，疗效满意。

7. 阳和汤与豨桐丸合方

附子、炮姜、白芥子、鹿角胶、熟地黄、肉桂、麻黄、豨莶草、海桐皮、血竭、水蛭等为主，并随证进行适当加味，但不可减少上述药物，所加药物不能超过3味，每日1剂，水煎2次，分2次服用。方中用气雄性悍、走而不守的附子上助心阳、中温脾阳、下壮肾阳，以散阴寒、逐冷痰、通关节。炮姜温中阳、逐风湿。白芥子长于祛皮里膜外之痰，《本草纲目》谓其能治"麻木足气，筋骨腰节诸痛"。血竭味甘咸入肝经，功擅活血定痛。《海药本草》谓其："主打伤折损，一切疼痛，补虚及血气搅刺，内伤血聚，并宜酒服。"肝藏血主筋，故可用于四肢末端麻痹、疼痛之症；水蛭活血，善于搜逐络中瘀邪，二者相伍，使瘀化则痰邪易散，痰去则瘀血难生。不过，水蛭最好生用，研末冲服，但其气味难闻，故可装胶囊服用，入煎剂效果欠佳，不可大量久服，特别是有出血倾向或肝肾功能异常、合并胃肠溃疡病者尤须慎重。桂枝、麻黄温经散寒，祛风胜湿。鹿角胶乃血肉有情之品，擅补肝肾，益精血，疗阴疽，而肝主筋、肾主骨，筋骨强健，精血充沛，则肢体麻痹疼痛必减。熟地黄乃块根，生长于地下，善行下而补营血，填精髓。豨莶草辛散苦燥，能祛筋骨间风湿，通经络，利关节，《本草经》谓"治肝肾风气，四肢麻痹……"《本草蒙筌》载："治久渗湿痹，腰脚酸痛者殊功。"海桐皮归肝经，善祛风湿，通络止痛。《本草纲目》言其"能行经络，达病所，又入血分……"现代药理研究表明上述二药均有良好的镇痛作用。全方温阳与补血同用，祛痰与通络兼施，温而不燥，补而不腻，标本同治，虚实兼顾，使阳气温运，阴血充足，瘀散痰消，经络通利，而肢体麻痹疼痛可得到缓解。

8. 温经活络汤

黄芪、山药各 30g，桂枝 20g，附片、续断、干姜、骨碎补、川芎、川乌各 10g，党参 15g，当归 12g，甘草 6g。水煎服。

9. 地黄饮子和参麦注射液

治疗组给予参麦注射液 40ml，并联合盐酸丁咯地尔注射液静脉滴注，每日 1 次；地黄饮子原方，熟地黄、石斛、山茱萸、麦冬、五味子、菖蒲、茯苓、远志、肉桂、制附子、巴戟天、肉苁蓉各等份，取末混匀，每次取 10g，加生姜、大枣、薄荷各少许，水煎取 100ml，每日 2 次，口服。2 周为 1 个疗程。

10. *四藤一仙汤*

鸡血藤、络石藤、海风藤、钩藤各 15g，威灵仙 10g。对糖尿病并四肢窜痛，皮肤灼热者，属经脉不畅所致。故对于糖尿病合并末梢神经炎可在辨证分型用药及脏腑辨证用药的基础上，加用四藤一仙汤。对糖尿病性胃肠功能紊乱，其临床表现为便秘、腹泻或两者交替发作以及糖尿病性腹泻，属中医洞泄范畴，辨证为阴阳两虚，气血不足，脾肾虚寒，肠道失摄者，治宜温补脾肾，兼养肾阴，利水消肿，补气养血，涩肠止泻。

11. **通络蠲痹汤**

黄芪、鸡血藤、宽筋藤、桑寄生、豆豉姜、薏苡仁各30g，熟地黄、蜈蚣各 15g，制川乌（先煎）、制草乌（先煎）各 10g。临床加减：兼有血瘀者加丹参、当归；偏于阴虚火旺兼有湿者加滑石、防己；偏于脾虚湿盛者加桂枝、豨莶草、桑枝。每日 1 剂，加水 600ml 煎至 250ml 分服，4 周为 1 疗程。本方中以黄芪益气，熟地养血，鸡血藤活血并舒筋活络，制川乌、制草乌、宽筋藤、桑寄生、薏苡仁、豆豉姜等祛风除湿，蜈蚣通络止痛。全方以温通为主，但岭南地区多湿热之邪，故常随证加防己、豨莶草、桑枝等味苦性寒之祛风湿药。本病须要及时治疗，迁延日久可致正气亏损，四肢筋脉失养，痿弱不用，则治疗较为困难。

12. **固肾健脾汤**

肉桂、山药、炙甘草、巴戟天各 10g，太子参、黄芪各20g，山萸肉、白术、金樱子、芡实各 15g，附子 10～25g，云苓 15～30g。如泻下清水伴五更腹痛加补骨脂；久泻伴腹刺痛，舌瘀暗，脉涩者加蒲黄、丹参；浮肿者加车前子、泽泻。每次加水600ml，煎40分钟，两煎混合，分两次温服，每日1剂，7日为1疗程。腹泻控制后宜内服金匮肾气丸及人参健脾丸以进一步巩固已取得的疗效。笔者认为，本病患者久病命门火衰，不能温煦脾土，水湿不化，久泻不愈。固肾健脾汤选用较强的温阳固肾、健脾益气、固脱止泻的药物，临床上对此类患者治疗效果明显。

（四）补肾益气通脉

1. 糖康散

生黄芪500g，鸡血藤、生地各300g，石膏250g，丹参、炒杜仲、郁金、山药各150g，白芍、山茱萸、茯苓、鸡内金各100g，葛根、知母、麦门冬各120g，五味子、桂枝各60g，生晒参50g。糖康散方中以人参、生黄芪大补气血；丹参清热，又散血中之瘀滞；杜仲补肝肾，强筋骨；郁金活血行气解郁；石膏清热生津；生地、白芍、山茱萸、葛根、知母滋阴清热壮肾；五味子、麦门冬、人参组成生脉饮，益气养阴，振奋心阳；鸡血藤、桂枝合用，既能温通经脉止痛又能补血活血。山药、茯苓、鸡内金健脾护胃，患者多伴有并发症，带病延年全赖胃气，已衰之躯全赖后天水谷精微之充养，故培补后天之本为稳定病情、促进好转的又一关键环节。总之，糖康散既有补肾、健脾、降血糖的作用，又能活血行气解郁、清热滋阴、补气血，体现中医扶正祛邪，既病防变的原则。

2. 补肾活血汤

黄芪30g，生地、淫羊藿、菟丝子、女贞子、川芎各

15g，党参、丹参、延胡索各 12g，何首乌、当归各 10g，赤芍 8g。随症加减。阴虚火旺而烦躁，五心烦热，失眠者加知母、黄柏；尿量多而浊者加益智仁、五味子；口干烦渴明显者加麦冬、葛根；腰膝酸软，双下肢麻木甚者加牛膝、杜仲。水煎取 500ml，分 3 次餐前口服，每日 1 剂，用药 2 周为 1 个疗程，连服 3 个疗程。中医认为本病由于消渴日久，阴虚燥热，最易伤气，气虚运行无力，阴虚血行艰涩，病久见气阴两虚，肾虚血瘀，血行不畅，脉络瘀滞，不通则痛，即"久病入络，久病多瘀"。在纠正糖代谢紊乱的基础上，采用补肾活血、化瘀通络的治疗，方中黄芪、党参益气，淫羊藿、菟丝子补肾阳，女贞子、枸杞、何首乌滋肾阴，丹参、川芎、当归、赤芍活血化瘀。现代药理认为，何首乌、枸杞降血脂，提高机体清除胆固醇能力，川芎、丹参、赤芍、当归抗血小板凝集，扩张血管，改善微循环，方中诸药还有抗自由基损伤的作用。中西医结合治疗对糖尿病周围神经病变有明显的疗效，可解除或明显缓解麻木及疼痛症状，促进周围神经损伤的修复。

3. 知柏地黄丸加桃红四物汤

生地 30g，茯苓、当归、赤芍各 15g，知母、黄柏、丹皮、泽泻、山药、山茱萸、桃仁、红花、川芎各 10g。加减：若以阴虚为重者，加旱莲草 20～30g，女贞子 10～15g，以养阴清热；以血瘀为主者，加川芎 10～30g，路路通 10～20g，鬼箭羽 30g，以活血通络；以肾精气虚为主者加用菟丝子 30g，肉苁蓉 10～20g，以益肾填精；肢痛重者可加细辛 3～5g，延胡索 10～15g，以通络止痛。

4. 糖神康

松针、黄芪各 15g，蚂蚁 20g，川芎、白芍、甘草、牛膝、车前子、当归、党参、玄参、熟地、鸡血藤、延胡索、骨碎补各 10g。日 1 剂，煎服，30 天为 1 个疗程。功用补气益阴，活血化瘀止痛，治疗脾肾气阴两虚之证。方中黄芪、党参、松针、熟地扶元益气、补脾益肾以固其本，牛膝、姜黄、黄芪、川芎、玄参、鸡血藤、延胡索、当归活血化瘀、通络止痛。松针：①"可安五脏"，充实五脏精气，守中补虚，还可清心火，补脾胃。②可活血化瘀明目。③有"祛风燥湿止痒"，治疗风湿痹痛之功效，并可补充丰富维生素。蚂蚁含有大量草本乙醛，具有除痹痛，增强肌力及性功能的作用。本方配合严谨，相得益彰，既可整体调整，又改善末梢神经代谢、传导功能，达到治疗糖尿病周围神经病变的较好效果。

5. 加味蛭萸汤

水蛭 6～9g，山茱萸 15g，黄芪 30g，黄连 5～10g，地骨皮 30～50g，全蝎、蜈蚣各 3～6g。若肢冷恶风疼痛剧烈者，加制附子 9～15g，细辛 6～9g；肢体灼热，小便短赤者，加黄柏 9～12g，木通 6～9g；肌肉拘紧者，加白芍 15～30g，木瓜 15～30g；麻木不仁者，加鸡血藤 15～30g，川芎 6～9g；筋骨痿软无力者，加桑寄生 12～15g，骨碎补 12～15g。通过补肾益精以期调整阴阳，恢复平衡状态，从根本上阻断瘀血的产生；活血通络以期促进血行，濡养百脉和五脏，同时有助于肌肉、神经的营养。加味蛭萸汤中所用水蛭入肝经血分，具有破血逐瘀通经功效；山茱萸入肝肾两经，具有补肾益髓、养肝涩精功效，两者是为本方主药，以奏补肾活血之功。佐以黄芪益气以通脉，补脾以荣肌；黄连清胃泄热以止渴除烦；地骨皮泻肺热以主消渴；全蝎、蜈蚣祛风通络以止痛。综合成方既能补肾精，调阴阳，又能通经脉、止疼痛。

6. 脊瓜汤

桑寄生、狗脊、川断、牛膝各 10g，木瓜、秦艽各 15g。主治肝肾亏虚、风寒湿伤型糖尿病腰腿酸痛。糖尿病早期系阴津亏耗，燥热偏盛，久则筋脉失养，血脉不畅，易感风寒。风寒湿伤，易使经脉阻滞，症见腰腿酸痛、下肢沉重、麻木、转筋、怕冷，甚至出现虫爬、蚁走感觉。脊瓜汤中狗脊、桑寄生、川断滋补肝肾，强腰脊，壮筋骨，祛风湿痹痛；配牛膝补肾强筋骨，逐瘀通经，专治腰膝酸重之疼痛、筋骨无力；秦艽祛风湿，止痹痛，治筋脉拘挛，骨节烦疼；木瓜能平肝舒筋，抑木扶土，健脾和胃，化痰利湿，专治腰膝疼痛转筋。

7. 养血通络汤

黄芪、丹参各 30g，葛根、赤芍、鸡血藤各 15g，当归、川芎、络石藤、钩藤、石楠藤、地龙各 10g，蕲蛇 5g，广木香 3g。日 1 剂，水煎服，10 日为 1 个疗程。加减：上肢疼痛麻木甚者加桂枝 10g，桑枝 15g，下肢疼痛麻木甚者加川牛膝、木瓜各 10g。本方对四肢麻木疼痛、感觉异常有较好的治疗作用。

8. 降糖通脉饮

黄芪、麦冬、天花粉各 30g，丹参 18g，白术、葛根、枸杞子、知母各 12g，山药、黄精各 15g，山茱萸、黄连、水蛭、全蝎、桃仁、红花各 9g。水煎，早晚 2 次分服，日 1 剂。肢体麻木重，加党参 15g，当归 12g；疼痛加三七粉（冲服）1.5~3g，延胡索 10g，鸡血藤 30g，路路通 12g；灼热蚁行感，加赤芍、生地黄各 12g，丹皮 9g；怕冷加附子 9g，肉桂 6g。每 2 个月为 1 个疗程。本方以黄芪、白术、山药等健脾益气，山茱萸、枸杞子益肾填精，共补先、后天之本；以黄精、麦冬、天花粉、知母、葛根养阴生津，且具有降低血、尿糖之作用；黄连清热解毒；水蛭、全蝎、桃仁、红花、丹参等活性化瘀，通络止痛。

（五）行气化瘀通络

1. 归龙二川汤

当归尾、地龙、川芎各 15g，制川乌（先煎 20 分钟）6~12g，黄芪 20~50g，桂枝 5~10g，没药、红花各 10g，蜈蚣 1~3 条，熟地黄 15~30g，鸡血藤 30g。每天 1 剂，水煎 2 次，共取汁 400ml，分 2 次服。如瘀血疼痛明显者，加延胡索、血蝎，去熟地黄、桂枝；气阴两虚者，加党参、玉竹，去红花、没药；阴寒凝滞者，重用川乌，加麻黄。10 天为 1 个疗程，停 2 天后予第 2 个疗程，共治疗 2 个疗程。方中黄芪、熟地黄、当归尾益气养血滋阴，鼓动气血运行；川乌、桂枝温通经脉，祛寒止痛；蜈蚣搜风止痛；川芎、鸡血藤、红花、没药、地龙祛瘀化凝，通络除痹。全方活血通络止痛为主，气血阴阳兼治。

2. 身痛逐瘀汤

当归、香附、川牛膝、地龙各 30g，川芎、红花各

20g，桃仁、秦艽、羌活、五灵脂各 15g，没药 10g，甘草 9g。加水 900ml，煎煮浓缩至 600ml 左右，早、晚各服约 300ml。身痛逐瘀汤以活血化瘀、通络止痛为立法。该方具有改善微循环、降低血液黏滞度、降血脂的作用，能加快神经传导速度，同时与降糖药物有协同作用，这些可能是消除或减轻神经并发症的机理。

3. 桂枝茯苓丸

将桂枝茯苓丸改作汤剂，桂枝、茯苓、丹皮、桃仁、芍药各 10g，每日 1 剂。加减法：瘀血明显加红花、川芎；痰湿重加白芥子、橘络；气阴两虚加黄芪、淮山药。连服 2 个月。桂枝茯苓丸出自《金匮要略》，方中桂枝辛温而通血脉，赤芍行血中之瘀滞，丹皮、桃仁活血散瘀，茯苓扶正渗湿，全方具有活血化瘀功效。

4. 血府逐瘀汤加减

生地黄、丹参、生黄芪各 30g，柴胡、枳壳、牛膝、桃仁、红花、当归、川芎各 10g，桔梗 6g。每日 1 剂，水煎分 2 次服。治疗 15 天。方中重用黄芪补气；柴胡、枳壳、桔梗舒畅气机，气行则血行；当归、川芎、赤芍、丹参、桃仁、红花活血化瘀；牛膝通血脉；生地黄配当归养血活血，祛瘀而不伤阴。全方共奏益气、活血化瘀之功效。

5. 糖脉通

由水蛭、白芥子、冰片、延胡索等组成。每日 3 次，每次服 1 包，每包 4g，相当于原生药 20g，餐前服用。本方重化痰祛瘀，疏通经络，佐以养阴清热之品固其本，从而达到痰散瘀化，经脉通利，阴生热清之目的。糖脉通中水蛭善于搜逐络中瘀邪，白芥子祛除皮里膜外之痰，《本草纲目》谓其能治"麻木脚气，筋骨腰节诸痛"，二者共用为君。并予以冰片通络开痹，延胡索活血止痛，以及养阴清热之佐使。整个治疗以化痰祛瘀为主，实践证明治疗糖尿病周围神经病变有效。

6. 蛇毒水蛭合剂基本方

五步蛇毒丸 3g，水蛭 5g，丹参 20g，当归 10g，川芎 6g。每天 1 剂，水煎，分 2 次服，4 周为 1 疗程，共治疗 2 个疗程。本方以活血祛瘀为主。中医学认为糖尿病周围神经病变的发生多由于消渴日久，阴虚燥热，煎熬津液，血黏成瘀，瘀血阻络，不通则痛，即"久痛入络，久病多瘀"。现代研究认为蛇毒内含抗酸酶，能降低全血黏度及红细胞凝聚性，降低血小板聚集性及黏附性，从而使微循环畅通，血流正常，瘀滞得到改善。水蛭、丹参、当归能扩张血管，改善微循环。通过临床观察显示，西药加上具有活血化瘀的蛇毒水蛭合剂治疗糖尿病周围神经病变可明显缓解或解除肢体麻木及疼痛，并可明显改善神经传导速度。

7. 消渴丸合消糖通络汤

黄芪 30g，淮山药、苍术、玄参各 15g，五味子、白芥子、玄参各 6g，黄连 3g，鸡血藤、葛根、益母草各 12g，水蛭、当归各 10g。方中黄芪伍淮山药、苍术伍玄参，健脾益气，运脾化湿；葛根、玄参、五味子养阴润燥；当归、益母草、鸡血藤养血生血，活血化瘀；水蛭入络，破瘀通络；白芥子化痰通络；黄连苦寒清热。全方共奏益气养阴、化痰活血、舒筋活络之功。

8. 活血通络汤

黄芪 30g，枸杞子、川芎、当归尾、熟地黄、牛膝各 15g，地龙 12g，桂枝 10g，蜈蚣 3 条，桃仁、红花各 6g。该方改善了神经代谢、神经内的毛细血管缺血等因素，从而使周围神经节段性脱失的髓鞘较好地修复、再生，使传导速度提高。

9. 桑麻丸加味

桑叶、皂荚子、丝瓜子各 9g，生黄芪、荔枝核各 15g，扁豆、黑芝麻、当归身、牛膝、桃仁、桃胶各 12g，川桂枝 3g，桔梗 4.5g。笔者认为本病为久病脏腑亏虚，气血运行不畅，络脉瘀阻，因此治疗上应扶正祛邪。据现代药理分析，桑叶、黑芝麻均能降低血糖，而后者更能增加肝脏、肌肉中糖原含量。《中药大辞典》提及荔枝核、扁豆、蚕茧均能降血糖、血清胆固醇作用，而蚕茧对改善肝功能起一定作用。整个方对提高机体和周围组织对葡萄糖的利用率起一定作用。

10. 三消散与三消饮

三消散（丹参、炒黑豆、蚕蛹各 200g，何首乌、枸杞子、炒核桃仁各 100g，白茯苓 50g，川芎、炒内金各 30g，研末，每饭前服 20g，每日 3 次）与三消饮（蚕壳 20 枚，生黄芪 30g，生地、益母草、赤芍各 15g，干番石榴叶 10g，煎汤代茶）。

11. 双红通

由红参、红花、麦冬等组成。改善临床症状，增快神经传导速度，其作用机制并非通过降低血糖，而是抑制醛糖还原酶活性，从而达到减轻神经损伤和改善病情的目的。

（六）养血祛风通络

1. 养血祛风汤加减

生黄芪、杭白芍、鸡血藤、生甘草各 30g，生地 20g，威灵仙 12g，当归、秦艽、羌活、独活各 10g。冷痛加桂枝 10g，制川、草乌各 6g；热痛加忍冬藤、络石藤各 30g；手套状加桃仁、红花各 10g；胀痛加柴胡、郁金各 10g；抽掣蚁走疼痛加炙蜈蚣、炙全蝎各 3g。

2. 葛根五藤汤

葛根、忍冬藤各 35g，络石藤、鸡血藤、夜交藤、钩藤各 25g，地龙 10g，水蛭 6g。加减：口干口苦甚加生地、天花粉，多食便秘加何首乌、玄参，神疲不寐加炒酸枣仁、绞股蓝，形体肥胖加决明子、山楂。空腹血糖超过 8mmol/L，配合西药降糖治疗。服法：日 1 剂，水煎服，15 天为 1 疗程，1～3 个疗程后停药观察结果。重用葛根、忍冬藤，直入肺脾。清热生津，解肌通络。现代药理亦提示葛根具有降血糖及改善外周循环的作用。配伍络石藤、鸡血藤、夜交藤、钩藤活血通络，地龙、水蛭化瘀通络。全方共奏生津润燥、通络止痛之效，治疗多发性神经炎疗效肯定。

3. 一贯煎加镇肝息风汤加减

生地、生牡蛎各 30g，当归、牛膝、白芍各 15g，沙参、枸杞、麦冬、龟板、天冬、玄参各 10g，川楝子 6g。加减：以走路如踩棉花者加生石决明、生龙骨各 30g，以镇肝息风；如伴有肢体疼痛者加用生蒲黄、五灵脂各 10～15g，以活血止痛；伴有大便不畅者加用生白术 30g，郁李仁 10g，以调畅大便。

4. 五藤通脉汤

丹参 30g，鸡血藤、忍冬藤、络石藤、海风藤、石楠藤、黄芪、山药各 20g，当归、川芎、地龙、水蛭、葛根、天花粉各 15g，甘草 6g。临证加减：伴头晕目眩耳鸣者加草决明 20g，天麻 10g，以平肝潜阳；伴畏寒肢冷者，重用黄芪加桂枝 10g，以温经通脉；伴口干阴虚者重用天花粉加天冬、麦冬各 15g，以养阴生津。服用方法：每日 1 剂，水煎取浓汁约 300ml，早晚 2 次服用。本方以五藤为主药，用藤类攀缠，状似经脉，象形而用，取其同气相求，有舒筋通络之功。鸡血藤补血活血，走守兼备，化阴生血，补血不滞，行血不破；海风藤、络石藤祛风通络，舒筋解拘；石楠藤益肾气补筋骨；忍冬藤有清络中之热、通络中之滞的作用。佐以丹参、当归、川芎加强活血祛瘀之功，虫类药物地龙、水蛭加强通络之功；黄芪、山药、葛根、天花粉益气养阴，生津止渴，是治疗糖尿病本症之药。诸药合用共奏活血通络、益气养阴、祛瘀止痛之功，从而使血管扩张，血流灌注量加大，改善肢体远端的缺血情况，使受损的神经组织得到营养与修复。中西药并用，切中病机，故能收到比单用西药治疗更好的疗效。体现出中医注重整体观念，善于调整脏腑功能的特点。

5. 芪藤通痹汤

鸡血藤、黄芪、延胡索、丹参、海风藤各 30g，威灵仙 24g，葛根、地龙各 15g，桃仁、红花各 10g，桂枝 6g，川牛膝 9g，疼痛甚者加白花蛇、三七（研末冲服）、水蛭各

3g，每日1剂，水煎服，连服2月为1疗程。糖尿病周围神经病变，据其临床表现的四肢麻木、疼痛为主要表现，归属于中医"痹证"、"血痹"、"不仁"的范畴，因消渴日久不愈，气阴两虚，气虚不能帅血，血行不畅，瘀血内停，致使经络阻滞不通，不通则痛，故出现本虚标实，本为气阴两虚，标实为血瘀。治疗当标本兼顾，予以活血通络，寓益气养阴扶正之中，本方黄芪、鸡血藤、玄参益气养血，桃仁、红花、丹参、地龙、海风藤活血通络，配伍通达十二经的威灵仙疏通经络，解痉止痛，牛膝引血下行，加白花蛇、水蛭等虫类药搜剔脉络效果更好。治疗中活血化瘀贯穿始终，这与现代医学认为糖尿病呈凝血栓前状态，与易患微血管病变有关的理论相吻合。

（七）导气化痰通络

1. 茯苓丸合补中益气丸加减

茯苓30g，党参、当归各12g，半夏、陈皮、白术、大腹皮各10g，枳实6g。

2. 化痰通络汤

薏苡仁30g，茯苓、苍术、僵蚕、萆薢、郁金各15g，陈皮、地龙、红花各10g，蜈蚣（研冲）1条。水煎服，或配服指迷茯苓丸。

3. 五子四藤一仙汤

鸡血藤、络石藤、海风藤、威灵仙、丹参、葛根各30g，五味子、莱菔子、女贞子、苏子、钩藤各15g，地龙10g，白芥子、细辛、全蝎各6g。每日1剂，水煎分3次服。

4. 祛湿活络汤

痰湿化热或湿热互结，症见手足重楚灼痛，伴有大便干或溏泄不爽，口干口苦，小便黄赤或灼热，舌红苔黄腻脉滑数。治宜清化湿热，通络止痛。方用自拟祛湿活络汤：薏苡仁、土茯苓各 30g，苍术、淫羊藿各 20g，黄柏、鹿衔草 15g，地龙、僵蚕、红花、大黄各 10g，黄连 6g。水煎服。

（八）健脾祛湿通脉

1. 参苓白术散加味

用参苓白术散加丹参、山楂各 12g，降香 6g，另服止消膏（桃树胶 16g，蚕茧 9g，五倍子 3g，为一日分吞量）。如渴甚加川石斛、天花粉 15g，麦冬 12g，生葛根 9g；心痛剧加川郁金 9g，失笑散、乳香各 6g。以日服 1 剂，3 个月为 1 疗程。该方益气健脾，化瘀通络。治疗上以参、芪、苓、术益气健脾，桂枝、丹参通阳行气散瘀，至于止消膏，具有降血糖治消渴的功能。

2. 补气活血祛湿汤

黄芪 60g，桂枝 10g，白芍、鸡血藤各 20g，丹参 30g，当归、豨莶草、威灵仙、党参各 12g，大枣 3 枚。

3. 健脾逐瘀降糖汤

当归、丹参、赤芍、川芎、泽兰、山药、莲子肉、苍术、白术、生鸡内金、红花、枳实、五倍子。治疗脾虚血瘀患者。

（九）清热润燥通络

1. 人参加白虎汤加减

对糖尿病并运动障碍，肌肉萎缩为主的属痿证，其肺热伤津者，用滋养肺肾、清热润燥法，药用人参白虎汤加减；久病伤阳者，酌加淫羊藿、补骨脂、附子等温肾助阳之品。

2. **消渴方加白虎人参汤加减**

鲜白茅根 30g，石膏 25g，麦冬 20g，天花粉、乌梅、知母、人参各 10g，杏仁、桔梗各 6g。每日 1 剂，水煎服，2 周为 1 疗程，每个疗程之间休息 1 周，接着开始第 2 疗程。治疗以甘寒润肺、清热生津、清胃滋肾、气阴双补为法。

二、中成药治疗

（一）枸杞根饮

枸杞根皮、苦瓜根、李根白皮、葛根、牡蛎、生石膏、炙甘草组成。该方出自《圣济总录》，枸杞根皮即地骨皮，《医心方》用之伍生石膏及浮小麦治消渴、唇干口燥；苦瓜根清热通络，治热痹；李根白皮，《名医别录》谓其治消渴心烦；葛根甘寒生津，《神农本草经》谓其主消渴诸痹，牡蛎补阴止渴，《名医别录》谓其"除留热在关节荣卫"，张元素谓其能"止渴"及"止小便"；生石膏清热解肌，《名医别录》谓其"止消渴烦逆"；甘草调和诸药。故全方适用于消渴所致血痹麻木疼痛等症。现代药理研究证实，地骨皮、葛根、苦瓜根、李根白皮、生石膏、牡蛎等都有较好的降低血糖作用；葛根、牡蛎、李根白皮等对血液流变学指标亦有所改善，对血管的舒缩功能可产生一定影响。

（二）麻疼丸

服用麻疼丸 6g 每次，每日 3 次。麻疼丸组方中，黄芪、人参等具有抗氧化，抑制血小板聚集，清除氧自由基等作用，人参、黄芪、当归、红花、麻黄、细辛、桑枝等具有扩张血管，改善微循环，抑制醛糖还原酶活性，并有改善血液流变性及钙离子拮抗等作用。诸药合用是治疗糖尿病周围神经病变的有效药物。

（三）脑力隆

治疗组口服丽珠脑力隆胶囊，每日服 2 次，每次 2 粒，疗程 30~62 天，平均为 46.91 天。丽珠脑力隆是一种中西药复方微丸胶囊缓释剂，对于多种因素综合造成神经损害的治疗很有效。脑力隆成分主要有：桂利嗪、三七提取物、维生素 E、维生素 B_6。其中，桂利嗪不但作用于脑血管，也作用于周围血管，可阻滞血管平滑肌细胞的钙离子内流引起血管扩张，缓解血管痉挛，改善血液供应。三七是传统的神奇活血化瘀药，可以改善微循环，加速血流，改善组织的营养，其提取物三七总苷能扩张血管，抑制血小板聚集，降低血液黏稠度和抑制炎性反应。

（四）糖末宁

丹参、延胡索、当归、三七、苏木等组成，对糖尿病周围神经病变患者血浆 β - 内啡肽水平和神经电生理有一定的影响作用，使糖尿病周围神经病变患者 β - 内啡肽水平明显下降，神经传导速度改善。服用糖末宁后，患者的临床症状、血糖、血浆 β - 内啡肽和神经传导速度均有所改善。在改善神经传导速度和提高血浆 β - 内啡肽水平方面较弥可保对照组更具优势。

（五）通心络胶囊

治疗组应用通心络胶囊 2～4 粒/次，3 次/日，并联合弥可保注射液肌内注射，4 周为 1 个疗程。通心络胶囊含有水蛭、土鳖虫、全蝎、蝉蜕等虫类药组方，可以维护血管内皮功能，解除血管痉挛，改善周围组织的血供及神经缺血缺氧状态，利于神经损伤的修复。

（六）通络灵

黄芪 20g，延胡索、丹参各 15g，川芎、枸杞子各 12g，龙胆草、赤芍各 10g，没药、红花、甘草各 7.5g。制成浓缩液，每毫升含生药 2.5g。组方所用之芍药、甘草、丹参、黄芪、龙胆草、川芎等均具有醛糖还原酶抑制作用。

（七）大活络丸

口服大活络丸早、晚各 1 丸，丙咪嗪片 12.5mg，每日 3 次，疼痛消失后继续用药半个月，然后逐渐将丙咪嗪减量以至停用，用大活络丸维持，总疗程 1～2 个月。大活络丸又称大活络丹，是由人参、牛黄、麝香、冰片、犀角、天麻、乌梢蛇等 50 味中药组成，诸药攻补兼施，寒热并用，邪正兼顾，共达祛风止痛、祛湿豁痰、舒筋活络之功，为中医药中传统有效古方。据现代药理研究，它能选择性扩张脑血管和冠状动脉，增加脑血流量，改善心肌血氧供应，具有抗凝血、抗血栓等活血化瘀的功效，有改善病变部位血液循环和肢体营养及提高痛阈的作用。

（八）九虫丹

九虫丹（水蛭、九香虫、地龙、乌梢蛇、鼠妇、䗪虫，花蕊石、郁金、黄芪、三七、白芍、甘草）。每日 3 次，口服，共服 8 周。同时予前列腺素 E 注射液 1 静脉滴注。九虫丹中水蛭、䗪虫破血逐瘀；乌梢蛇、地龙祛风通络；九香虫理气止痛；前列腺素 E_1 可抑制动脉粥样硬化及斑块的形成，抑制血小板黏附，促进神经细胞的修复再生。

（九）活力苏口服液

活力苏口服液（主要由何首乌、黄精、丹参、淫羊藿、枸杞、黄芪组成）。治疗组用活力苏口服液每天 30ml（早 10ml、晚 20ml）治疗。提示该口服液对改善糖尿病周围神经病变患者的肢体疼痛、发凉、感觉异常和/或减退的临床症状的总有效率为 76%，对神经传导速度的改善率为 48%。

（十）糖肢敏胶囊

糖肢敏胶囊（由生地、知母、天花粉、当归、红花、川芎、鸡血藤、木瓜、水蛭、黄芪、党参、枸杞子、桑寄生组成。制成胶囊，每 0.5g，含生药 4.75g）口服，每次 5 粒，每日 3 次。此胶囊以生地、川芎、红花、水蛭、鸡血藤为主药，以活血祛瘀，破瘀通络；辅以黄芪、党参以益气，助诸药周行全身，使血行四末，瘀通荣至，诸症得解；佐以天花粉、知母滋阴清热；方中更有木瓜、枸杞子、桑寄生，以补肝肾，强筋骨，舒筋活络。经临床观察，疗效可靠。

（十一）愈糖痛冲剂

忍冬藤、土茯苓 30g，黄芪、鸡血藤、制没药、连翘、络石藤、苏木 15g，赤芍、牛膝、川芎、桃仁 12g，制乳香

10g。热盛加栀子 15g，牡丹皮 12g；血瘀明显加丹参、红花各 12g；阴虚明显加知母、麦门冬各 12g。每日 1 剂，分 2 次服。愈糖痛冲剂方中黄芪益气固本；赤芍、川芎、制乳香、制没药、桃仁活血祛瘀，鸡血藤、络石藤、忍冬藤活血通络；牛膝滋肾引药下行；土茯苓、苏木清热利湿活血。诸药合用，共奏滋肾益气养阴、活血通络之功。现代药理研究表明，黄芪有抗缺血和抗自由基损伤、阻断脂质过氧化反应、促进机体代谢作用。川芎能降低血小板表面活性、抑制血小板聚集，可预防血栓形成。制乳香、制没药降血脂，并能防止斑块形成。牛膝中促脱皮甾酮、牛膝甾酮，有降压及利尿作用，并能促进蛋白合成。赤芍含芍药苷、牡丹酚，能扩张冠状动脉，提高耐缺氧能力，有抗血小板凝集、抗血栓形成作用。鸡血藤、络石藤、忍冬藤、土茯苓、苏木均有解痉镇痛作用。桃仁中含苦桃仁苷、苦杏仁酶，有抗凝及较强的溶血作用，对血液阻滞、血行障碍有改善作用。

（十二）芪龙冲剂

芪龙冲剂由黄芪、地龙、当归、丹参、威灵仙、玉竹、山茱萸、甘草、三七、生地组成，方中以黄芪健脾益肺，补气活血，地龙活血通络共为君药；三七、威灵仙、丹参活血通络；当归养血活血，山茱萸补益脾肺而共为方中臣药；玉竹、生地滋阴润燥为方中佐药；甘草调和诸药而为方中使药。诸药配伍共奏益气养阴、活血通络之效。现代药理研究认为，黄芪能降低全血黏度及红细胞凝聚性，降低血小板聚集性及黏附性，并具有双向调节血糖作用，既可防止低血糖，又可对抗高血糖；地龙、丹参、当归、三七等能扩张血管，改善微循环；三七、生地黄、玉竹的提取物（主要为 D – 果糖）或制剂均能使高血糖/或糖尿病小鼠血糖下降。

（十三）消癥通痹胶囊

生黄芪3，葛根3，生地1.5，当归1.5，半夏1，太子参1，桃仁1，红花1，制乳香1，制没药1，白芥子0.6，山甲0.6。上药按上述相应比例经严格生药鉴定后，共同高压提取、浓缩、烘干，再将其轧粉、过80目筛后共同制成胶囊，每粒含生药0.5g，每次4粒口服，每日3次。30天为1个疗程并判断疗效。本方之特点为祛邪中兼扶正，并能祛腐生新。生黄芪健脾益气，鼓动血行，为补气之要药；太子参补气生津，助黄芪补气之力；生地、葛根养阴生津；半夏、白芥子燥湿化痰；桃仁、红花入血分，活血化瘀，通调血脉；制乳香、制没药消肿生肌，活血止痛；当归和血补血，除瘀血内塞，并畅血中之元气；穿山甲气腥而窜，无微不至，贯穿经络而搜风，并能治癥瘕积聚与周身麻痹。现代药理研究认为生黄芪、太子参能明显提高机体免疫功能、降低血糖；半夏、白芥子有抗菌、化痰等作用；桃仁、红花具有降低低切全血黏度、血浆比黏度、血小板黏附率及纤维蛋白原等作用；制乳香、制没药具有抑制血小板凝聚、抗体外血栓及镇静止痛等作用；当归有增强免疫功能、抗菌及镇静作用；穿山甲有降低高切全血黏度、改善红细胞变形性、增加红细胞电泳能力、降低纤维蛋白原等作用，诸药共用具有降低血糖、改善微循环、增强机体抵抗力、镇静止痛功效。

（十四）洋花降糖胶囊

西洋参、山药、天花粉、黄连、川芎、全蝎、蜈蚣、丹参、牛膝、金樱子、补骨脂、黄精、何首乌、山茱萸、鸡血藤。方中西洋参甘温益气培元；天花粉生津止渴；山药补脾培中；山茱萸、黄精、何首乌滋阴补肾；金樱子、补骨脂固肾敛脱；川芎、全蝎、蜈蚣、丹参、牛膝、鸡血藤行气活血，化瘀通络；黄连清热燥湿，这几味药均能扩张末梢血管，改善微循环，保护神经细胞。洋花降糖胶囊着重从脾肾治疗；糖尿病由于病程长，特别是到了中、晚期，患者多表现脏腑功能低下，气阴两虚之症状较为明显。脾肾虚弱是糖尿病病情发展的重要原因。糖尿病随着病情发展，尤其是出现心脏、血管、神经等改变时，瘀血征象更加明显，常表现肢体麻木或疼痛，责之于气阴亏虚所致的气血运行不畅。气虚不能行血，血滞为瘀血阻络。瘀血现象不仅在糖尿病后期存在，而且在早、中期也有不同程度的存在。因此活血化瘀应贯穿于治疗糖尿病的始终。在临床上应益气养阴，健脾补肾，调和五脏。"洋花降糖胶囊"治疗糖尿病周围神经病变，重视活血化瘀通络。在益气养阴的基础上用丹参、牛膝、川芎、全蝎、蜈蚣、鸡血藤祛瘀生新。本病瘀血是标，气阴两虚乃是本，只有二者兼顾，才会出现比较满意的效果。

（十五）益肾通络胶囊

鹿茸、人参、地龙各 2 份，黄芪、当归、水蛭各 3 份，丹参、山药各 4 份，蛤蚧、穿山甲各 1 份。诸药按上述比例配伍研末过 50 目筛，装入胶囊，每粒含生药 0.3g。根据空腹血糖值确定每次用量，若空腹血糖 6.5～7.8mmol/L 时服用 4 粒，8～9mmol/L 时服 5 粒，10～11mmol/L 时服 6 粒，12～13.3mmol/L 时服 8 粒。每日 3 次，1 个月为 1 个疗程，连服 2 个疗程。该药除有良好的降糖作用外，还能改善血液循环，降低血黏度，纠正血液高凝状态，故治疗糖尿病周围神经病变有较好疗效。

（十六）利脑心胶囊

利脑心胶囊口服每次 4 粒，每日 3 次，4 周为 1 个疗程。由丹参、川芎、红花、葛根、枸杞、何首乌等药组成，具有补气行滞、活血化瘀、滋阴补肾等作用，尤其适用于气阴两虚型的糖尿病周围神经病变。

（十七）灵异胶囊

全蝎、僵蚕和蕲蛇等中药组成，规格为每粒含 0.3g 生药，每日 3 次，每次 2 粒，口服。8 周为 1 个疗程。观察 3 个疗程。方中诸药皆虫蚁飞走诸灵，搜剔经络者也。全蝎祛风止痉，通络解毒；蕲蛇祛风通络止痉；僵蚕息风止痉，祛风止痛，化痰散结，《医学启源》认为僵蚕可"去皮肤间诸风"。全方有息风通络、解痉止痛的功用。药理研究发现，全蝎提取液可扩张血管，降低血压，抑制实验大鼠下腔静脉血栓形成，可调节机体的抗凝和纤溶功能；蝎毒素 Ⅲ（TT-Ⅲ）是一种镇痛活性肽，对各种疼痛模型有强烈的镇痛作用；僵蚕中的有机物质和蛋白酶，有很强的催眠作用和抗惊厥作用；蕲蛇蛇毒中含有凝血酶样物质，可改善微循环和扩张血管，并有镇静止痛催眠作用。动物实验结果表明：灵异胶囊可抑制实验大鼠血液红细胞山梨醇和醛糖还原酶活性，提高大鼠坐骨神经中 NO、NOS、Na^+ - K^+ - ATP 酶活性。通过临床验证，灵异胶囊对糖尿病周围神经病变具有较好的治疗效果，可改善患者的疼痛、异样感等，改善患者神经传导速度，是治疗糖尿病周围神经病变的有效方药。

（十八）活血通脉片

治疗组服活血通脉片 5 片，每日 3 次，服药时间 1 ~ 2.5 个月，平均 1.5 个月。活血通脉片有效成分可活血化瘀、益气养阴，促进微循环，改善营养障碍。近年发现，其主要成分丹参有较强的醛糖还原酶抑制作用。本药口服除少数病人感轻微舌燥或胃不适外，无其他不良反应。除了可以预防与治疗糖尿病并发的心、脑、四肢血管病外，对糖尿病视网膜病变及肾小球病变也可能有益。

（十九）川芎茶调冲剂

口服川芎茶调冲剂，1 次 1 袋，1 日 2 次，15 天为 1 个疗程，连用 2 个疗程。川芎茶调冲剂以川芎为主药，味薄气雄，性最疏通，上行头目，下行气海，旁达肌肤，走而不守，为血中之气药，既可活血化瘀，又可引药上脑，为化瘀之常品。羌活、白芷、细辛均乃祛风通络之品，与川芎为伍，共奏化瘀通络、祛风化瘀之效。其作用机理可能为改善四肢末端血管循环，增加四肢末端血流量，改善神经肌肉血供传导，营养神经，从而促进了神经病变的康复。

三、中药制剂治疗

（一）川芎嗪类

1. 川芎嗪与维生素 B_1

治疗方法：76 例患者中治疗组为常规治疗加川芎嗪与维生素 B_1 治疗，对照组为常规治疗。川芎嗪是中药川芎的有效成分四甲基吡嗪，它具有"Ca^{2+} 拮抗剂"的特性，有很强的扩张微血管，改善微循环，降低血黏度，改善血流变学，降低毛细血管通透性，调节血小板和抗凝作用。维生素 B_1 参与糖代谢中丙酮酸和 α - 酮戊二酸的氧化脱羧反应，缺乏时可产生多发性神经炎。以上两种药物联合应用既改善了神经营养血管的循环，又增加了神经的营养代谢，可显著提高糖尿病周围神经病变的缓解率，有效率为87.5%，对照组为41.6%，两组比较有显著性差异（P < 0.05）。在临床使用过程中，价格便宜，未见明显不良反应。本次观察用药时间短，若延长治疗时间能否收到更好效果需进一步观察。

2. 川芎嗪与神经妥乐平针剂

治疗组给予静脉注射神经妥乐平针每次 6ml，每日 1次，川芎嗪 160mg 溶于 0.9% 氯化钠注射液静脉滴注，每日 1 次，14 天为 1 个疗程，共 2 个疗程，2 疗程中间间隔 1周。神经妥乐平是经牛痘免疫病毒处理的成年家兔炎症皮肤提取的非蛋白性药物，为一种神经内分泌调节药物。川芎嗪是中药川芎的有效成分，具有抗血小板凝集及溶栓作用。静脉滴注川芎嗪可使双下肢动脉血管扩张，血流量增加，应用川芎嗪可通过改善神经的血供，而达到治疗糖尿病神经病变的目的。应用神经妥乐平、川芎嗪联合治疗痛性糖尿病神经病变 30 例，症状中自发性神经痛疗效显著，疗效达到 77.35%，胫腓神经传导速度明显提高，且无不良反应，因当时无条件分别测定运动神经、感觉神经的传导速度和病变的冷热、振动感觉改善情况，此疗法对以上两种神经病变得麻木、冷热振动觉障碍的确切治疗作用，有待进一步观察。

3. 川芎嗪配合硫辛酸

治疗组给予亚宝力舒 18ml（含硫辛酸 450mg）加入 0.9%氯化钠注射液 250ml 静脉滴注，每日 1 次，川芎嗪 160mg 加入 0.9%氯化钠注射液 250ml 静脉滴注，每日 1 次，治疗时间 4 周。

4. 川芎嗪与胞二磷胆碱

治疗组每天用胞二磷胆碱 0.25～0.75g 加入川芎嗪 0.2～0.4g 溶于 0.9%氯化钠注射液 500ml 静脉滴注，30～35 滴/分钟，每日 1 次，15 天为 1 个疗程，共 2 个疗程，中间休息 3～5 天。酌情应用饮食及降糖药物。

5. 川芎嗪与消栓灵

治疗组初始用川芎嗪 300mg，每日 3 次，7 天后减为 200mg，每日 3 次。消栓灵 0.56U 加入 0.9%氯化钠注射液 250ml 静脉滴注，中药川芎具有活血化瘀、行气定痛之功效，能扩张微血管，增加周围动脉血流量，降低红细胞和血小板聚集性，改善血液流变学。消栓灵含有凝血酶、纤溶酶、激肽酶，具有降低血浆纤维蛋白原，增强纤溶，活化激肽系统作用。

6. 川芎嗪与复方丹参片

治疗组用川芎嗪 320mg 加入低分子右旋糖酐 500ml 中静滴，每日 1 次，同时口服复方丹参片 5 片，每日 3 次。川芎嗪能降低血小板聚集性，促进聚集的血小板解聚，增加红细胞变形能力，缓解高凝状态，改善血淤时血流状态，使血流加快，毛细血管开放，总血流量增加。丹参的有效成分丹参酮，具有促进侧支循环，舒张外周血管，抑制血小板聚集作用。川芎嗪与丹参合用功效增强，使糖尿病患者机体组织血供增加，神经营养改善，促进了神经功能恢复。

7. 川芎嗪与神经生长因子

用川芎嗪 160mg 溶于 0.9% 氯化钠注射液 250ml 静脉滴注，每日 1 次，神经生长因子 4000U 肌肉注射，每日 1 次，14 天为 1 个疗程，共两个疗程，两疗程中间间隔 1 周。

8. 川芎嗪与山莨菪碱

用川芎嗪 200～400mg 及山莨菪碱 10～30mg 分别加入 0.9% 氯化钠注射液 250ml 静脉滴注，每天 1 次，2 周为 1 个疗程，连续 3～4 疗程，总疗程 1～2 月。

（二）刺五加类

1. 刺五加注射液与弥可保注射液

4 例患者均给予糖尿病合理饮食和胰岛素皮下注射，同时用刺五加注射液 60ml 加入 0.9% 氯化钠注射液 250ml 静脉滴注，连用 14 天；弥可保注射液肌肉注射每次 500μg，每日 1 次，连用 8 周后改为片剂口服每次 500μg，每日 3 次。共治疗 12 周。刺五加有以下作用：①扩张血管，改善微循环，同时能降低全血及血浆黏度；②有良好的抗疲劳作用，并能明显的提高耐缺氧的能力；③能增强机体非特异性免疫功能，促进抗体的生成；④调节内分泌功能紊乱，并调节血糖。弥可保为活性维生素 B_{12} 制剂，两者联合应用可针对糖尿病神经病变发病机制的不同环节，从而有效控制血糖，并修复病变的神经，改善临床症状，提高病人的生活质量，延长病人的生命。且临床应用效果明显、迅速，无不良反应，值得临床推广应用。

2. 刺五加与高压氧

对照组患者只用高压氧治疗，采用多人高压氧舱，加压至 0.25kPa 10 分钟，戴面罩呼吸纯氧 60 分钟，中间休息 10 分钟，然后匀速减压 15 分钟出舱。每周 5 次，10 次为 1 个疗程，根据病情治疗 2～3 个疗程，两疗程间休息 1 周。治疗组患者在高压氧治疗的基础上，加用刺五加 50ml 于 0.9% 氯化钠注射液 500ml 中缓慢静滴，每日 1 次，每 2 周为 1 个疗程，共治疗 3 个疗程（各疗程间停药 3～4 天）。研究表明，高压氧治疗增加了细胞内葡萄糖有氧氧化，消耗大量葡萄糖，从而使血液中的葡萄糖降低，在降低血糖的同时，由于细胞代谢的活跃，又可以加快组织内脂肪代谢，降低了血中脂肪含量，消除血管内壁脂类沉积，使血流通畅，减少了血管病变的因素。刺五加注射液用于治疗神经症、神经衰弱、失眠、睡眠障碍、神经性头痛、周围神经炎、更年期综合征等精神神经性疾病，有一定的疗效。该研究通过应用高压氧与刺五加联合治疗糖尿病周围神经病变，并与单独应用高压氧治疗的临床效果进行了比较，结果表明联合治疗显效率比单用高压氧明显提高，对神经传导速度改善的有效率也获得提高，有显著性差异。

3. 刺五加注射液与爱维治

以刺五加注射液 60ml 加入 0.9% 氯化钠注射液 250ml 静脉滴注，每日 1 次，同时以爱维治 800mg 加入 0.9% 氯化钠注射液 250ml 静脉滴注，每日 1 次，14 天为 1 个疗程。

4. 刺五加注射液合低能量氦 - 氖激光

给予刺五加注射液 60ml 加入 0.9% 氯化钠注射液 500ml 静脉滴注，每日 1 次，2 周为 1 疗程，连续 2 个疗程。同时使用广州市激光技术应用研究所生产的 BT - 400A 型低能量He - Ne 激光血管内照射治疗仪，每天 1 次，5 次为 1 个疗程，隔 5 ~ 7 天进行第 2 疗程的治疗。

(三) 葛根素类

1. 葛根素注射液与丙咪嗪

两组患者所用降糖药物和饮食与治疗前保持不变，并给予维生素 B_1 100mg、维生素 B_{12} 0.5mg 双侧足三里穴位注射，每日 1 次。对照组继续常规治疗 5 周。治疗组在上述治疗基础上给予葛根素注射液 400mg 加入 0.9% 氯化钠注射液 250ml 缓慢静滴，每日 1 次，每 2 周为 1 个疗程，2 个疗程间停药 3 天，共治疗 2 个疗程；同时口服丙咪嗪每次 12.5mg，每日 3 次，疼痛消失后继续口服 1 周，然后减量至 12.5mg，每日 1 ~ 2 次，1 周后停用。葛根具有解肌生津、升阳、疏通足太阳膀胱经气功效，现代研究表明，其具有扩张心脑血管、降低血糖、缓解肌肉痉挛的作用。现代药理研究表明，葛根素是中药葛根的提取物中有效成分单体——异黄酮化合物，能抑制血小板聚集，降低 TXA_2 水平及明显增高血浆内皮素、血管紧张素Ⅱ及肾素活性，扩张微动脉，改善微循环，降低血液黏度，增加神经血流量，改善缺血缺氧。此外，尚可抑制醛糖还原酶活性及蛋白非酶糖化，提高神经传导速度。大剂量葛根素静滴与丙咪嗪短期口服联合治疗，减少了丙咪嗪用量，明显改善了患者运动、感觉神经传导速度，且见效快、止痛率高，未产生明显不良反应，在糖尿病痛性神经病变治疗上具有应用推广价值。

2. 葛根素与弥可保注射液

治疗组每次用葛根素 400mg 加入 0.9% 氯化钠注射液 250ml 静脉滴注，弥可保注射液 500μg 肌注，每日 1 次；对照组用维生素 B_1 100mg 肌注，每日 1 次，维生素 B_{12} 0.5mg 肌注，每日 1 次。治疗期间饮食、运动、降糖药根据血糖作适当调整。15 天为 1 个疗程。

（四）红花注射液类

1. 红花注射液

红花注射液所含有效成分是红花黄色素、新红花苷及红花醌苷等。现代药理学研究表明，其能降低血液黏度，抑制血小板聚集，提高血浆纤维蛋白溶酶的活性，防止微血栓形成并对其有溶解作用，消除由肾上腺素和去甲肾上腺素引起的收缩血管作用，解除血管平滑肌的痉挛状态，因此能扩张血管，增加血容量和组织灌注量，改善微循环。

2. 红花注射液与甲钴胺

治疗组给予红花注射液每次 20ml 加 0.9% 氯化钠注射液 250ml 静脉滴注，每日 1 次，同时口服甲钴胺每次 0.5mg，每天 3 次，连续 6 周；对照组口服甲钴铵每次 0.5mg，每天 3 次，连续 6 周。红花注射液对 ADP（二磷酸腺苷）引起的血小板聚集有明显抑制作用。采用红花注射液与甲钴胺联合治疗与单用甲钴胺治疗比较，结果表明，治疗组的总有效率、显效率及神经传导速度均明显高于对照组（P＜0.01），且无明显不良反应，为糖尿病周围神经病变的防治提供了一种较好的选择。

（五）黄芪注射液类

1. 黄芪注射液与前列腺素 E_1

治疗组采用前列腺素 E_1 60mg 加入 0.9% 氯化钠注射液 500ml 静滴，及黄芪注射液 20ml 加入 0.9% 氯化钠注射液 250ml 静滴，每日 1 次，连用 10 天。对照组采用强痛定，每次 100mg，每日 1～2 次，疗程 10 天。中医学认为糖尿病患者大多有气血两虚、经脉不通、血脉瘀阻，采用益气养元，养心通脉，加上前列腺素 E_1 扩张血管，改善微循环，改善受损神经的营养，促进受损神经的修复，从而改善了糖尿病神经并发症患者的症状。但长期疗效尚证据不足。

2. 黄芪注射液与甲钴胺注射液

对照组给甲钴胺注射液每次 500μg，肌注，每日 1 次，治疗组在对照组治疗基础上加用黄芪注射液 40ml 加入 0.9% 氯化钠注射液 250ml 静脉滴注，每日 1 次。两组均治疗 30 天。黄芪注射液是从中药豆科植物黄芪中提取的一种具有多种药理作用的有效成分，具有扩张血管，清除自由基，抑制脂质过氧化，保护血管内皮细胞等作用。黄芪对体外培养的神经细胞具有抗缺氧损伤作用，可作为一种神经保护药。甲钴胺成分为甲基维生素 B_{12}，能在核酸水平起作用，使氨基酸渗入神经细胞，加速神经膜细胞 DNA 合成加快。本实验结果提示黄芪与甲钴胺联用治疗 DPN 比单用甲钴胺疗效更佳，可能与上述作用有关。黄芪与甲钴胺联用可发挥各自优势，且无明显不良反应，治疗后血糖也略有下降，为防治 DPN 提供了一种安全、有效的方法。

（六）复方丹参注射液类

1. 复方丹参注射液与激光

治疗组予低强度激光血管内照射，取上肢正中静脉或贵要静脉，导入专用激光针头，功率调至 2.5mW，波长 650nm，每天 1 次，每次 60 分钟，10 天为 1 个疗程，一般 2 个疗程，2 个疗程之间间隔 3～5 天。两组均予复方丹参注射液 16ml 加入 0.9% 氯化钠注射液 250ml 静脉滴注。经 2 个疗程结束后，以症状为观察对象，治疗组与对照组相比，X 检验差别有显著性。以正中神经传导速度为观察对象，治疗组和对照组在正中神经的运动、感觉神经传导速度均有增快。组间比较，治疗组在正中神经的运动、感觉神经传导速度均明显快于对照组。复方丹参注射液能抑制血小板聚集，延长血栓形成时间，减轻红细胞聚集程度，改善全血及血浆黏度，从而改善微循环。激光可激活纤维蛋白溶解系统。纤维蛋白原含量下降，红细胞聚集与纤维蛋白原等大分子正相关，纤维蛋白原在红细胞聚集过程中起桥联作用。因此纤维蛋白原含量下降，减弱了红细胞间的相互黏附和桥联作用，使红细胞聚集性降低，体外血栓形成能力下降。激光可以抑制血小板功能，使血小板聚集率下降，有效降低了血栓的形成能力。激光内照射可使血液中具有促血管痉挛和抗聚集作用物质的浓度降低。可与复方丹参注射液合用协同改善糖尿病患者血液高黏状态，改善微循环，除缓解神经营养障碍外，还具有其他一些独特作用：激光内照射使红细胞变形性增强，改善携氧能力；明显降低白细胞黏附功能和血清可溶性细胞黏附分子，使神经恢复提早；低能量激光促进了运动神经细胞功能，加速了轴突再生。

2. 复方丹参注射液与黄芪注射液

对照组在常规糖尿病治疗的基础上，给予弥可保片每次 500μg，每日 3 次口服；治疗组加用复方丹参注射液 16ml、黄芪注射液 12ml 分别加入 0.9% 氯化钠注射液 250ml 静脉滴注，每日 1 次，2 周为 1 个疗程。复方丹参注射液和黄芪注射液具有益气活血化瘀的功能，现代研究认为具有抗缺氧、抗凝血、降低血小板黏附率、降低血液黏稠度的作用，从而扩张血管，改善血管缺血缺氧，缓解临床症状。因此，与弥可保合用具有协同作用，可增加疗效，缩短疗程，且无明显副作用。

3. 复方丹参注射液与怡开

对照组用复方丹参注射液 16ml 加入 0.9% 氯化钠注射液 250ml 静脉滴注，每日 1 次，共 15 天，再口服常规剂量复方丹参片 2 个月，治疗组复方丹参注射液用法与对照组相同，同时加用怡开（即胰激肽原酶，又称血管舒缓素或胰激肽释放酶）肌内注射40U，每日1次，共15天，再改口服怡开每次120U，每日3次，共2月。结果表明用怡开联合复方丹参注射液治疗2型糖尿病周围神经病变取得满意效果。

4. 丹参注射液与前列腺素 E_1

治疗组用复方丹参注射液20ml加入0.9%氯化钠注射液250ml静脉滴注，前列腺素 E_1 20μg加入0.9%氯化钠注射液250ml静脉滴注，每日1次，共4周。对照组用复方丹参注射液20ml加入0.9%氯化钠注射液250ml静脉滴注，每日1次，共4周。复方丹参注射液为中药制剂。具有活血化瘀、降糖、降低血液黏稠度，改善血流动力学，解除血管痉挛，改善微循环，促进和调节免疫功能，增强机体抗病能力，同时能抑制血小板聚集及血栓形成，并使毛细血管网开放数目增加，促进神经细胞的营养供给，对由于血液循环导致的周围神经病变能恢复血供，提高神经组织有氧代谢水平，有助于神经功能的恢复。另外，复方丹参注射液能有效地抑制脂质过氧化物的形成，有效清除氧自由基，从而能降低体内自由基对神经细胞的损害，具有保护作用，故两者联用可取得显著疗效。

5. 丹参粉针剂

治疗组予丹参粉针剂800mg及654-2针剂10mg分别加入0.9%氯化钠注射液250ml静脉滴注，每日1次；另予维生素 B_1 100mg针剂及维生素 B_{12} 0.5mg，肌肉注射，每日1次。丹参粉针剂为高浓度高纯度的丹参制剂，具有活血化瘀的功效，可舒张末梢血管，改善周围组织的微循环，改善血液流变性，降低血黏度，降低血脂，及抑制血小板聚集及黏附，增加组织对缺氧环境的耐力等作用从而改善糖尿病周围神经病变的各种病理因素。654 - 2 针剂能明显松弛平滑肌和解除微血管痉挛，维生素 B_1 参与糖代谢中丙酮酸和 α - 酮戊二酸的氧化脱羧反应，缺乏时可引起多发性神经炎，维生素 B_{12} 在体内作为辅酶，参与核酸、胆碱、蛋氨酸的合成，及脂肪与糖的代谢，能维持中枢及周围有髓神经纤维功能的完整性，具有促进神经再生，髓鞘复原及维持神经系统功能的作用。

6. 复方丹参注射液与烟酸肌醇片

给予复方丹参注射液 12ml（每 1ml 含丹参、降香各 1g）加入 0.9% 氯化钠注射液 250ml 静脉滴注，每日 1 次，同时予烟酸肌醇片每次 0.6g，每日 3 次口服，15 日为 1 疗程。复方丹参注射液可解除微血管痉挛，增加血流量，改善和疏通微循环，改善血流速度，降低血黏度，解除神经血管的微循环障碍，同时又具有镇痛、安神等作用。配用烟酸肌醇片可补充周围神经细胞中肌醇的含量，可防止 $Na^+ - K^+ - ATP$ 酶活性的下降，改善神经传导速度，促进周围神经组织细胞功能恢复正常。两药合用可起到相辅相成之功效。此疗法疗效肯定，有在临床推广应用的价值。

7. 丹参注射液与生地注射液

将丹参注射液 60ml（含丹参 120g）和生地注射液 60ml（含生地 120g），将二药同时加入林格溶液 500ml 中静脉滴注，隔日 1 次，共 14 次，治疗期间停用其他有关治疗神经病变的药物。结果显示在临床症状和体征方面均有明显好转，腓神经运动传导速度、PvO_2、O_2ST 三项指标治疗前后相比较均有非常显著性差异（$P < 0.01$），PvO_2 亦有改善（$P < 0.05$），血糖较治疗前有所下降，但经统计学处理无显著性差异（$P > 0.05$）。本研究应用丹参和生地治疗糖尿病神经病变患者，该药具有活血养阴作用。本法疗程短，疗效显著，而且其临床体征在改善的同时，神经机能也得到恢复。

8. 复方丹参注射液及 B 族维生素

以复方丹参注射液 16ml 加入 0.9% 氯化钠注射液 400ml 静脉滴注，每日 2 次，两周为 1 个疗程，休息 1 周后按原法继续第 2 个疗程。共进行两个疗程。

9. 慢心律与丹参注射液

治疗组每天予口服慢心律片，每次 600mg，同时联合静脉滴注丹参注射液 20ml，共 4 周。

（七）银杏制剂类

1. 银杏叶片加弥可保注射液

治疗组给予银杏叶片每日 3 次，每次 2 片口服，弥可保注射液每次 500μg，肌注，每日 1 次，共用 3 周。对照组常规服用谷维素片每次 20mg 及维生素 B_1 每次 10mg，每日 3 次口服，共 3 周。弥可保注射液能保持中枢及周围有髓神经纤维功能的完整性。采用银杏叶口服及弥可保注射液肌注治疗，疗效满意，副作用小。

2. 舒血宁（银杏叶）注射液与弥可保注射液

治疗组应用舒血宁（银杏叶）注射液 10ml 加入 0.9%

氯化钠注射液 250ml 静脉滴注，每日 1 次，连用 2 周；之后口服银杏叶片每次 2 片，每日 3 次，共 2 周；弥可保注射液每次 500μg，隔日 1 次肌肉注射。4 周为 1 个疗程。对照组应用为脑路通注射液每次 1g 加入 0.9% 氯化钠注射液 250ml 静脉滴注，每日 1 次，连用 2 周；之后口服维脑路通片每次 200mg，每日 3 次，共 2 周；维生素 B_{12} 针剂 0.5mg，隔日 1 次，肌注，4 周为 1 个疗程。舒血宁注射液是银杏叶提取物，主要成分是黄酮苷、银杏苦内酯，大量实验证明，该药具有清除机体内过多的自由基，抑制细胞膜的脂质过氧化，保护细胞膜，防止自由基对机体造成损害，同时舒血宁能扩张血管，降低全血黏稠度，增进红细胞和白细胞的可塑性。改善血液流变学的作用。并有效改善周围组织缺血区的血供及神经缺血缺氧状态，利于受损神经修复。

3. 银杏达莫

治疗组在常规治疗的基础上加用银杏达莫注射液每次 20ml 加入 0.9% 氯化钠注射液 250ml 静脉滴注，每日 1 次，14 天为 1 个疗程，中间休息 3～5 天，再继续第 2 个疗程。并在治疗 16 周后观察患者的症状、体征以及神经传导速度的变化情况。临床症状方面，两组治疗 16 周后，临床症状均有一定的改善，经统计学处理差异有非常显著性（$P < 0.01$）。神经传导速度方面，两组比较差异有非常显著性（$P < 0.01$）。银杏达莫注射液是银杏叶提取物与双密达莫精制而成的复方制剂。银杏叶中的银杏总黄酮不但具有扩血管作用，还有抗炎、镇痛、抗衰老、降血脂、调节生物氧化、调节基因代谢、抗肿瘤、抗白血病、调节内分泌等

功能。银杏总黄酮具有明显的降低甘油三酯和降低氧化脂质的作用，并有升高高密度脂蛋白和降低低密度脂蛋白的作用，从而降低血脂和血黏度。降脂治疗可改善血管内皮功能，扩张小动脉，增加骨骼肌血流量，提高机体对胰岛素的敏感性和周围组织对葡萄糖的利用。本组病例在有效降低血糖治疗的基础上，加用银杏达莫治疗 DPND，结果显示银杏达莫不仅能改善 DPND 患者临床症状而且能改善其神经传导速度。治疗期间未发现明显副作用及肝肾损害．值得临床推广应用。

4. 银杏达莫联合弥可保注射液

治疗时应用银杏达莫注射液每次 25ml 加入 0.9% 氯化钠注射液 250ml 静脉滴注，每日 1 次，同时联合弥可保注射液每次 500μg，肌注，每日 1 次，连续应用 4 周。银杏达莫注射液是银杏叶提取的有效成分与潘生汀精制而成的新型复方制剂，银杏叶提取物（EGB）的有效成分为黄酮苷类和银杏苦内酯，能特异性地拮抗血小板活化因子。起抑制血小板活化、释放、聚集、黏附的作用，并能改善血液流变状态，舒张血管平滑肌、抗氧化、清除自由基、抑制毛细血管的高渗透性、改善机体代谢及末梢血液循环障碍。因此可以改善神经的缺血缺氧状态，达到治疗糖尿病周围神经病变的作用。

（八）脉络宁类

1. 脉络宁注射液

A 组使用脉络宁注射液 20ml 加入 0.9% 氯化钠注射液 250ml 静脉滴注，每日 1 次，治疗 2 周；B 组使用人神经生长因子 500 单位，肌注，每日 1 次治疗 2 周。治疗前后分别行肌电图检查，自身前后对照。采用神经生长因子治疗主要发挥神经营养作用，促进损伤神经的再生和功能恢复，而脉络宁主要降脂、溶栓、去纤，能使血管再通、改善微循环、增加血流量、改善神经组织的缺氧、增加神经营养作用。两组比较脉络宁治疗组疗效较优，价格比较便宜，对心血管系统也有治疗作用。

2. 脉络宁注射液与尼莫地平注射液

全部病例均给予控制饮食、口服磺脲类降糖药物、必要时应用胰岛素等综合治疗糖尿病。治疗组在此基础上应用尼莫地平注射液 6mg，脉络宁注射液 30ml 加入 0.9% 氯化钠注射液 250ml 静脉滴注，每日 1 次，2 周为 1 个疗程，休息 1 周；再按上述方法继续第 2 疗程；共 3 个疗程。中医认为系瘀血阻滞、脉络不通所致。脉络宁注射液系玄参、牛膝等中药材提取精制而成，具有扩张血管、改善微循环、抑制血小板聚集、降低全血黏稠度及溶栓等作用，能改善神经细胞的缺血缺氧。

（九）疏血通注射液

疏血通注射液与甲钴胺注射液

治疗组给予疏血通 6ml 加入 0.9% 氯化钠注射液 250ml 静脉滴注，甲钴胺注射液 500μg 加入 0.9% 氯化钠注射液 250ml 静脉滴注，每日 1 次，共用 2~3 周。对照组 30 例，单用甲钴胺注射液 500μg 加入 0.9% 氯化钠注射液 250ml 静脉滴注，每日 1 次，共用 2~3 周。疏血通注射液是一种动物类中药复方制剂，其主要成分是水蛭、地龙等。水蛭中含有水蛭素、肝素、抗血栓素等，水蛭素是高效特异的凝血酶抑制剂，具有抗凝和抗血小板作用，能抑制凝血酶对纤维蛋白原的作用，抑制血液凝固，降低血液黏度，溶解已形成的微血栓；地龙中有效成分为蚓激酶，具有降低血液中纤维蛋白原、激活纤维蛋白酶原、抑制血小板聚集、防止血栓形成的作用。两药配伍，具有活血化瘀、扩张血管、改善血流量、抗凝及改善微循环的作用。

（十）黄连素

黄连素与胰激肽原酶

治疗组口服胰激肽原酶（怡开）240U，联合黄连素片10mg 口服治疗，均为每日 3 次。对照组口服维生素 B_1 片及维生素 B_6 片各 10mg，每日 3 次。治疗 4 周为 1 个疗程。黄连素经体内外研究发现有较强的醛糖还原酶抑制作用，可以降低神经细胞内的山梨醇水平，恢复肌醇平衡及 Na^+ $-K^+-ATP$ 酶的活性，明显改善神经细胞传导速度及神经的形态学异常。糖尿病周围神经病变是一个长期的慢性过程，黄连作为醛糖还原酶抑制剂应用价格便宜不良反应轻微。

（十一）血塞通注射液

血塞通注射液与酚妥拉明

血栓通注射液 400mg、酚妥拉明 5～10mg 分别加入0.9% 氯化钠注射液 250ml 静脉缓慢滴注，每日 1 次，10～15 天为 1 个疗程，治疗 2～3 个疗程，每个疗程间隔 5～7天。静脉滴注期间注意观察血压变化。血塞通注射液为从五加科人参属植物三七中提取的有效成分三七总皂苷制成的灭菌水溶液，主要成分为人参皂苷 Rb1、人参皂甙 Rg1、三七皂甙 R1，能抑制血小板聚集，抑制血栓形成，延长凝血时间。酚妥拉明是 α - 肾上腺素受体阻断剂，能扩张微动脉、小动脉，缓解微血管痉挛，从而改善微循环灌注。二者作用相加有效降低血流阻力，加速血液流动，改善微循环。

（十二）灯盏花素注射液

灯盏花素注射液

治疗组予灯盏花素注射液治疗，每次 20ml（50mg）加入 0.9% 氯化钠注射液 250ml 静脉滴注，每日 1 次，10 天为 1 个疗程。同时口服尼莫地平片，每次 20mg，每日 3 次，8 周为 1 个疗程。采用中医辨证施治，以清热、疏肝、益气、滋阴、温阳、安神为治疗原则，以龙胆草、黄芩、栀子清热泻火；柴胡、木香、青皮、陈皮疏肝理气解郁；人参、白术、龙眼肉益气健脾养心神；熟地、黄精、女贞子、麦冬滋肝肾之阴；附子、干姜、菟丝子温补脾肾；远志、酸枣仁、柏子仁、茯神安神定志。补虚不碍祛邪，祛邪不伤正气，并结合西药及心理治疗，取得了较满意的临床疗效。

（十三）灯盏细辛注射液类

1. 灯盏细辛注射液与弥可保注射液

灯盏细辛组：在常规使用降糖药口服的同时，每天予以灯盏细辛注射液 30ml 加入 0.9% 氯化钠注射液 250ml 静脉滴注，每日 1 次，以 1 个月为 1 个疗程。弥可保组：在常规使用降糖药口服的同时，隔天予以弥可保注射液

500µg 肌注，以 1 个月为 1 个疗程。灯盏细辛注射液含有黄酮成分，有血管扩张及改善血液流变学异常的作用，其作用机制主要为：扩张微细血管，降低血液黏度，抗血小板及红细胞聚集，增加红细胞变形能力，增加组织血液灌注量；还能降低血浆脂质过氧化物，清除有害自由基，从而改善微循环及代谢，纠正神经缺血缺氧。本研究采用云南灯盏细辛注射液静滴治疗糖尿周围神经病变，取得了较为理想的疗效，且作用温和、安全，不良反应少，值得在临床上推广应用。

2. 灯盏细辛注射液合自血光量子疗法

治疗组予灯盏细辛注射液 30～40ml 加入 0.9% 氯化钠注射液 250ml 静脉滴注，每日 1 次，配合自血光量子治疗（方法是抽取患者自身静脉血 200ml，采用 DLX3B - 254 型光量子血疗机经紫外线照射和充氧后回输体内），2～3 日 1 次，6 次为 1 疗程，共治疗 2 个疗程。

3. 灯盏细辛注射液与腺苷钴胺

治疗组给予腺苷钴胺 1.0mg，肌注，每日 1 次，灯盏细辛注射液 135mg 加入 0.9% 氯化钠注射液 250ml 静脉滴注，每日 1 次，20 天为 1 个疗程。腺苷钴胺能抑制神经髓鞘异常的脂肪合成，阻断脱髓鞘的发生和发展，促进髓鞘蛋白质和类脂的形成，以保证髓鞘的修复，并可促进雪旺细胞的增殖，达到促进周围神经病变恢复的目的。灯盏细辛为中药菊科植物，含灯盏乙素，具有减少血小板计数，抑制血小板聚集和体内凝血功能及促进纤溶活性作用，具有活血化瘀、改善微循环、促进糖尿病周围神经病变患者末梢血液循环作用。

（十四）香丹注射液

香丹注射液与酚妥拉明

治疗组：每次用酚妥拉明 10mg、香丹注射液 20ml 分别加入 0.9% 氯化钠注射液 250ml 静脉滴注，每日 1 次，15 ~ 20 天为 1 个疗程。治疗期间，酚妥拉明应注意滴速，一般控制在 30 ~ 40 滴每分钟为宜，并监测血压。酚妥拉明是较强的 α - 肾上腺受体阻滞剂，能扩张微小动脉，缓解血管痉挛，增加血流供应，从而改善神经细胞血供，对提高疗效起到关键作用；丹参与降香都是现代药理证实能改善血液黏稠度的中药，对早期糖尿病神经病变有确切疗效，未见不良反应。

（十五）苦碟子液

1. 苦碟子注射液

治疗组用苦碟子注射液每次 30 ~ 40ml 加入 0.9% 氯化钠注射液 250ml 静脉滴注，每日 1 次，疗程 2 周，观察疗效。苦碟子注射液是以菊科植物苦碟子全草为原料，提取精制而成，其主要成分为黄酮和腺苷，具有抑制氧自由基的作用，扩张血管增加心、脑血流量，增加纤溶活性，改善微循环，镇静、镇痛及解除平滑肌痉挛的作用，用于冠心病及脑血栓亦有一定疗效。另外，国内有研究表明，糖尿病周围神经病变发生时，除去神经的变性改变外，由糖尿病微血管病变引起的微循环障碍主要表现为管襻开放数减少、畸形增加、血流速度减慢、渗出和出血以及微血栓形成，是引起患者局部疼痛、麻木、发凉等症状的重要原因，苦碟子注射液的主要成分腺苷及类似物是腺苷二磷酸受体抑制剂，具有抗血小板凝聚，增加纤溶酶的活性，降低纤维蛋白原，降低血管黏度阻力，并可改善糖尿病形成的管襻减少畸形的增加和流速减慢等微循环障碍，从而使周围神经变性得到修复并可以直接改善糖尿病周围神经病变患者的疼痛、麻木、发凉等临床症状。

2. 碟脉灵合参麦注射液

在常规治疗基础上加用碟脉灵、参麦注射液各 20ml，分别加入 0.9% 氯化钠注射液 250ml 静脉滴注，每日 1 次，3 周为 1 个疗程。碟脉灵是从中药菊科植物苦碟子中提出的中药制剂。苦碟子有活血止痛作用，临床用于瘀血诸痛。其注射液有效成分为总黄酮，研究证明有抑制血栓形成，抗血小板聚集，增加纤溶酶活性，增加血栓溶解，改善微循环、镇痛、镇静作用，临床应用未发现毒副作用。因此应用碟脉灵注射液配合参麦注射液益气养阴可改善糖尿病周围神经病变患者血液动力学及微循环，改善周围神经缺血、缺氧状态。临床用于治疗糖尿病周围神经病变取得满意疗效。

（十六）黄芩苷片

治疗组每天服黄芩苷片 3g，6 个月后患者红细胞醛糖还原酶活性显著降低（ P < 0.01），所缓解的症状分别为：手足麻木 73.3%、感觉迟钝 53.8% 和疼痛 37.5%。肌电图显示神经传导速度略有改善。

（十七）阿魏酸钠

阿魏酸钠是从中药川芎中分离提纯的一种生物碱，为活血化瘀类中药，可扩张小动脉和小静脉，抑制血小板聚集和血栓形成，改善微循环，增强神经传导功能；并能清除自由基，防治血管内皮脂质过氧化损伤，拮抗内皮素，减轻血管内皮继发损伤，具有双重保护血管内皮作用。阿魏酸钠对糖尿病周围神经病变确有显著疗效，不仅可改善神经传导速度，而且可降低血浆 ET-1 及红细胞山梨醇含量，提高血清 NO 水平。

（十八）长龙通注射液

长龙通注射液与弥可保注射液

弥可保注射液 500μg，肌注，每日 1 次，长龙通注射液 20ml 加入 0.9% 氯化钠注射液 250ml 静脉滴注，每日 1 次，2 周为 1 个疗程。停药后 2~3 天，继续第 2 疗程。长龙通注射液是由三七总皂苷经进一步提纯精制而成的液体制剂，其主要成分为人参皂苷（Rg1，Rb1），具有增强机体功能、扩张血管、改善微循环、抑制血小板聚集、降低血黏度、降血脂的功能。

四、单味中药

（一）黄芪与超短波

黄芪的主要作用是扩血管、降血压、降低血小板黏附率、改善微循环、抗缺氧损伤及调节免疫功能等。可使内皮细胞受损的功能恢复，促使内皮素分泌减少，改善局部血流动力学，减轻或延缓糖尿病性神经病变。超短波具有热效应及非热效应，其热效应可改善血液循环、加强局部组织代谢功能；非热效应可促进炎症消除、增加机体免疫力、增强网状内皮细胞吞噬功能等。超短波对糖尿病周围神经病变患者具有明显的止痛、解痉及促细胞生长功效。

（二）大黄与前列腺素 E_1

孙世龙等给 60 例病人均予饮食控制、调整降糖药物、控制血压、限盐、利尿、支持、对症、抗感染等常规治疗。治疗组 30 例在常规治疗基础上应用前列腺素 E_1 针 $100\mu g$加入 0.9% 氯化钠注射液 250ml 中以每分钟 0.004 ~ $0.024\mu g/kg$ 滴速静脉滴注，1 次/日；生大黄粉 6 ~ 10g/日，分早晚 2 次冲服；15 天为 1 个疗程。对照组 30 例在常规治疗基础上应用止痛药、维生素 B_1 等对症处理，15 天为 1 个疗程。治疗组有效率达93.3%，明显优于对照组50%的有效率。大黄为泻下类中药，具有通腑泄浊功效，现代药理药效学证实具有降低血糖、纠正脂质代谢紊乱、降低血黏度等作用。

（三）白蒺藜

白蒺藜为平肝潜阳、活血化瘀的良药。从白蒺藜总皂苷中提取了 3 个有效组分，其中 Suceincaeid N - E - Feruloyl - B - tvya - minone 制成 912 - II 片，每片 22.5mg。治疗时，成人每次 2 片，每日 3 次，12 周为一疗程。白蒺藜有效组分 912 - II 片，经药理研究证实，具有改善血液流变性，调节血小板功能，抗血栓形成，缓解微循环障碍等作用，且毒性低，作用持久。

（四）芦荟

将芦荟鲜叶擦成泥酱，或调成鲜泥后直接食用，每日用量约30g左右（3cm×4cm 叶片），分 2 次服用。芦荟有助于改善人体血液微循环系统，增加神经微血管的血液供应，从而改善神经的结构与减轻功能的破坏；有助于改善高血糖氧化应激对神经组织的损伤。

（五）水飞蓟宾

在维持原有降糖药的基础上，加服水飞蓟素片，每日6片（含水飞蓟宾231mg），4周为1个疗程。经水飞蓟素片治疗后，血糖无明显变化而红细胞山梨醇含量却明显下降，说明水飞蓟宾可改善神经传导速度，减轻神经病变症状。

五、穴位注射

（一）弥可保注射液穴位注射

在常规治疗糖尿病的基础上，治疗组取穴：曲池、合谷、足三里、三阴交、血海。操作：用配有5号针头注射器抽取弥可保注射液500μg，每次取一侧肢体2个穴位，在严格无菌操作下，快速进针，得气后，回抽无血液，将药液注入穴位，每穴250μg，双侧交替取穴。每天1次，30次为1疗程。足三里为足阳明胃经合穴，能补后天之本以益气血，合谷为手阳明大肠经原穴，曲池为手阳明大肠经合穴，《素问·痿论》曰："治痿者独取阳明。"取这三个穴位即遵其意。血海为足太阴脾经之穴，能活血祛瘀，为活血要穴，三阴交为足三阴经之交会穴，即可疏通经络，又可滋肝肾益气血，为标本兼治之穴。

（二）东莨菪碱穴位注射

对于顽固性的下肢自发性疼痛，用氢溴酸东莨菪碱注射液，以注射用水稀释为15%的注射液，取阳陵泉、三阴交、解溪、太溪及阿是穴 5 个穴位在得气后注入上述配制的注射液，每穴 1ml，双侧交替，每日 1 次，10 天为 1 疗程。此治疗方法，一方面在局部改善了组织的微循环，使周围组织释放致痛物质减少，起到镇痛作用。另一方面，根据中医经络学的基本理论，腧穴治疗可调整机体的阴阳气血平衡。

六、中药外治

（一）中药熏洗

中药熏洗是将药物煎汤乘热熏洗患处，以达到疏通腠理、流通血气、祛风除湿、清热解毒为目的的一种中医外治方法。操作步骤：①常用中药：制川乌 45g，鸡血藤、桂枝、生地黄、苦参、黄芪、当归各 30g，红花、丹参、茯苓各 20g，泽泻、牛膝各 15g。局部红肿、热痛加金银花、败酱草、地丁各 30g，合并溃疡及伤口久治不愈加党参、白术、升麻各 30g 等。②方法：将药加水 3000ml 浸泡 15 分钟，慢火煮沸 20 分钟，倒入盆中，盆上支 2 根 2cm 宽硬木板并用软布包裹，将双下肢置于木板上，用浴巾围住下肢及盆，使药液之热气熏于患处。待药温降至 38℃~45℃时，揭去浴巾，将患肢浸泡于药液中。也可用口服中药留渣加热水或煮沸后熏洗，每日 1 剂，熏洗 2 次，10 天为 1 个疗程。有包扎伤口时，每日 1 次。温经通络熏洗方：①能疏通腠理，皮肤湿润，毛细血管扩张，药物易于渗透；②经络疏通，血流增快，增加组织有氧氧化，使麻木疼痛减轻及炎症消散；③祛除伤口分泌物并消肿生肌利于伤口愈合；

④本方法简便、易行、安全，病人无痛苦，经济实惠。

（二）末梢灵粉熏洗

末梢灵粉（延胡索、川芎、桂枝、桃仁、甘草）加沸水 200ml，浸洗患处。

（三）糖痛宁搽剂外搽

处方：干辣椒 100g，川椒、生姜各 50g，川乌、草乌、白芷各 30g，细辛、生半夏、桂枝、威灵仙、生天南星各 15g，樟脑 10g，蟾酥 5g。浓煎制膏外搽，每日 4 次。糖痛宁搽剂以干辣椒、川乌、草乌、川椒等辛热之品以理气活血通络止痛，以天生南星、生姜、白芷、细辛、生半夏、桂枝、威灵仙、蟾酥等辛温之品祛风胜湿、温经通络止痛，樟脑除湿温散止痛。

（四）自制喷剂

治疗组予自制中药喷剂：水蛭、全蝎、冰片、当归、紫草、白花蛇舌草、黄芪、丹参、甘草，用丙二醇作为透皮剂，加工成喷剂，作局部喷雾，每日于疼痛部位喷 3 ~ 4 次，使药物在皮肤上自然晾干。方中黄芪、丹参、当归益气养血，使气血旺盛，气带血行；水蛭、全蝎破血逐瘀，解毒散结，通络止痛；紫草、白花蛇舌草、甘草凉血活血，具有抑制炎症反应之功效；冰片既可辛香走窜通络脉，又可清热解毒止痛。本法对改善局部血液循环，减轻疼痛、麻木等症状有良好作用。

（五）辣椒素软膏

辣椒素软膏由尿素 150g，石蜡 130g，液体石蜡 200g，硬脂酸 130g，甘油 100g，5% 羟苯乙酯溶液 20ml，三乙醇胺 30g，山莨菪碱 1g，辣椒辣素 1g，氯酮 10ml，蒸馏水 400ml 组成。其制法如下；取硬脂酸、石蜡、液体石蜡、甘油及蒸馏水共置同一容器内，加热至 85℃ ～90℃ ，加入三乙醇，停止加热，立即用搅拌机搅拌，待温度降至 50℃，加入尿素、氢溴酸山莨菪碱、辣椒辣素、5%羟苯乙酯溶液，继续搅拌至凝，分装即得。辣椒素是辣椒中提取的一种局部止痛剂，具有耗竭周围神经之中的 P 物质，抑制其再吸收，干预 P 物质介导的疼痛传递，降低敏感性。氢溴酸山莨菪碱外周抗胆碱作用明显，能解除血管痉挛，尿素能增加蛋白质水合作用，增加皮肤通透性，软化角质层。

（六）山莨菪碱乳膏

外擦痛肢，擦乳膏范围包括足背及下肢疼痛区域，每次使用山莨菪碱乳膏总量不超过 3g。外擦山莨菪碱乳膏能使局部血液循环改善，并可能通过增加神经的血液供应，改善局部代谢而使患者肢痛症状缓解。

（七）中药离子导入

方法：取生川乌 200g，红花 100g 放入 75% 酒精 1000ml 中浸泡 3 天，取液 300ml 将适量纱布浸泡药液后敷于患处，然后用 DL－Z 型直流感应电疗机从阳极导入治疗，每日 1 次，每次 30 分钟，1 周为 1 个疗程。消渴病并发此症的病机为阴虚夹瘀，即阴液不足兼风寒湿三气壅蔽经络，血气不行而发病。治以通阳宣痹，活血通络。川乌乃大辛大温之品，借其性而释其凝寒，能通达上下，可升可降，可表可里，随所伍而异其用。虞抟谓："其禀雄壮之质，有斩关夺将之气，能引补气药，行十二经追散失之元阳；引补血药入血分，以养不足之真阴。"红花秉辛散温通之性，能活血祛瘀，通调经脉，消肿止痛，借乌头大气大力之品至周行通达而痹愈。二药合用，一攻一通，共奏通阳宣痹之功，而外用又避免了因其性燥热内服所致的消渴病本已虚弱之阴气再受耗伤。

七、内服与外治

（一）糖痛方内服与外洗

糖痛方（主要药物组成：黄芪、生地黄、红花、牛膝、川芎等）加500ml水煎煮，取汁200ml，分2次内服，每日1剂。同时另煎糖痛方1000ml，待水温降至40℃～50℃时沐足，每日2次。方中黄芪味甘、性温，能补气，气行血行；生地黄滋补肾中真阴以治其本；红花、牛膝、川芎善活血治瘀通络以治其标。全方标本兼顾，共奏益气养阴、活血通络之功。现代药理分析，生黄芪不仅能降低血糖，直接扩张外周血管，增加肢端血流量，改善微循环，并有降脂作用；红花、牛膝、川芎等有安神、改善微循环作用，还可增加下肢血流量，使毛细血管开放增加，改善血流变，缓解微循环障碍等。诸药合用，既能降低血糖，又能改善周围循环，纠正神经组织缺血缺氧，改善周围神经营养状况。糖痛方根据中医内病外治之原理，利用中药开泄之性，借助药液热力，通过皮肤的吸收、经脉的传导，激发调节经络及脏腑功能，疏通气血，纠正阴阳的偏盛偏衰，从而达到化瘀导滞、祛除病邪、补益正气的目的。经足浴疗法治疗后，患者病变局部血流量明显增加，血液流变学指标改善，说明足浴疗法可能是通过促进血液循环，改善神经缺血缺氧状态，而达到治疗神经病变的目的。足浴疗法后运动神经和感觉神经传导速度均较治疗前明显加快，同时感觉障碍明显减轻，说明足浴疗法还可能是在改善神经营养血管的微循环基础上，改善神经电生理，促进神经功能恢复。本资料显示足浴疗法对糖尿病周围血管神经病变患者肢体疼痛有较好的治疗作用，还可能是通过提高患者痛阈值，减轻局部炎症刺激，而发挥消炎镇痛作用。

（二）中药内服与外洗

由桂枝、川芎、威灵仙、当归、生川乌、草乌、红花和蜈蚣等组成，外用熏洗治疗，每次 30 分钟，每日 1 次。熏洗 6 天停 1 天，疗程为 4 周。

（三）内服与外洗合用

内服方：黄芪、天花粉、丹参各 20g，太子参、生地各 15g，麦冬、红花、乳香、水蛭各 10g，当归、玄参、鸡血藤各 30g。加减：双下肢皮肤瘙痒者加秦艽、僵蚕各 10g。每日 1 剂，水煎分早晚 2 次服。外洗方：大黄 30g，独活、赤芍、没药各 20g，红花、白芷、川芎、百部各 15g，熟附子 12g，川椒、冰片各 10g。将上药加清水 2500ml 煎沸，待水温降至 40℃~50℃时浸洗双下肢，并同时轻轻揉搓，每次 10~20 分钟，每天 2 次。随后将药渣晒干粉碎装入袜样药袋中，每天在室内穿着不少于 10 小时。1 个月为 1 个疗程，3 个疗程后观察疗效。

（四）温通活血洗液

由桂枝、川芎、白芷各50g，细辛、红花各30g，地龙15g等组方制成温通活血洗剂，倒入超声磁浴盆中，对糖尿病周围神经病变患者进行手足部磁浴治疗，每次30分钟，每日1次。本法可使药效直达病所，同时借助经络的畅达、舒通，从而改善全身和患部血液循环。

八、足疗

（一）王氏足疗

治疗组给予弥可保注射液500μg肌注，隔日1次，同时配合中药温阳活血汤泡脚治疗。温阳活血汤主要组成为：生附子、桂枝、忍冬藤、乳香、丹参等。对照组给予弥可保注射液500μg肌注，隔日1次。3个月为1个疗程。中医认为糖尿病的病理基础为气阴两虚，出现周围神经并发症的病理基础是日久兼瘀，气虚加重为阳虚。故用温阳活血通络的中药，加强了西药的扩张血管，改善微循环的作用，从而促进了神经组织的修复。研究结果表明，中西医结合疗法较单纯西药疗法，能更好地降低血糖，降低糖化血红蛋白，促进周围神经功能的恢复，提高治愈率。

（二）卜氏足疗

方药组成：红花、苦参各20g，鸡血藤、艾叶、忍冬藤各60g，五加皮、透骨草各30g。用艾叶、五加皮提取挥发油，药渣与余药水煎取浓缩液，加没药粉20g，上述挥发油及乙酯适量，搅匀，再加水至1L，药温40℃～50℃，泡双足半小时。

（三）赵氏足疗

方药组成：黄芪60g，丹参、赤芍、川芎、木瓜、伸筋草、透骨草、桂枝各50g。水煎，药温35℃～38℃时浸泡至膝，同时按摩腓肠肌和承山、足三里、涌泉等穴，每次30分钟，每日2次，20日为1个疗程。

九、针灸及其他治疗

（一）针灸治疗

1. 彭丽辉等

以阳明经穴为主针刺治疗，上肢取合谷、肩髃、曲池、手三里、外关，下肢取髀关、伏兔、梁丘、足三里、三阴交、内庭，针刺出针后用磁圆针重点叩击肝俞、肾俞、脾俞、命门1～2分钟，接着叩病变上下肢。

2. 张艳玲等

针刺治疗糖尿病周围神经病变，主穴取肺俞、胃俞、肝俞、足三里、三阴交、太溪，配穴取鱼际、复溜、血海、内庭、水泉、阴陵泉、阳陵泉，采用平补平泻，电针疏密波20～30分钟，10次为1疗程。

3. 李显辉等

针刺治疗糖尿病周围神经病变，取足三里、三阴交、阳陵泉、丰隆、曲池、太白透刺足通谷，双侧，平补平泻。

4. 王元松等

对所有患者停止一切镇痛药，用配有4号针头的注射器，抽取神经络素注射液20mg，按顺序刺入阳陵泉、三阴交、解溪、太溪，每个穴位在得到针感后，各注入神经络素 5mg，每天 1 次，双下肢交替使用，10 天 1 个疗程。

5. 丁萍等

按照辨证论治循经选穴的原则选穴，并随症加减，主要穴位：曲池、外关、合谷、足三里、阳陵泉、太溪、肺俞、脾俞、胰俞、肾俞、膈俞。按常规毫针针刺，施以平补平泻法，15 分钟后配合 G6805 电针治疗仪，疏密波运作 15 分钟，每日 1 次，10 天为 1 个疗程，观察 2~3 个疗程。根据循经辨证的原则，取穴以背部脏腑俞穴为主，取肺俞、脾俞、肾俞、胰俞以益气培本补脏；取合谷、曲池、足三里、三阴交以健脾胃，通经活络；太溪以滋肾阳，强腰膝。诸穴共同完成调整脏腑平衡、益气养阴、舒筋通络之功效。

6. 曹金梅

上肢取肩髃、曲池、手三里、合谷穴；下肢取髀关、梁丘、足三里、内庭、陷谷穴，日 1 次，留针 30 分钟，疗程为 2 个月。

7. 唐赤蓉

运用针刺加背部膀胱经走罐的方法治疗糖尿病周围神经病变 33 例，对照组 32 例只用单纯针刺治疗，结果 2 组总有效率无明显差异，但治疗组临床治愈率优于对照组（P < 0.05），提示背部膀胱经走罐可加强单纯针刺的疗效，2 组均以湿热浸淫证及血瘀气滞证疗效好。

8. 田彦娟

治疗糖尿病周围神经病变给予丁咯地尔注射液 0.2g 加入 0.9% 氯化钠注射液 100ml 中静滴，每日 1 次，10~14 天为 1 个疗程，重者连续应用 2 个疗程。同时给予电子灸治疗：取穴选手足三阴、三阳经穴。第 1 组选合谷、曲池、三阴交、足三里；第 2 组：通里、支正、太溪、委中；第 3 组：曲泽、外关、太冲、阳陵泉，方法：在选取的每个穴位上涂一层生理盐水，将灸疗头对准选好的穴位，距离 45 ~ 60 mm（从灸疗头防护罩外到穴位皮肤）；强度为先减弱，后增强各 10 分钟；频率为先减慢，后加快各 10 分钟。每天 1 组穴位（双侧），每穴 20 分钟，3 组穴位交替。10 天为 1 个疗程，疗程间隔 2 天，共治 3 个疗程。

9. 肖伟

运用针刺拔罐配合降糖药治疗糖尿病下肢神经病变，选穴：肾俞、脾俞、足三里、三阴交等，起针后沿背部督脉经和膀胱经从上至下拔罐，发现该疗法能够降低患者的血液黏度，有效降低血液流变学的相关指标，改善微循环，从而增加神经细胞营养，促进受损神经的修复，使得神经传导速度加快，从而改善糖尿病下肢神经病变的临床症状。

10. Abuaisha 等

对 46 例疼痛性糖尿病周围神经病变患者进行针灸镇痛长期疗效观察。受试者先接受 6 个疗程为期 10 周的传统中医针灸治疗，穴位包括太冲、三阴交、阴陵泉和足三里，结果 77% 患者主症和（或）次症明显改善（$P < 0.01$），但神经系统检查积分和振动阈治疗前后无明显差异。

11. 郑蕙田等

选择本虚（脾肾阴阳两虚）标实（经络阻滞不畅）糖尿病周围神经病变患者 84 例，随机分为电针组和弥可保组。电针组以固本通络法，取气海、关元、丰隆、三阴交、脾俞、肾俞、环跳和飞扬等穴，隔日治疗 1 次，对照组口服弥可保 500μg，每日 3 次，以药物控制血糖，疗程均为 2 个月。结果显示电针组总有效率和疼痛改善率分别为 89.6% 和 90.9%，明显优于对照组的 72.2% 和 70.9%（ P < 0.05）。

12. 宋博毅等

治疗选主穴取双侧脾俞、肺俞、足三里、三阴交。下肢麻木疼痛配双侧承山、承筋、委中、阳陵泉等穴；上肢麻木疼痛配双侧曲池、手三里。手法为平补平泻，针刺得气后留针 20 ~ 30 分钟，每日 1 次。

13. 俞锦芳

选取外关、曲池、合谷、环跳、足三里、阳陵泉等穴位针刺治疗糖尿病周围神经病变。

14. 钱伟华等

探讨了针刺治疗糖尿病周围神经病变的相关机理，治疗组取手足阳明经穴加辨证取穴。肺热型配大椎、曲池；胃热型配曲池、内庭；肝肾阴虚配太溪、肝俞、肾俞；气血亏虚型配气海、血海、关元；气滞血瘀型配血海、膈俞；脾虚湿滞型配丰隆、中脘、内关、阴陵泉；湿热浸淫型配大椎、内庭、阴陵泉；阴阳两虚型配命门、关元、百会、太溪。

15. 黄天涛等

治疗糖尿病性周围神经病用杏丁注射液（银杏达莫注射液）25ml，溶于 0.9% 氯化钠注射液 250ml 静脉滴注，每日 1 次，并取曲池、合谷、足三里、三阴交等穴位施平补平泻法针灸治疗，每日 1 次，连用 2 周。

16. 张少云等

治疗糖尿病周围神经病变选用山药、生黄芪各 30g，当归 15g，地龙、丹参、熟地、丝瓜络各 10g，山茱萸、甘草各 6g，500ml 开水煎煮取汁 100ml，餐后 30 分钟服用，每日 1 剂，20 天为 1 个疗程。联合针灸治疗，采用针刺与穴位注射疗法。针刺取穴：足三里、太冲、阳陵泉、三阴交、肾俞、太溪、曲池、胰俞、脾俞、支沟、天沟、关元。进针得气后留针 30 分钟加 TDP 穴位照射。穴位注射液采用上海制剂复方丹参注射液 2ml、黄芪注射液 2ml，分别进针于双侧足三里或曲池，得气后注射。

17. 刘宝国等

治疗糖尿病周围神经病时，选用四逆散合桃红四物汤加减。组方：丹参 30g，生地黄、川芎、白芍各 15g，当归 12g，柴胡、枳壳、枳实、桃仁、红花各 10g，甘草 6g，加水煎，每日 1 剂，分 2 次服，每次 200ml；同时联合针灸治疗，穴位选用足三里、三阴交、解溪、太溪、曲池、合谷、外关、肩髃。四逆散合桃红四物汤加减行气活血通络，足三里为足阳明胃经穴，是全身强壮要穴，合谷、曲池、肩髃为手阳明经穴位、三阴交为足太阴脾经穴位，太溪为足少阴肾经穴位，外关为手少阳三焦经穴位，针药并用共奏益气活血、化瘀通络、调补肝肾、濡养筋脉之功。

（二）其他治疗

1. 毫米波治疗

治疗组加用毫米波治疗，仪器采用 WLTY－2000 型伟力电脑糖尿病治疗仪，选用超低脉冲刺激 9 个穴位：肺俞、胰俞、脾俞、中脘、关元、鱼际、太溪、足三里（右）、涌泉（左，为公共穴），毫米波探头照射曲池（右）、足三里（左），每次 30 分钟。每 10 次为 1 个疗程，临床观察期为 2 个疗程。毫米波穴位治疗的原理，是毫米波作用于生物体时即为表皮组织所吸收，其生物作用的途径有神经体液及经络途径等，因生物组织中 DNA、RNA 蛋白质大分子和生物膜均有其固有的振荡频率。这个频率正处于毫米波范围内（$3 \times 10^{10} \sim 3 \times 10^{11}$ HZ）。因此，毫米波作用于这些大分子和生物膜时会发生谐振，能量增强，使组织的微观结构发生变化，蛋白质、氨基酸和酶的活性增加，增加细胞的代谢使毛细血管扩张、延伸，血流速度改变，血流量增加，改善微循环，加速致痛物质的代谢，促进神经细胞的代谢。

2. 红外线中药垫

治疗组行红外线中药垫辐射透入疗法，采用重庆产红外线治疗仪，将治疗仪置于双小腿上方 30cm 处辐照，同时以药垫外敷，每日 1 次，每次 20 分钟，4 周为 1 个疗程，连续治疗 2 个疗程。对照组给予维生素 B_{12} 注射液 0.5mg，肌肉注射，每日 1 次，4 周为 1 个疗程，连续治疗 2 个疗程。红外线中药垫疗法是集温热疗法与中药治疗于一体的方法，是物理疗法与中药内病外治的有机结合。中药白屈菜含有多种生物碱，其中的白屈菜碱，可选择性地作用于末梢感觉神经，产生镇痛作用，并能解除小血管平滑肌的痉挛，扩张毛细血管，改善微循环。其他多种生物碱可降低胆碱酯酶的活性，增强组织对乙酰胆碱的敏感性，促进机体的代谢，改善机体紊乱的代谢状态。同时白屈菜具有消炎祛痛、疏通经络的作用。而当红外线辐射人体时，其能量在皮肤及皮下组织中吸收并转变为热能，引起胆碱能效应，兴奋副交感神经，扩张血管，提高血管的通透性，增强血液和淋巴循环，加快血流速度，促进机体代谢。同时红外线的热作用可通过刺激皮肤感受器而引起大脑皮层抑制作用增强，降低周围神经的兴奋性，提高机体的痛阈，从而起到镇痛作用。红外线辐射还可以扩张皮肤血管，降低皮肤电阻，促进药物直接渗透到病变部位，有利于提高疗效。

3. 推拿与加压肢体

治疗组同时采用按摩、推拿和 3004 型顺序循环仪治疗，治疗师先以两手掌根部紧贴患者前臂及手部或下肢小腿及足部皮肤，自上而下及自下而上用力揉按，然后双手拇、食、中指指腹提拿肢端肌肉，自上而下，用力揉捏，酸胀为宜；以两手掌心或掌根紧贴患者肢体，相对用力，由上而下拍击 20 次结束；再用 3004 型顺序循环仪治疗患肢（上、下肢袖套均有 4 个相互重叠的气舱，治疗时裹于肢体，由远端至近端逐个气舱充气，而后放松），单侧只用 1 个套袖，多肢受累则同时使用上下肢套袖；根据患者情况压力为 4 ~ 13.5 kPa，每次 30 分钟，每日 1 次，30 次为 1 个疗程。观察组应用顺序循环仪循序挤压肢体，将气压均匀地由远端至近端压于病肢上，可迅速地将淋巴液及静脉血液驱向肢体近心端，减低了肢端组织内压力；在气体排空的时间内，动脉供血迅速增强，较快地改善肢体组织的供血供氧，有效地缓解肢体组织缺血缺氧状态；通过加快肢体血液流速，促进静脉血液和淋巴液的回流，加速组织水肿消退，使局部代谢产物和炎性致痛物质得以清除，有利于病变神经的恢复。按摩推拿作用于病变的肢体，可以将紧张或痉挛的肌肉软组织充分拉长放松，缓解紧张痉挛所致的疼痛麻木；按摩能加强局部循环，使局部组织温度增高，血管扩张，神经营养增强，改善周围神经功能。

4. 电脑糖尿病治疗仪

治疗组：采用中药汤剂煎服，药用黄芪、生地黄、鸡血藤各20g，麦冬15g，桂枝12g，人参、红花、三七、血竭、牡丹皮、地龙各10g，每日1剂，水煎服，分早、晚2次温服；同时配合 WLTY - 200 型电脑糖尿病治疗仪超低频电脉冲刺激曲池、脾俞、关元、足三里等穴位，每日1次，每次30分钟。电脑糖尿病治疗仪根据传统中医经络学原理，结合现代毫米波技术，辅以特殊频率的电磁波刺激有关穴位，起到了传统针灸的作用。有实验证明，针刺可延缓和减轻由糖尿病所致的大鼠周围神经损害，即可防治糖尿病大鼠的周围神经病变。治疗仪刺激脾俞益气健脾，刺激足三里健胃清热，刺激曲池、足三里能通调阳明经气，有助于消除肢体酸痛麻木，刺激关元强壮机体正气。

5. 正负气压按摩

在按摩治疗前患肢皮肤表面涂以生姜酒精浸出液有利于消毒皮肤，增加表面血液循环。治疗过程中，以负压为主，辅以正压，正压气体可将患肢血液及淋巴液均匀驱向肢体近心端，减低组织内压力；负压治疗时间较正压时间长有足够的时间使患肢内血液及淋巴液回流，改善局部血液循环，如此交替进行治疗，增加组织的供血供氧，有利于代谢产物的清除。在正负气压交替过程中有可能增加毛细血管及毛细淋巴管开放数目，进一步改善周围神经功能。根据微血管学说，在未造成血管腔狭窄时，尽早进行正负气压按摩治疗不仅对糖尿病周围神经病变有治疗作用，而且有预防作用。

6. 精制蜂毒注射

魏氏应用精制蜂毒肌肉注射治疗本病 20 例，每日 2ml，治疗 8 周结果症状均显著好转，神经传导速度有明显改善，尤其痛性周围神经病变疗效显著。

参考文献

［1］吴虹斌. 痛痹汤治疗糖尿病周围神经病变 36 例——附西药对照组 30 例. 辽宁中医杂志. 2001，28（10）：614.

［2］陆建华. 中西药联用治疗肥胖糖尿病周围神经病变 76 例. 江苏中医药. 2003，24（5）：26.

［3］唐彩平，熊曼琪. 芪桃片对糖尿病大鼠神经传导速度的影响. 中医杂志. 1995，36（12）：743－744.

［4］芮以融. 黄芪桂枝五物汤结合蝮蛇抗栓酶治疗糖尿病周围神经病变疗效观察. 中国实验方剂学杂志. 2003，9（1）：49－50.

［5］胡同斌，汪德媛. 中西医结合治疗糖尿病周围神经炎 26 例. 湖北中医杂志. 1991，13（2）：24.

［6］阎爽，王新莉，万晓京，等. 通筋脉汤联合弥可保治疗糖尿病周围神经病变 60 例. 中医药学报. 2001，29（6）：19－20

[7] 王庆余，李志平. 中西医结合治疗糖尿病性周围神经炎 33 例. 中级医刊. 1994，29（10）：56.

[8] 刘得华. 当归四逆汤加味内外合治糖尿病周围神经病变 67 例. 陕西中医. 2003，24（3）：195.

[9] 朱晋龙. 中西医结合治疗 2 型糖尿病周围神经病变 38 例. 山西中医. 2004，20（6）：28－29.

[10] 李瑛强，霍娟勇，杜彩明，等. 中西医结合治疗糖尿病性周围神经病变 46 例. 海南医学. 2003，14（6）：64.

[11] 杨旭，曹成基. 中西医结合治疗糖尿病周围神经病变 30 例. 四川医学. 2003，24（7）：718.

[12] 金凌皎. 中西医结合治疗糖尿病周围神经病变 25 例. 湖南中医杂志. 2000，16（3）：39.

[13] 袁丽. 中西医结合治疗糖尿病周围神经病变 30 例疗效观察. 新中医. 2004，36（8）：43.

[14] 孙良，杨增波，徐正友. 中西医结合治疗糖尿病周围神经病变 35 例. 实用中医内科杂志. 2004，18（6）：521.

[15] 张颖. 中医药治疗糖尿病周围神经病变的疗效观察. 辽宁中医杂志. 2000，27（8）：357.

[16] 邓晓明. 中西医结合治疗糖尿病周围神经病变 35 例. 陕西中医. 2002，23（12）：1060.

[17] 张志兰，王倩，付艳. 中西医结合治疗糖尿病周围神经病变 38 例疗效观察. 临床荟萃. 2003，18（3）：153－154.

[18] 潘海洋，陈琴. 中西医结合治疗糖尿病周围神经病变疗效观察. 辽宁中医学院学报. 2002，4（3）：219－220.

[19] 于慧雯. 益气养阴活血方治疗糖尿病周围神经病变 38 例. 四川中医. 2006，24（3）：59.

[20] 张效科，陈亚龙. 益气活血通络治疗糖尿病周围神经病变

的立论依据及意义.陕西中医学院学报.2006,29（1）:16-17.

［21］姚佩雨.黄芪逐瘀汤治疗糖尿病周围神经病变50例.福建中医药.2000,（2）:21-22.

［22］王坤山,王慧艳.试论糖尿病性周围神经病变辨治.甘肃中医.1997,10（2）:16-17.

［23］段红莉.痰瘀并治法治疗糖尿病性周围神经病变36例.陕西中医.2006,27（3）:284-285.

［24］李辰佳,胡雪珍.中西医结合治疗糖尿病周围神经病变64例观察.实用中医内科杂志.2006,20（5）:508.

［25］李学勇.中西医结合治疗糖尿病周围神经病变70例.河南中医.2006,26（6）:65.

［26］裴瑞霞,高上林.同病异治临床治验举隅.吉林中医药.1998,（1）:7.

［27］高彦彬,吕仁和,于秀辰,等.糖络宁治疗糖尿病周围神经病变临床观察.北京中医药大学学报.1997,20（4）:50-54.

［28］高秀珍.参芪桃红汤为主治疗糖尿病.浙江中医学院学报,1989,13（1）,15.

［29］张伟杰.活血化瘀法治疗糖尿病周围神经病变的疗效观察,1990,8（11）,34.

［30］黄镇鹏.消渴痹痛汤治疗糖尿病并周围神经病变26例观察.新中医,1996,28（12）:21-22.

［31］刘红英,邢占敏,刘学兰.抑消通络汤治疗糖尿病周围神经病变43例.四川中医,2003,21（3）:27-28.

［32］孙赐高,徐成文.78例糖尿病周围神经病变治疗观察.江西中医药,1997,28（6）:58.

［33］周绍光.糖尿病周围神经病变的中西医治疗.井冈山医专学报,2001,8（5）:12-13.

［34］姚长江，何美玲，曾姣娥，等．78 例周围神经病变疗效观察．辽宁实用糖尿病杂志，2000，8（4）：28.

［35］冯静克，张珍先，陈少禹．益气健脾活血汤治疗糖尿病合并周围神经病变 86 例．河南中医，1999，19（6）：42.

［36］蔡凤群，马海红，于周涛．双补通络丸结合降糖药物治疗糖尿病周围神经病变．中国民间疗法，2003，11（12）：41.

［37］马茂芝．降糖通络汤治疗糖尿病周围神经病变 30 例临床观察．新中医，2003，35（6）：39－40.

［38］何启阳．糖痹汤治疗糖尿病性周围神经病变 59 例疗效观察．新中医，2003，35（10）：34－35.

［39］刘琴，廖献芳．中西医结合治疗 2 型糖尿病周围神经病变 20 例总结．湖南中医杂志，2002，18（2）：17.

［40］谭文澜．桃红四物汤加味治疗糖尿病周围神经炎的研究．河北中医，2003，25（9）：652－653.

［41］张玲珍，李晓政，阎彩香．加味桃红四物汤治疗 2 型糖尿病周围神经病变气阴虚血瘀证浅析．中医药学刊，2005，23（2）：378－379.

［42］林轶蓉．中西医结合治疗糖尿病神经病变 42 例．山西中医，2003，19（2）：22.

［43］李淑君．中西医结合治疗糖尿病周围神经病变 30 例临床观察．中医药导报，2009，15（3）：45－46.

［44］窦红．中西医治疗糖尿病周围神经病变 50 例观察．四川中医，2003，21（10）：47－48.

［45］倪青．起病隐匿易漏诊误诊辨证施治宜标本兼顾——治疗糖尿病周围神经病变经验．辽宁中医杂志，2001，28（8）：451

［46］王坤山，王慧艳．试论糖尿病性周围神经病变辨治．甘肃中医，1997，10（2）：16－17.

[47] 山口正明．芍药甘草汤用于糖尿病神经病变所致疼痛、麻木的效果．汉方医学，2002，26（6）：20－22.

[48] 祝振华，赵义帮．益气养阴通脉汤治疗糖尿病周围神经病变40例．安徽中医临床杂志，1996，8（3）：110.

[49] 王秀阁，何宛翎，高武等．益气养阴活血汤治疗糖尿病并发神经病变50例．长春中医学院学报，1995，11（2）：25.

[50] 王东，许建秦，路波．中药治疗糖尿病周围神经炎22例．陕西中医，1995，16（2）：69.

[51] 肖正文．左归四藤汤治疗糖尿病性周围神经病变50例．湖南中医药导报，1999，5（10）：26－27.

[52] 周绍光．糖尿病周围神经病变的中西医治疗．井冈山医专学报，1999，5（10）：26－27.

[53] 邵启惠，刘成，郭天玲，等．中西医结合治疗糖尿病84例临床观察．辽宁中医杂志，1983，（5）：15.

[54] 李良．糖尿病治疗八法．新中医，1983，（12）：31.

[55] 瞿联霞，柯进．温阳活血汤治疗糖尿病性感觉性多发性神经病变37例．新中医，2005，37（3）：74.

[56] 席银平．中西医结合治疗糖尿病周围神经病变51例．陕西中医，2003，24（3）：196－198.

[57] 张李红．温阳补肾活血法配合TDP治疗糖尿病周围神经57例．云南中医中药杂志，1995，16（3）：18－19.

[58] 梁晓春．糖尿病周围神经病变与消渴兼证"筋痹"及其中医治疗．中国临床医生，2006，34（5）：17－18.

[59] 姚石安．济生肾气丸治疗糖尿病性神经损害的效果．国医论坛，1991，6：43－44.

[60] 江尚平．糖尿病性腹泻辨治．四川中医，1990，8（6）：34.

［61］刘敏，朱章志，蔡文就，等．中国中医药信息杂志，2006，13（3）：60－61．

［62］王著敏．中西医结合治疗糖尿病性周围神经病变 40 例．中医研究，2006，19（8）：34－36．

［63］祝谌予，朱赛珊，梁晓春．对糖尿病中医辨证指标及施治方药的探讨．上海中医药杂志，1982，5－6．

［64］刘桂新，张应贵，何振雄．中西医结合治疗 2 型糖尿病并发周围神经病变 55 例．广西中医药，2002，25（2）：42．

［65］李波，贾光义．固肾健脾汤治疗糖尿病顽固性腹泻．中医杂志，1991，32（6）：34．

［66］王建菊，燕义太．糖康散配二甲双胍治疗 2 型糖尿病并发周围神经疾病．中国临床康复，2003，7（12）：1829．

［67］陈迎春，于慧玲．中西医结合治疗糖尿病周围神经病变 40 例．中国临床医药研究杂志，2003，8（7）：8440．

［68］郝明强．糖神康治疗糖尿病周围神经病变 40 例临床观察．陕西中医函授，2001，（2）：19．

［69］王文娟．加味蛭莪汤治疗糖尿病性周围神经炎的临床研究．中成药，1998，20（5）：21－22．

［70］王越．中药治疗糖尿病腰腿疼痛，1991，6：32．

［71］王武华．自拟养血通络汤治疗糖尿病并发周围神经炎．青海医药杂志，1995，9：24．

［72］郭宝荣，王宪琪．降糖通脉饮治疗糖尿病周围神经病变 30 例．山东中医药大学学报，1997，21（5）：364－365．

［73］王健，续青．特定电磁波与归龙二川汤治疗糖尿病周围神经病变 32 例临床观察．新中医，2001，33（8）：77．

［74］王志刚，汪学彬，王继刚．身痛逐瘀汤治疗糖尿病神经病变．前卫医药杂志，1997，14（2）：117．

[75] 廖世忠，陆社桂．桂枝茯苓丸治疗糖尿病周围神经病变 20 例．内蒙古中医药，1996，4：8.

[76] 梁常禧，符俊祖．中西药结合治疗糖尿病周围神经病变 60 例．广西中医药，2000，6：13 - 15.

[77] 衡先培．化痰祛瘀为主治疗糖尿病周围神经病变 64 例疗效观察．中国中医药科技，2000，7（2）：108 - 109.

[78] 姚松林．蛇毒水蛭合剂配合西药治疗糖尿病周围神经病变临床观察．湖南中医学院学报，2000，20（4）：58.

[79] 张颖．中医药治疗糖尿病性周围神经病变的疗效观察．辽宁中医杂志，2000，8（27）：357.

[80] 尚军科，裴瑞霞，杨国春，等．活血化瘀通络法治疗糖尿病周围神经病变 32 例．陕西中医，2004，25（3）：204 - 205.

[81] 陈小平，朱红．桑麻丸加味治疗老年糖尿病的体会．新中医，1886，（4）：55.

[82] 陈铨．活血化瘀法治疗糖尿病心血管病变．浙江中医杂志，1988，9：401.

[83] 陈剑秋，石志芸，王文健，等．双红通治疗糖尿病周围神经病变的临床观察与实验研究．中成药，2002，24（8）：601.

[84] 吴志清，吕正立．养血祛风汤治疗糖尿病周围神经病变 33 例．黑龙江中医药，1999，1：20 - 21.

[85] 潘成平．葛根五藤汤治疗糖尿病性多发神经炎 100 例．吉林中医药，2001，21（5）：23.

[86] 陈凯，黄宗卫．中西医结合治疗糖尿病周围神经病变 55 例．四川中医，2005，23（8）：50 - 51.

[87] 狄丕文．中药治疗糖尿病周围神经病变 68 例．陕西中医，2002，23（3）：205.

[88] 杨传经，李雪梅．中西医治疗糖尿病周围神经病变 64 例．

河南中医，2006，26（9）：54

[89] 屠伯言，顾仁樾，吴圣农，娄和坤，王殿起. 糖尿病兼有冠心病的辨证分型与治疗. 山东中医杂志，1983，（2）：11.

[90] 王庆余，李志平. 中西医结合治疗糖尿病性周围神经炎33例. 中级医刊，1994，29（10）：56.

[91] 施赛珠，陈剑秋，石志芸. Ⅱ型糖尿病中的瘀血证和益气活血药预防其血管病变疗效观察. 中医杂志，1989，（6）：21.

[92] 周安芳. 中医药治疗糖尿病文献综述. 湖北中医杂志,1980（4）：45.

[93] 王祝英. 中西药合用治疗糖尿病周围神经病变43例. 实用中医药杂志，1999，15（8）：29.

[94] 余小平. 枸杞根饮联合弥可保治疗2型糖尿病周围神经病变临床观察. 中医药临床杂志，2006，18（2）：139.

[95] 王绪朝，王钢柱，等. 麻疼丸治疗糖尿病周围神经病变的临床研究. 实用糖尿病杂志，2005，5（2）：47.

[96] 辜学敏，陆彦，胡春玲. 脑力隆治疗糖尿病周围神经病的临床研究. 现代食物与药品杂志，2006，16（4）：36-38.

[97] 于世家. 糖末宁对糖尿病周围神经病变血浆内啡肽水平和神经电生理影响的研究. 中医药学刊，2002，20（3）：270-272.

[98] 董永军，徐晓莉，王亚楠. 通心络胶囊联合弥可保治疗糖尿病周围神经病变疗效观察. 白求恩军医学院学报，2005，3（2）：94-95.

[99] 秦光彩，黄贵心，黄羽. 康络素和中药联合治疗糖尿病周围神经病变50例疗效观察. 中国中西医结合杂志，1996，16（9）：554-555.

[100] 昌玉兰，罗旭敏，等. 大活络丸和丙咪嗪联合治疗糖尿病痛性神经病变. Chin J Endocrinol Metab，1996，12（3）：192.

[101] 赵冬梅，何志华. 九虫丹加前列腺素 E 联合治疗糖尿病周围神经病变疗效观察. 中医药学报，2002，30（6）：45 - 46.

[102] 孙红斌. 活力苏加用治疗糖尿病周围神经病 50 例临床研究. 医学科技，2002，（1）：1.

[103] 任慧雅. 糖肢敏胶囊治疗糖尿病周围神经病变临床研究. 中医杂志，1997，12（38）：735 - 745.

[104] 李彦竹，杨志云，等. 愈糖痛冲剂加前列腺素 E 治疗糖尿病周围神经病变的临床研究. 河北中医，2004，26（11）：854 - 856.

[105] 曾艺文，姜海斌. 中西医结合治疗糖尿病性周围神经病变 56 例临床观察. 湖南中医药导报，2003，9（9）：20 - 21.

[106] 胡宝峰，黄明，等. 消癥通痹胶囊治疗糖尿病周围神经病变 106 例临床研究. 四川中医. 2006，24（3）：56 - 57.

[107] 杨海成，武欣，宋海. 洋花降糖胶囊对 2 型糖尿病性周围神经病变 49 例疗效观察. 现代中医药，2005，（1）：42 - 43.

[108] 吕贵德. 益肾通络胶囊治疗糖尿病周围神经病变 66 例. 湖北中医杂志，2002，24（6）：33.

[109] 季建军，周家鼎，蔡惠标. 利脑心胶囊治疗糖尿病周围神经病变临床观察. 吉林中医药，1998（5）：61.

[110] 姚政，陶枫，丁学屏. 灵异胶囊治疗糖尿病周围神经病变临床观察. 上海中医药杂志，2005，39（8）：21 - 22.

[111] 卢纹凯，胡肇衡，毛腾淑，等. 中药活血通脉片治疗糖尿病周围神经病变. 北京医科大学学报，1994，1：47.

[112] 陈健康，刘铁球. 川芎茶调冲剂辅助治疗 2 型糖尿病周围神经病变临床分析. 中药材，2001，24（7）：542 - 543.

[113] 王亚平，杨莉君，等. 川芎嗪加维生素 B_1 治疗糖尿病周围神经病变报告. 中国中医药杂志，28（10）：991 - 992.

[114] 杜继臣，郭翎江. 神经妥乐平、川芎嗪联合治疗痛性糖尿病神经病变的临床研究. 中国航天医药杂志，2003，5（4）：48.

[115] 石振峰. 硫辛酸与川芎嗪联合治疗糖尿病周围神经病变疗效观察. 临床荟萃，2006，21（13）：961－962.

[116] 张桂敏，高淑芳. 胞二磷胆碱加川芎嗪治疗糖尿病性周围神经病变（附50例分析）. 医学影像杂志，1997，7（1）：53－54.

[117] 张曼华. 中药川芎嗪合并消栓灵治疗糖尿病性周围神经病变50例体会. 山东医药，1995，35（9）：32.

[118] 燕义太，聂玉清，尹爱霞. 中西药治疗糖尿病性神经病变的疗效观察. 中西医结合实用临床急救，1997，4（1）：29.

[119] 黄文平，宋春洋，陈丽，等. 川芎嗪、神经生长因子联合治疗糖尿病周围神经病变. 河南预防医学杂志，2000，11（2）：107.

[120] 刘武晶，王艳萍，郭长秀. 川芎嗪与山莨菪碱联合治疗糖尿病周围神经病变48例. 新中医，2001，33（6）：35－36.

[121] 玄振来，白文源，郑秋美. 刺五加和弥可保联合应用治疗糖尿病神经病变4例报告. 医学文选，2003，22（6）：902－903.

[122] 黄煜，丘熙廉，等. 高压氧和刺五加治疗2型糖尿病周围神经病变临床疗效观察. 广州医学院学报，2003，31（2）：55－57.

[123] 陈冬，刘昊，王海涛. 刺五加与爱维治治疗糖尿病性周围神经病临床观察. 华北煤炭医学院学报，2001，3（2）：180.

[124] 姚仕安. 刺五加注射液合低能量氦－氖激光治疗糖尿病周围神经病变60例疗效观察. 安徽中医临床杂志，2000，12（2）：87－88.

[125] 张蕾，赖鹏斌. 葛根素和丙咪嗪联合治疗糖尿病痛性神经病变. 现代中西医结合杂志，2003，12（22）：2424－2425.

[126] 杨小飞. 葛根素加弥可保治疗糖尿病周围神经病变的观

察.中国现代医学杂志，2003，13（10）：137.

[127] 高其铭.中药红花的药理研究概论.中西医结合杂志，1984，4（12）：75-79.

[128] 刘丽君，贺佩祥.红花注射液与甲钴胺联合治疗糖尿病周围神经病变.临床荟萃，2005，20（3）：164-165.

[129] 丁劲松，周书梅.黄芪、前列腺素 E 治疗糖尿病神经并发症 58 例临床报告.中华临床医学研究杂志，2006，12（3）：366-367.

[130] 方明，王吉如，等.黄芪注射液联用甲钴胺治疗糖尿病周围神经病变.医药导报，2003，22（9）：620-621.

[131] 陈庆，彭玉芳.激光、复方丹参在糖尿病性周围神经病变治疗中的临床观察.重庆医学，2003，32（10）：1427-1428.

[132] 宗福宽.弥可保和复方丹参、黄芪注射液治疗糖尿病周围神经病变.中华实用中西医杂志，2003，3（16）：3.

[133] 唐文峰.怡开与复方丹参治疗糖尿病周围神经病变疗效分析.中国冶金工业医学杂志，2005，22（1）：40-41.

[134] 何华，刘齐宁.中药联合前列腺素 E_1 改善老年 2 型糖尿病周围神经症状的疗效观察.中国临床康复，2003，18（7）：2561-2562.

[135] 陈晓.丹参粉针剂治疗糖尿病周围神经病变的疗效观察.四川中医，2002，20（9）：44.

[136] 沈斌，陆承汤.中西医结合治疗糖尿病周围神经病变 34 例.上海中医药杂志，1996，（2）：34.

[137] 毕小利，周国林，等.丹参和生地治疗 23 例糖尿病神经病变患者的疗效分析.中西医结合杂志，1988，8（2）：84-85.

[138] 毕小利.丹参和生地治疗 23 例糖尿病神经病变患者的疗效分析.中西医结合杂志，1988，8（2）：84.

[139] 李爱英，李书菓，张小凤，等.复方丹参注射液及 B 族

维生素治疗糖尿病性神经病变疗效观察.长治医学院学报,1995,9
(2):109-110.

[140]刘翠平,宫丽平,段美庆,等.慢心律联合丹参治疗糖尿
病周围神经病变的疗效观察.内蒙古医学院学报,1999,21(3):
167-168.

[141]郑利光,徐伟.弥可保加银杏叶片治疗糖尿病周围神经病
变18例.中国民间疗法,2004,12(12):46-47.

[142]吴振丽.舒血宁联合弥可保治疗糖尿病周围神经病变疗效
观察.辽宁实用糖尿病杂志,2004,12(5):24-25.

[143]刘英芹,梁海林.银杏达莫治疗糖尿病周围神经病变临
床观察.实用医技杂志,2005,12(3):582-583.

[144]朱欢丽,张十红,夏秦.银杏达莫联合弥可保治疗糖尿
病周围神经病变的疗效观察.Journal of Chinese Physician,2006,8
(1):118-119.

[145]王文华.脉络宁与神经生长因子治疗糖尿病周围神经病变
疗效比较.辽宁实用糖尿病杂志.2003,11(24):4.

[146]沈瑞君,郑淑霞.2型糖尿病合并周围神经病变20例治疗
观察.实用诊断与治疗杂志.2005,19(2):147.

[147]郭常辉,王玉君,等.疏血通与甲钴胺联合治疗糖尿病周
围神经病变35例.临床药学,2003,12(11):65-66.

[148]周淑琴.胰激肽原酶联合黄连素治疗糖尿病周围神经病变
疗效观察.济宁医学院学报,2003,26(3):75.

[149]陈庆,王芹.中西医结合治疗糖尿病周围神经病变30
例.实用中医药杂志,2003,19(5):254.

[150]黄静,郑大军,等.灯盏花素改善糖尿病患者周围神经传
导速度.中国临床康复,2003,7(l2):1836-1837.

[151]赵宇.灯盏细辛注射液与弥可保治疗糖尿病周围神经病

变.广东医学, 2003, 24 (1): 83.

[152] 胡金明, 余小平, 夏裕. 灯盏细辛注射液合自血光量子疗法治疗糖尿病周围神经病变的临床研究. 广州中医药大学学报, 2005, 9 (3): 179 – 181.

[153] 任贵英. 腺苷钴胺联合灯盏细辛治疗糖尿病周围神经病变疗效观察. 四川医学, 2006, 27 (5): 488 – 489.

[154] 赵笃英, 李平, 杜晋花. 酚妥拉明与香丹注射液合用治疗糖尿病周围神经病变的疗效观察. 实用糖尿病杂志, 2004, 13 (1): 37 – 38.

[155] 金国玺, 于磊. 苦碟子液治疗糖尿病周围神经病变的疗效观察. 实用全科医学, 2005, 3 (4): 297 – 298.

[156] 刘经森, 丁雯卿. 碟脉灵合参麦注射液治疗糖尿病周围神经病变 43 例疗效观察. 北京中医, 2005, 24 (2): 101 – 102.

[157] 董砚虎, 逄力男, 王秀军, 等. 黄芩武治疗糖尿病周围神经病变的初步观察. 中国糖尿病杂志, 1999, 7 (6): 352 – 355.

[158] 黄雌友, 姚伟峰. 阿魏酸钠治疗糖尿病周围神经病变的作用机制. 山东医药. 2005, 45 (1): 10 – 11.

[159] 邵红, 史美龙, 吕丹, 等. 弥可保加长龙通治疗糖尿病周围神经病变的临床观察. 北华大学学报, 2002, 3 (3): 224 – 225.

[160] 李瑞花, 王俊阁, 孙启芬, 等. 超短波与黄芪联合治疗糖尿病周围神经病变临床观察. 中华物理医学与康复杂志, 2004, 26 (4): 249 – 50.

[161] 孙世龙, 何兵, 等. 前列腺素 E – 1 联用大黄治疗糖尿病周围神经病变临床研究. 河南中医, 1999, 19 (6): 35.

[162] 周端, 顾仁, 陈琼. 白蒺藜有效成分治疗脑血管障碍的临床研究. 中医杂志, 1995, 36 (5): 290.

[163] 刘洪琪, 李萍, 刘长山. 芦荟对糖尿病患者周围神经传

导速度的影响. 临床荟萃, 2001, 16 (15): 682.

[164] 张家庆, 等. 水蓟宾对Ⅱ型糖尿病患者红细胞山梨醇含量及周围神经传导速度的影响. 中国中西医结合杂志, 1993, 13 (12): 725.

[165] 周君, 李先果, 梁云武, 等. 穴位注射弥可保治疗糖尿病周围神经病变 45 例临床观察. 针灸临床杂志, 2005, 21 (3): 39 - 40.

[166] 王元松, 王瑞丽. 东莨菪碱穴位注射治疗糖尿病性周围神经病变肢体疼痛. 河北医药, 1994, 16 (1): 57.

[167] 王凤云. 熏洗方辅助治疗糖尿病并下肢周围神经病变 366 例. 实用护理杂志, 2003, 19 (8): 25.

[168] 成志锋. 末梢灵熏洗治疗糖尿病周围神经病变的临床及实验研究. 中国中医药科技, 1996, 3 (3): 7 - 9.

[169] 安峻青. 糖痛宁搽剂治疗糖尿病痛性神经病变 40 例疗效观察. 光明中医, 2005, 20 (4): 62 - 63.

[170] 仇朝晖. 自制中药喷剂治疗痛性糖尿病神经病变 40 例临床观察. 中国中医急症, 2006, 15 (7): 721.

[171] 郭吉蓉, 吴琳琳, 蒋均德, 等. 复方辣椒素软膏的配制与临床应用. 中华医学写作杂志, 2001, 8 (24): 2763 - 2764.

[172] 杨二杨, 吴剑琴, 官兴荣. 中西药治疗糖尿病周围神经病变. 浙江中西医结合杂志, 10 (3): 189.

[173] 邬金玲, 呼永河, 李静, 等. 中西药结合治疗糖尿病周围神经病变 56 例. 中医药信息, 2001, 18 (5): 封3.

[174] 玉山江. 糖痛方内服外洗合弥可保治疗糖尿病周围血管神经病变临床研究. 中国中医药信息杂志, 2003, 10 (3): 13 - 16.

[175] 施斌, 熊奎志, 熊慧萍. 综合疗法治疗糖尿病周围神经病变. 吉林中医药, 2005, 25 (5): 13 - 14.

[176] 傅陆. 中西医结合治疗糖尿病周围神经病变 42 例. 国医

论坛，2006，21（3）：45－46.

［177］金岚兰，李凯利．中西药联合应用治疗糖尿病周围神经病变102例．新疆中医药，2002，20（5）：39－41.

［178］王亚娟，赵馨．中西医结合治疗糖尿病并末梢神经病变疗效观察．中华中西医实用杂志，2003，3（16）：1088.

［179］卜献春，周慎．足浴疗法治疗糖尿病周围神经病变107例疗效观察．湖南中医杂志．2000.16（5）：15.

［180］赵彩霞．足浴疗法治疗糖尿病性周围病变74例临产观察．河北中医杂志，2001，16（1）：25－26.

［181］彭丽辉，陈剑明．针刺、磁圆针治疗糖尿病并周围神经病变的临床观察．贵州医药，2000，7（20）：436.

［182］张艳玲，蔡绍华，李列鹏，等．针刺治疗糖尿病周围神经病变与血瘀高凝状态关系的临床观察．中国针灸，2000，9（20）：553－554.

［183］李显辉，时海鹰，杨晓宁，等．针灸治疗糖尿病周围神经病变的临床观察．针灸临床杂志，1998，2（14）：16－17.

［184］王元松，苏秀海，王晓蕴，等．神经络素穴位注射治疗糖尿病痛性周围神经病变57例疗效观察．新中医，1999，31（9）：21.

［185］丁萍，谌剑飞．针刺治疗2型糖尿病周围神经病变．中国民间疗法，2004，12（10）：14－15.

［186］曹金梅．针刺治疗糖尿病并发周围神经病变的临床观察．中国针灸，1997，（10）：627.

［187］唐赤蓉．针刺走罐法治疗糖尿病周围神经病变．四川中医，2003，21（7）：89－90.

［188］田彦娟．丁咯地尔电子灸联合治疗糖尿病周围神经病变（附80例疗效观察）．黑龙江医学，2005，29（4）：256－257.

［189］肖伟．针刺拔罐配合降糖药治疗糖尿病下肢神经病变38

例．安徽中医学院学报，2004，23（4）：22-23.

［190］Abuaisha BB，Costanzi JB，Boulton AJM. Acupuncture for the treatment of chronic painful peripheral diabetic neuropathy：a long term study. Diabetes Res Clin Pr act，1998，39：115-121.

［191］郑蕙田，李永方，康尔竹．固本通络电针法治疗糖尿病周围神经病变的临床研究．针灸临床杂志，2000，16（9）：13-16.

［192］宋博毅，郝文立．针刺治疗糖尿病周围神经病变22例．四川中医，2005，23（7）：105-107.

［193］俞锦芳．针刺治疗糖尿病性周围神经病变临床研究．中国针灸，2000，20（4）：203.

［194］钱伟华，钱红，吴桐．针刺治疗糖尿病周围神经病变的临床研究．上海针灸杂志，2000，19（6）：9.

［195］黄天韬，蔡玲．杏丁注射液联合穴位针灸治疗糖尿病周围神经病变疗效观察．时珍国医国药，2006，17（8）：1543-1544.

［196］张少云，宋一惠，李博一．针药结合治疗2型糖尿病末梢神经病变60例临床观察．云南中医中药杂志，2006，27（2）：33-34.

［197］刘宝国，张照庆，王金梅，等．中药针灸联合甲钴胺治疗糖尿病周围神经病变．中西医结合心脑血管病杂志，2006，4（1）：74-75.

［198］王桂香，范慧萍．毫米波穴位治疗糖尿病神经病变临床观察．实用中西医结合临床，2003，3（3）：7-8.

［199］肖振，杜艳玉，等．红外线中药垫在糖尿病周围神经病变临床康复中的应用．中华物理医学与康复杂志，2003，25（4）238-239.

［200］李伟明，段俊峰．推拿并加压肢体治疗糖尿病性末梢神经炎．中国康复，2004，19（5）：266-267.

［201］李红，彭建．中药配合糖尿病治疗仪治疗糖尿病周围神

经病变临床观察. 中国中医药信息杂志, 2006, 13 (5): 63–64.

[202] 尚翠侠, 刘珊珊, 侯海涛. 正负气压按摩治疗糖尿病周围神经病变. 中国康复, 2005, 20 (5): 288–289.

[203] 魏炜, 周家琪. 精制蜂毒治疗糖尿病外周神经病变. 中医药学报. 1993 (5): 28.

（魏华、唐咸玉、敬娇娇、陈逸健、肖剑、
郭柳霞、黄皓月、林梓圻、刘杰、苏翰清）

第五章　名医经验综述

　　糖尿病神经病变（diabetic neuropathy，DN）是糖尿病常见的并发症，主要包括有周围神经病变、内脏自主神经病变及中枢神经病变等，尤其是以周围神经病变最为常见，根据文献报道，60%～90%的糖尿病患者有不同程度的周围神经损害，是糖尿病致残的重要原因之一。神经缺血是早期糖尿病神经损害的主要因素，而高血糖引起的神经组织非酶促作用，以及代谢紊乱增加交感神经张力阻碍了血管活性因子的产生，导致神经血流的减少加重了神经的损害。糖尿病神经病变由于神经损害部位不同，其临床表现也不一，主要为运动感觉功能异常，突出表现是疼痛和神经传导速度减慢。从其临床表现来看多属于中医的"痹证"、"血痹"、"麻木"、"不仁"等病的范畴。中医学认为糖尿病神经病变的基本病机，是消渴病日久，阴损耗气损阳而致气阴两伤、阴阳俱虚、脏腑功能失调，进而引起气血运行受阻，导致气机阻滞，湿浊内停，痰浊瘀血痹阻脉络，使五脏六腑、四肢百骸、皮肉筋骨等诸多脏器发生病损，其中气阴两虚，痰浊瘀血痹阻脉络则是消渴病周围病变的病机关键。

第一节　张发荣

中医治疗疾病的关键首先是如何正确认识病因病机，只有在充分地认识病因病机的情况下，才能提高临床治疗效果。糖尿病周围神经病变的病因病机比较复杂，临床各医家的认识有所不同，张氏认为：①阴虚燥热是发病之本，消渴病或因饮食不节，过食肥甘，积热内蕴，化燥伤津，或因情志失调，气机郁滞，进而化火，或因劳欲过度，损耗阴精，致阴虚火旺。以上病因均可致阴津耗伤，燥热偏盛，发为消渴。消渴病传统以"三多"症状的轻重，分为上、中、下三消，有肺燥、胃热、肾虚之别。无论肺燥、胃热、肾虚均会对正常水液代谢产生影响，使肺失通调、脾不能散精化气、肾与膀胱失于气化，水液代谢失调，停积为痰。另外，消渴病阴虚内热，耗津灼液，可致瘀血内阻，痰瘀又可相互转化，终致痰瘀交阻，络道闭塞，形成痹证。②痰瘀阻络是发病的关键，糖尿病周围神经病变临床主要表现为麻木、疼痛，应属中医"痹证"范畴，其发病由邪阻经络、气血运行不畅所致，不过糖尿病周围神经病变阻痹之邪非风寒湿热，而系痰瘀互结为患。痰瘀的形成如前所述。痰瘀既成则阻碍气血正常运行，四肢络脉位于四末，络脉细而气血运行较缓，故易为痰瘀所阻。消渴为病，迁延难愈，病久易生痰生瘀，病久邪易入络。此外，糖尿病周围神经病变临床主要症状为麻木、疼痛等感觉障碍及舌质多暗、舌下脉络迂曲，均为痰瘀为患的佐证。

那么，对于糖尿病周围神经病变的治疗，针对以上的病因病机，张氏根据患者临床表现将其辨证分为三个证型：①阴虚燥热，痰瘀阻络型：主要表现为患肢疼痛，单侧或双侧，口渴多饮，善食易饥，尿频量多，大便干燥，舌质暗红，边有瘀斑，苔黄，脉滑实有力。②气阴两伤，痰瘀阻络型：主要表现为患肢疼痛或麻木，口渴多饮，小便量多，神疲乏力，舌质红，舌下脉络迂曲，少苔或苔薄黄，脉细数。③阴阳两虚，痰瘀阻络型：主要表现为肢端麻木或伴无力或伴其他感觉异常，小便频数，混浊如膏，四肢欠温，腰膝酸软，阳痿不举，舌体胖大，边有瘀斑、瘀点，苔白或腻，脉沉细。应根据其不同的证型进行治疗。

另外，张氏认为由于糖尿病周围神经病变病程较长，缠绵难愈，加之消渴为病，易伤津耗气，损伤阴阳，故糖尿病周围神经病变在病程不同阶段，临床表现、病机特点各不相同。因此提出分三期论治，标本兼顾：初期，阴虚燥热、痰瘀阻滞，病机特点以肺胃热为主，阴伤燥热特点突出；中期，多为初期进一步发展而来，因阴虚燥热耗气伤津，故病人气阴两伤症状明显；晚期，多为病情反复迁延，病人多有阴阳两虚症状，全身状况较差，神经损害较重，除疼痛、麻木外，多数尚伴有患肢乏力，治疗效果不如初、中期。糖尿病周围神经病变因病情迁延，病人需长期服药，汤剂虽临床见效迅速，加减变化灵活，但病人长期服用，煎煮多有不便，不利于病人坚持治疗，故研制成系列中成药以方便病人服用，易于长期坚持，临床疗效显著。针对痰瘀阻络的发病关键，张氏主张研制通络糖泰颗粒，专门用于糖尿病周围神经病变的治疗，方由血竭、白芥子、延胡索、玄参等组成，具有化瘀豁痰、通络止痛之功效。同时针对糖尿病周围神经病变不同病期之病情特点，分别于初期配合服用糖复康3号胶囊（方由血竭、黄连、赤芍、枸杞子等组成，具有滋阴清热功效）；中期配合服用糖复康浓缩丸（方由太子参、三七、山茱萸、桃仁、大黄等组成，具有益气养阴、活血通便功效）；后期配合服用糖肾康胶囊（方由黄芪、麦门冬、枸杞子、菟丝子等组成，具有补肾壮阳、增强体质之功效）。这样标本兼顾，加减灵活，病人易于坚持。

第二节　吕仁和

吕氏认为糖尿病神经病变主要病机是气阴两虚、脉络瘀阻、筋脉肌肤失养所致。因此，益气养阴、活血化瘀、通络止痛是其重要治则。选用生黄芪、生地黄益气养阴，当归、丹参、鬼箭羽、牛膝活血化瘀通脉，全蝎、蜈蚣通络止痛，另外重用黄芪与当归相伍具有益气养血、活血通络之功，诸药合用以益气养阴、活血化瘀、通络止痛、标本兼顾。采用以上诸药制成，糖络宁口服液便于病人长期服用，并运用治疗67例，显效率为55.88%，总有率为93.14%。

对于以上药方的组成，吕氏有较深入的认识，认为糖尿病神经病变与多种因素共同作用有关，除高血糖是其始动因素外，代谢紊乱、血管障碍是目前较公认的病因学说。前者主要是糖醇代谢紊乱，即高血糖能激活醛糖还原酶，使葡萄糖通过多元醇代谢通路转化为山梨醇而在组织中过度蓄积，阻碍了神经细胞对肌醇的摄取，使神经细胞内肌醇含量下降，而使神经功能受损。后者主要为糖尿病微血管病变、微血管基底膜增厚、管腔狭窄、微循环障碍而致神经缺血缺氧，发生功能障碍。另外神经营养因子减少，蛋白非酶糖基化对糖尿病神经病变的发生与发展可能具有促进作用。药理研究表明，方中黄芪、当归、丹参、鬼箭羽等益气活血药具有抑制血小板黏附聚集、改善微循环的作用，黄芪、丹参、生地黄等益气养阴活血药对醛糖还原酶有较强的抑制作用。益气养阴化瘀通络的糖络宁不仅能明显改善糖尿病周围神经病变的临床症状，而且可提高神经传导速度，其临床疗效明显优于补肾方药济生肾气丸。另外糖络宁还能较好地抑制血小板聚集、改善血流变、降低红细胞内异常升高的山梨醇。

第三节　　肖正文

糖尿病属于中医的"消渴病"范畴，《景岳全书》云："若素体肾气虚羸，精无所藏，精不化气，五脏失养，复因调摄失宜，肾不固摄，精微下注，则发为消渴。"说明肾虚乃消渴病发病之根本。而现代医学认为：糖尿病患者由于糖代谢紊乱，使得全血黏度、血浆黏度、红细胞压积、红细胞电泳时间、红细胞变形能力均高于正常，血液呈凝、聚、浓、黏状态，结果导致毛细血管壁增厚、血液动力学及血液成分改变，出现微循环障碍，糖尿病的各种并发症（含周围神经病变），均有不同程度的微循环障碍，这些都与中医所说的瘀血证非常相似，主要病机是肾气亏虚、瘀血阻络，因此，治疗以补肾益气活血通络为法。自拟左归四藤汤治疗本病取得较满意的效果。方中熟地、山萸肉、枸杞子、怀牛膝、桑寄生补益肝肾、强筋壮骨、当归、红花、鸡血藤、水蛭粉、牛膝活血化瘀；更用四藤（鸡血藤、络石藤、海风藤、石楠藤）以活血舒筋，通络止痛；诸药合用，共奏补肾活血、舒筋通络之功。

肖氏以本方治疗糖尿病周围神经病变 50 例，并与单纯西药治疗组作对比，结果治疗组总有效率为 86%，而对照组总有效率为 36.7%，两组比较有显著性差异（P < 0.05）。肖氏认为本方中当归、牛膝、鸡血藤等活血化瘀之品有纠正血糖、脂肪、蛋白质代谢紊乱，使血液黏稠度、纤维蛋白原、血浆渗透压都有显著下降。同时补肾活血并用之方具有改善血液流变性，增加红细胞变形能力，抗自由基损伤，抑制脂质过氧化，提高红细胞 $Na^+ - K^+ - ATP$ 酶活性的作用，故本方对糖尿病周围神经病变具有较好的治疗作用。

第四节　时声振

时氏认为糖尿病周围神经病变由于病程较长，因此，在其疾病发展的过程中，各时期的病情变化有所不同，其治疗应依据不同病程时期而进行不同的辨证施治，分为三个时期，即早期、中期、后期。各个时期虽有侧重点不同，但由于糖尿病的病程长，且发病年龄多以中老年为主，年老肝肾亏虚、脾气不足是其共同点。早期多痰瘀，故治疗上早期宜益气健脾、滋养肝肾、活血通络，选用党参、黄芪、天花粉、白芍、桑枝、鸡血藤各30g，生地黄、熟地黄各15g，山茱萸、山药、木瓜、川芎、五味子各10g，麦门冬12g，炙甘草6g；中期宜舒肝活血、健脾益气、滋肾养阴，选用柴胡、陈皮、木瓜、苍术、山药各10g，赤芍、白芍、茯苓、玄参各15g，党参、黄芪、丹参、肉苁蓉、天花粉各30g，炙甘草6g；后期拟滋肾养肝、益气温督、舒肝活血，选用党参、黄芪、丹参、天花粉各30g，当归、苍术、白术、鹿角胶、狗脊、木瓜、柴胡各10g，赤芍、白芍、生地黄、茯苓、泽泻各15g，砂仁、薏苡仁各6g。并根据病变部位循经选药，肝经用柴胡、赤白芍、木瓜、山茱萸、丹参、川芎、鸡内金、桂枝、当归；脾胃经用党参、黄芪、茯苓、山药、天花粉、麦门冬、甘草；肾、膀胱经选用生地黄、熟地黄、五味子、玄参、肉苁蓉、淫羊藿、桂枝、制附子、茯苓、泽泻；督脉选用狗脊、鹿角胶等治疗。

第五节　张广德

张氏认为本病的主要表现为四肢末端麻木，发凉，并呈双侧对称性,与脚气病症状相似,"脚气病"表现为腿足软弱、无力、腿胫肿满强直,或虽不肿满而缓弱麻木等。故将糖尿病周围神经病变归属于脚气病中论治,提出"寒湿"是其主要发病原因。患者由于消渴病日久,正气不足,寒湿之邪侵袭,气血运行不畅,经脉闭阻或寒湿之邪日久化热,湿热下注,气血壅滞而发为本病。从近十几年来中医治疗文献来看,许多学者重视正虚(包括气虚、血虚、阴虚、阳虚)、瘀血、燥热,而忽视寒湿为邪,获效未显。故本病的治疗宜宣壅逐湿,舒筋通络。予鸡鸣散加味。张氏根据以上认识,制定了治疗本病的基本方:紫苏叶、桔梗、生姜各 10g,槟榔、陈皮各 12g,木瓜、怀牛膝各 15g,吴茱萸 6g,薏苡仁 30g。若全身乏力者加黄芪 30g;病在上肢者加桑枝 12g;瘀血明显者加莪术 10g,水蛭 10g,蜈蚣 2条;湿郁化热者加当归 12g,黄柏 10g,玄参 12g,忍冬藤 30g。每日 1 剂,一般 2 周为 1 个疗程,连用 4 个疗程。

第六节　崔宏

糖尿病周围神经病变属于中医"痹证"、"血痹"、"麻木"和"不仁"等范畴。主要病机为气血不畅,脉络痹阻;或因燥热炽盛,耗气伤阴,使血行无力,脉络滞涩;或因阴损及阳,阴阳失于和调,脉络失于温煦,寒凝血瘀;或因脾虚湿盛,痰浊内生,痰热互结,胶结一处,留于经遂脉络,都可使络阻血瘀,阻遏气血流通,导致肢体麻木、疼痛等症的产生。崔氏认为本病表现在局部为主,采用中药验方外治本病，处方为：辣椒、花椒、橘皮、桃仁、红花各等份（10g），泡白酒（约150ml）1周，外擦患处，6天为1个疗程，停3天，再用第2疗程。治疗27例，结果显效18例，占66.7%；有效7例，占25.9%；无效2例，占7.4%，总有效率92.6%，取得较好的疗效，而且简便易行，无任何副作用。方中辣椒味辛，性热，能祛风行血散寒、解郁、导滞；花椒味辛，性温，能温中散寒除湿、解郁、止痛，《药性论》说，花椒能"治恶风遍身四肢顽痹，口齿浮肿摇动"；橘皮味辛、苦，性温，能理气和中、燥湿化痰，《本草纲目》曰："橘皮，苦能泻能燥，辛能散，温能和……"三者共奏行血散寒、除湿化痰、理气止痛之作用。加上桃仁、红花，活血通络，散寒止痛，诸药合用外擦患处，使局部寒、痰等浊邪尽散，气血通畅，脉络得以疏通，麻木疼痛等自然缓解。

焦氏总结现代医学的认识，认为辣椒有发赤作用，可使皮肤局部血管产生反射性扩张，促进局部血液循环；橘皮含橙皮苷，可拮抗肾上腺素引起的血管收缩；桃仁水煎醇提取物有扩张血管作用；花椒烯醇液有局部麻醉作用，其对于豚鼠的浸润麻醉效果，效力强于普鲁卡因；红花所含红花黄素有镇痛、镇静、抗惊厥等作用。诸药合用局部外擦，即能扩张血管，改善局部循环，又有局部麻醉、止痛作用，所以对糖尿病周围神经病变引起的麻木疼痛疗效显著。

第七节　高忠梁

高氏认为糖尿病周围神经病变的基本病理是脏腑功能失调，引起气血运行受阻，从而出现气机阻滞、湿浊内停、痰浊瘀血痹阻脉络等现象。

一、对病因病机的认识

（一）气阴两伤，阴阳俱虚

中医学认为消渴病早期病机为阴津亏耗，燥热偏盛。

阴损气耗，气津相关。气能生津、化津、摄津，津能载气，若阴津亏耗，无以载气，则气失依附而气散气耗而致气虚；气生于精，精化为气，阴精亏耗必致气虚。

燥热耗气。燥热最易伤阴耗气，导致气阴两虚。消渴病以阴虚为本，若病程迁延日久，阴津严重亏损，必致阳虚，或因治疗失当，过用苦寒伤阳之品，终致阴阳俱虚。通过临床观察，消渴病人之阴虚表现为五脏阴虚，但主要为肝肾脾阴不足；阳虚主要为心脾肾阳亏虚；气虚则主要为心脾肺肾气虚。

（二）瘀血内生，痹阻脉络

血瘀的成因主要有：①热灼津亏血瘀：津血同源，互为资生，消渴病人阴虚燥热，津亏液少，不能载血循经畅行，而血行滞涩，致阴虚血瘀并存。②气虚血瘀：消渴病日久，阴损俱耗而致气阴两虚，气为血帅，气虚运血无力，可致血瘀。③气滞血瘀：精神刺激，情志失调，肝失疏泄，气机阻滞，气滞血瘀。④阴虚寒凝而致血瘀：本病日久，阴损及阳而致阴阳俱虚，血宜温，温则通，阳虚则寒，寒则血凝而致血瘀。⑤痰湿阻络而致血瘀：过食肥甘，其性壅滞，易损脾胃，痰湿内生，痹阻脉络，阻碍血行而致血瘀。

瘀血阻滞主要表现：①消渴病人的舌质多为暗红、暗淡、紫暗或舌质有瘀斑、瘀点或舌下静脉瘀滞怒张。②消渴病伴有血管、神经并发症时可有胸闷胸痛、肢体疼痛、肢端暗红、半身不遂等临床症状。③微循环观察表明消渴病人微血管形态异常与微血流紊乱。微血管异常在舌尖微循环可见异形血管丛、微血管扩张；在甲皱微循环可见异形管袢比例增加，管袢模糊；在眼球结膜微循环可见微血管口径不匀，局部静脉扩张，导致血流不畅、血流淤滞。微血流紊乱在甲皱微循环可见袢顶淤血、血流减慢、流态不均；在眼球结膜微循环可见红细胞聚集及微血管瘤发生率增高，血流淤滞缓慢。④消渴病人血液流变学异常。主要表现在血小板黏附和聚集功能亢进、纤维蛋白溶解活性降低、凝血功能亢进；血浆纤维蛋白原增加、血浆极低和低密度脂蛋白增高；血浆黏度、全血黏度升高；红细胞电泳时间延长；红细胞变形能力降低。消渴病人血液这种高凝、高聚集、高浓度、高黏状态与微血管形态改变及微血流紊乱，共同形成消渴病微循环障碍，而致瘀血阻滞，促进了消渴病血管并发症的发生与发展。

（三）痰浊内生

其成因有四：①主要是消渴病人饮食不节，过食肥甘厚味，损伤脾胃，或忧思、劳倦伤脾，以致脾气虚弱，运化失职，湿浊内停，积聚成痰。②久病肺气不足，宣降失司，水津不得通调输布，津液留聚而生痰湿。③久病肾虚不能化气行气，水泛而为痰。④肝气郁结，气郁湿滞而生痰。

二、中医药的防治

高氏认为糖尿病神经病变的基本病机为本虚标实，气阴两虚为其本，气滞、痰浊、瘀血为其标。辨证论治的规律为益气健脾、滋阴生津、补益肝肾治其本，活血化瘀、化痰泻浊、理气治其标。益气健脾常用药物为人参、党参、黄芪、黄精、太子参、山药等；滋阴生津常用药物为生地黄、玄参、麦门冬、天冬、沙参、石斛、葛根、天花粉等；补益肝肾常用药物为何首乌、熟地、桑椹子、山茱萸、枸杞子、女贞子、芡实、金樱子等；活血化瘀常用药物为当归、丹参、赤芍、桃仁、山楂、益母草、红花、泽兰、地龙、鸡血藤等；化痰利湿泻浊的常用药物为瓜蒌、泽泻、茵陈、虎杖、决明子、大黄等；理气药物常用为佛手、枳壳、枳实、延胡索、降香等。

第八节　王灵霞

王氏认为糖尿病神经病变主要是周围神经病变，治疗按中医辨证分三型。

一、气阴两虚，风寒阻痹型

治以益气养阴，散风除痹。药用：黄芪 15g，太子参 10g，生地黄 15g，天花粉 20g，紫丹参 20g，牛膝 12g，片姜黄 10g，木瓜 30g，鸡血藤 30g，威灵仙 15g，羌独活各 30g，全蝎 3g。

二、肝肾两虚，血瘀阻络型

治以补肝益肾，活血通络。药用：狗脊 15g，黄精 15g，牛膝 12g，紫苏木 10g，丹参 30g，川芎 10g，乌梢蛇 6g，全蝎 6g，地龙 8g，蜈蚣 2 条，黄芪 20g，夜交藤 30g。

三、脾肾阳虚，寒凝经脉型

治以温阳补肾，通经止痛。药用：黄芪 30g，制附子 6g，肉桂 8g，牛膝 15g，乌梢蛇 6g，蜈蚣 3 条，地龙 10g，荔枝核 10g，当归 12g，紫丹参 30g，木瓜 30g，川芎 10g。

糖尿病周围神经病变以肢体指趾疼痛、感觉异常、活动不利为其特征。病及肝脾肾，证属瘀血阻痹、风寒湿伤所致。方中狗脊、黄精、牛膝滋补肝肾；黄芪、太子参、生地黄、天花粉益气养阴；用羌独活、威灵仙、乌梢蛇、木瓜祛风除湿通络；丹参、鸡血藤、川芎、紫苏木、当归、片姜黄活血止痛；地龙、蜈蚣、全蝎等搜剔经络；制附子、肉桂、荔枝核温经通脉。诸药中黄芪、牛膝、丹参为了各型辨证用药必用。王氏认为动物类药选用了全蝎、地龙、蜈蚣，轻者用全蝎一种，重者三者合用，由于其为异体蛋白，有过敏体质者慎用，又因其均有毒性，地龙毒性小，全蝎次之，蜈蚣毒性最大。使心肌麻痹，呼吸中枢受到抑制，故临床中要严格掌握用量，地龙 6～10g，全蝎 3～6g，蜈蚣 1～3 条。可达到既收通经止痛之效，又免中毒过敏之弊。

王氏临床辨证分型治疗 36 例，认为糖尿病周围神经病变规律有三个特点：①周围神经病变出现的早晚与糖尿病病程关系不明显。36 例病人中病程在 6 个月至 15 年之间平均为 8 年，出现周围神经病变最短是在发现糖尿病后 3 个月，最长是 12 年。②年龄越大发病率越高。36 例病人，年龄最小 32 岁，最大 70 岁，32～50 岁的 12 例，50～70 岁为 24 例，说明年龄越大，血管弹性及末梢循环功能越弱，而周围神经病变发病率越高。③持续高血糖是发病的主要原因。36 例病人，血糖波动在 6.33～15.82mmol/L 之间，血糖经常持续在 11.1mmol/L 以上的病人，周围神经病变出现的就早。

第九节　詹继红

詹氏认为糖尿病性周围神经病变是由于肝肾阴虚、肝风内动所致，故治疗以滋肾补肝、息风潜阳为法。基本方：生地、熟地各 12g，白芍 15g，白蒺藜 30g，钩藤 15g，菊花 10g，天麻 15g，葛根 15g，川芎 9g，丹参 30g。每日 1 剂，水煎，分 3 次温服。治疗 37 例均按肝肾亏虚、肝风入络辨证，严格按糖尿病饮食进餐，并予继续服用降糖药，停用一切镇痛、安神等西药，血糖均控制在空腹 4.8～7.2mmol/L，餐后

2 小时为 8.4 ~11.8mmol/L 水平。总有效率为 96.78%。詹氏认为中医方面，近几年来很多医家从微循环障碍方面着手，采用活血化瘀方法治疗，虽有一定效果，但均不甚理想。通过多年的临床实践，根据本病消渴，以阴虚为本，由于肾阴亏虚，水不涵木，木劲风动，窜入脉络，日久不愈，血络瘀阻，或久病之后，营血亏少，肝失涵养，木动生风，窜入脉络则发生筋脉挛痛、肢节麻木、震颤、拘挛、抽搐等肝风入络之症。正如《西溪书屋夜话录》云："肝风一论，虽多上冒巅顶，亦能旁达四肢，上冒者，阳亢居多，旁走者，血虚为多。"综观此证，治当以滋肾养肝、息风通络为原则。基本方中取生、熟地、白芍滋肾养肝；白蒺藜平肝，活血，祛风；天麻、钩藤、菊花清肝息风；丹参、川芎、葛根活血通络。全方诸药合用共达滋肾养肝、息风通络之效。据现代药理研究，丹参、葛根等中药有醛糖还原酶抑制剂作用，丹参还有很强的清除氧自由基作用。丹参、川芎等有镇痛、安神、改善微循环作用，还可增加下肢血流量，使毛细血管开放增加。白蒺藜有改善血流变、调节血小板功能、抗血栓形成、缓解微循环障碍等作用。故此方既针对了其代谢紊乱又兼顾了微循环障碍。治疗糖尿病性周围神经病变以肝风入络论治获良效。

【按语】糖尿病神经病变是糖尿病的慢性并发症之一，多累及周围神经系统。据统计，糖尿病病史较长的病人发生周围神经病变者达 40% 以上。可导致肢体的疼痛、麻木、感觉异常，甚至肌肉萎缩等，严重影响患者的生活和生命质量。由于糖尿病并发神经病变的机理尚未清楚，采用中医药治疗取得了一定的进展，目前中医药治疗糖尿病周围神经病变主要有：辨证分型治疗，以益气养阴为主的治疗，以补肾为主的治疗，以活血化瘀为主的治疗等，许多临床医家通过实践获取较丰富的临床经验。

在主张辨证分型的医家当中，张氏将本病分为三型：①阴虚燥热，痰瘀阻络型；②气阴两伤，痰瘀阻络型；③阴阳两虚，痰瘀阻络型。并依据其不同病变时期进行合理辨证用药，同时研制成了治疗糖尿病及糖尿病并发周围神经病变的系列中成药。病人服用方便，易于长期坚持，临床疗效显著。其特色是辨证分型与分期相结合，煎剂与成药并用，适合本病的病情变化及病程进展要求，具有较全面的认识和见解。王氏认为糖尿病神经病变主要是周围神经病变，治疗按中医辨证分三型：①气阴两虚，风寒阻痹型；②肝肾两虚，血瘀阻络；③脾肾阳虚，寒凝经脉型。其特色是在辨证用药时擅长于运用搜风通络之虫类药，认为本病的病程长，久病入络，非搜剔经络不能取效之势，而采用搜剔经络之虫类药又多具毒性，当注意掌握用法用量，其体会至深令人敬佩。高氏认为糖尿病神经病变的基本病机为本虚标实，气阴两虚为其本，气滞、痰浊、瘀血为其标。辨证论治的规律为益气健脾、滋阴生津、补益肝肾治其本，活血化瘀、化痰泻浊、理气治其标。因此，用药遵上各法选用，并从气阴两虚、瘀血、痰浊等病因病机的发生发展过程详细分析，具有较深的见解。

依据自己的临床实践经验，抓住主要的病因病机，采用基本方加减治疗亦具特色。吕氏认为糖尿病神经病变主要病机是气阴两虚、脉络瘀阻、筋脉肌肤失养，因此，益气养阴、活血化瘀、通络止痛是其重要治则。根据其治疗原则，吕氏选用生黄芪、生地黄益气养阴，当归、丹参、鬼箭羽、牛膝活血化瘀通脉，全蝎、蜈蚣通络止痛，另外重用黄芪与当归相伍具有益气养血、活血通络之功，诸药合用益气养阴、活血化瘀、通络止痛、标本兼顾。吕氏的认识偏重于气阴两虚，糖尿病本身多耗伤阴津，病程日久亦耗气，致使气阴两虚为主。肖氏则重视肾虚，认为糖尿病周围神经病变的主要病机是肾气亏虚，瘀血阻络，治疗当以补肾益气活血通络为法。肖氏自拟左归四藤汤治疗本病取得较满意的效果。时氏对本病的治疗分期进行，早期重在补脾益气，中、晚期重在滋肝补肾，针对本病发展过程中不同时期的特点进行辨证治疗取得较好的临床疗效。詹氏从平息肝风入手，治以滋肾养肝、息风通络为法，基本方用生地、熟地、白芍滋肾养肝，白蒺藜平肝活血祛风，天麻、钩藤、菊花清肝息风，丹参、川芎、葛根活血通络。全方诸药合用共达滋肾养肝、息风通络之效。治疗 37 例获效颇显，其认为本病消渴，以阴虚为本，由于肾阴亏虚，水不涵木，木劲风动，窜入脉络，日久不愈，血络瘀阻，或久病之后，营血亏少，肝失涵养，木动生风，窜入脉络则发生筋脉掣痛、肢节麻木、震颤、拘挛、抽搐等肝风入络之症，是具独特见解。

另外，张氏从寒湿入手，认为本病的主要表现为四肢末端麻木，发凉，并呈双侧对称性，与脚气病症状相似，"脚气病"表现为腿足软弱无力、腿胫肿满强直，或虽不肿满而缓弱麻木等。因此，采用专门治疗脚气病的经方鸡鸣散加减治疗取得较好的临床疗效。崔氏采用验方外治法亦颇具一格，值得进一步探讨。

参考文献

[1]潘长玉．神经节苷脂治疗糖尿病神经病变的基础与临床．中华内分泌代谢杂志，1995，11（1）：40－42．

[2]金杰，陈海燕，张芳，等．张发荣教授治疗糖尿病周围神经病变的经验．四川中医，2000，18（6）：1－2．

[3]高彦彬，吕仁和，于秀辰，等．糖络宁治疗糖尿病周围神经病变临床观察．北京中医药大学学报，1997，20（4）：50－53．

[4]肖正文．左归四藤汤治疗糖尿病周围神经病变50例．湖南中医药导报，1999，5（10）：26－27．

[5]杨晓晖．糖尿病周围神经病变中医治疗近况．山东中医学院学报，1996，20（2）：132－136．

[6]张广德，黄佳娜．鸡鸣散加味治疗糖尿病周围神经病变．中国中医药信息杂志，1999，6（10）：54－55．

[7]崔宏，杨华．中药验方治疗糖尿病周围神经病变27例观察．中医药研究，1999，15（5）：17－18．

[8]高忠梁．糖尿病并发血管神经病变的机理与防治．山东中医药大学学报，1997，21（4）：279－281．

[9]王灵霞．中药治疗糖尿性周围神经病变．北京中医，1999，18（4）：35－36．

[10]詹继红．糖尿病神经病变从肝风论治．贵阳中医学院学报，1999，21（4）：34－35．

（魏华、唐咸玉、黄立武、葛浦锋、罗金誉、黄巨坚）

第六章　名医典型医案

第一节　张发荣医案

张某，男，62岁，干部。1996年10月20日初诊，主诉：双上肢麻木，如戴手套伴无力2月余。患者自感神疲乏力，口渴多饮，大便干燥，舌质红少苔，脉细数。空腹血糖8.8mmol/L。右腓总神经感觉传导速度35m/s，左尺神经运动传导速度38m/s。西医诊断：①2型糖尿病；②糖尿病周围神经病变。中医辨证：气阴两虚，痰瘀阻络。治以滋阴清热，活血化瘀，豁痰通络。处方：生地黄、麦门冬、山药各30g，太子参、知母、当归、白芍、丹参、半夏各15g，白芥子、桂枝、甘草各10g，三七粉（冲服）3g，延胡索12g。水煎服，1日1剂。另嘱糖尿病饮食，适当体育锻炼，控制体重。11月10日复诊，服药20剂后，上肢疼痛麻木明显减轻，较前有力，精神好转，口渴缓解，舌质淡红，苔薄黄，脉和缓。测空腹血糖7.11mmol/L。药已中病，效不更方，继以通络糖泰加糖复康浓缩丸巩固。

1998 年 3 月 5 日再诊，症状完全消失，空腹血糖 6.59mmol/L，右腓总神经感觉传导速度 40m/s，左尺神经运动传导速度 47m/s。

第二节 张广德医案

刘某，女，56 岁，于 1997 年 8 月 5 日初诊。患糖尿病 9 年，一直服美吡哒 10mg，每日 3 次，曾间断服用中药汤剂。应诊时双下肢麻木，以双足为明显，双侧足趾痛，入夜痛剧，四肢欠温，肢体无力，不耐久行久立，舌质淡偏暗，苔白腻，脉沉滑。查双趺阳脉搏动减弱，膝腱、跟腱反射消失，空腹血糖 8.1mmol/L，餐后 2 小时血糖 12.7mmol/L，肌电图示：双下肢神经传导速度减慢。西医诊断：2 型糖尿病，糖尿病周围神经病变。中医辨证属于寒湿下注，壅阻气血，气虚血瘀。治宜宣壅逐湿，舒筋活血通络，佐以益气。予鸡鸣散加味：紫苏叶 10g，槟榔 12g，陈皮 12g，木瓜 15g，吴茱萸 6g，桔梗 10g，薏苡仁 30g，怀牛膝 15g，生姜 10g，莪术 10g，水蛭 10g，蜈蚣 2 条，黄芪 30g。4 个疗程后，空腹血糖 7.6mmol/L，餐后 2 小时血糖 9.1mmol/L，膝腱、跟腱反射减弱，双下肢麻木、足趾刺痛消失，随访一年未见复发。

张氏认为该方中槟榔辛苦性温，沉重性坠，直达下焦，降浊泄壅；木瓜酸温化湿行水；吴茱萸辛苦大热，温中祛寒，开郁降逆；陈皮理气健脾以"开中焦之气"；生姜温散寒湿而和胃；紫苏、桔梗宣利肺气以开"上焦之气"；薏苡仁健脾化湿；牛膝活血化瘀，引诸药下行。诸药合用，开上、导下、畅中相配，温散、宣通、降泄并用，共成温化寒湿、行气降浊之功。壅塞开，气血畅，寒湿去，故取效满意。

参考文献

[1] 金杰，陈海燕，张芳，等. 张发荣教授治疗糖尿病周围神经病变的经验. 四川中医，2000，18（6）：1-2.

[2] 张广德，黄佳娜. 鸡鸣散加味治疗糖尿病周围神经病变. 中国中医药信息杂志，1999，6（10）：54-55.

下　篇

糖尿病周围神经病变古代文献汇编

第一节　战国至两汉时期文献汇编

一、《黄帝内经·素问》

校对版本：《黄帝内经素问译注》。牛兵占。2003 年，中医古籍出版社。

1. 《黄帝内经·素问·卷第九·逆调论篇第三十四》

帝曰：人之肉苛者，虽近衣絮，犹尚苛也，是谓何疾？岐伯曰：荣气虚，卫气实也。荣气虚则不仁，卫气虚则不用，荣卫俱虚，则不仁且不用，肉如故也，人身与志不相有，曰死。

2. 《黄帝内经·素问·卷第十二·痹论篇第四十三》

黄帝问曰：痹之安生？岐伯对曰：风寒湿三气杂至，合而为痹也。其风气胜者为行痹，寒气胜者为痛痹，湿气胜者为著痹也。帝曰：其有五者何也？岐伯曰：以冬遇此者为骨痹，以春遇此者为筋痹，以夏遇此者为脉痹，以至阴遇此者为肌痹，以秋遇此者为皮痹。帝曰：内舍五脏六腑，何气使然？岐伯曰：五脏皆有合，病久而不去者，内舍于其合也。故骨痹不已，复感于邪，内舍于肾。筋痹不已，复感于邪，内舍于肝。脉痹不已，复感于邪，内舍于心。肌痹不已，复感于邪，内舍于脾。皮痹不已，复感于邪，内舍于肺。所谓痹者，各以其时重感于风寒湿之气也。凡痹之客五脏者，肺痹者，烦满喘而呕。心痹者，脉不通，烦则心下鼓，暴上气而喘，嗌干善噫，厥气上则恐；肝痹者，夜卧则惊，多饮数小便，上为引如怀。肾痹者，善胀，尻以代踵，脊以代头。脾痹者，四肢解堕，发咳呕汁，上为大塞。肠痹者，数饮而出不得，中气喘争，时发飧泄。胞痹者，少腹膀胱按之内痛，若沃以汤，涩于小便，上为清涕。阴气者，静则神藏，躁则消亡，饮食自倍，肠胃乃伤。淫气喘息，痹聚在肺；淫气忧思，痹聚在心；淫气遗溺，痹聚在肾；淫气乏竭，痹聚在肝；淫气肌绝，痹聚在脾。诸痹不已，亦益内也。其风气胜者，其人易已也。帝曰：痹，其时有死者，或疼久者，或易已者，其故何也？岐伯曰：其入脏者死，其留连筋骨间者疼久，其留皮肤间者易已。帝曰：其客于六腑者何也？岐伯曰：此亦其食饮居处，为其病本也。六腑亦各有俞，风寒湿气中其俞，而食饮应之，循俞而入，各舍其府也。帝曰：以针治之奈何？岐伯曰：五脏有俞，六腑有合，循脉之分，各有所发，各随其过，则病瘳也。帝曰：荣卫之气亦令人痹乎？岐伯曰：荣者，水谷之精气也，和调于五脏，洒陈于六腑，乃能入于脉也，故循脉上下，贯五脏，络六腑也。卫者，水谷之悍气也，其气慓疾滑利，不能入于脉也，故循皮肤之中，分肉之间，熏于肓膜，散于胸腹，逆其气则病，从其气则愈，不与风寒湿气合，故不为痹。帝曰：善。痹或痛，或不痛，或不仁，或寒，或热，或燥，或湿，其故何也？岐伯曰：痛者，寒气多也，有寒故痛也。其不痛不仁者，病久入深，荣卫之行涩，经络时疏，故不通，皮肤不营，故为不仁。其寒者，阳气少，阴气多，与病相益，故寒也。

其热者，阳气多，阴气少，病气胜，阳遭阴，故为痹热。其多汗而濡者，此其逢湿甚也。阳气少，阴气盛，两气相感，故汗出而濡也。帝曰：夫痹之为病，不痛何也？岐伯曰：痹在于骨则重，在于脉则血凝而不流，在于筋则屈不伸，在于肉则不仁，在于皮则寒，故具此五者，则不痛也。凡痹之类，逢寒则虫，逢热则纵。帝曰：善。

3.《黄帝内经·素问·卷第十二·痿论篇第四十四》

黄帝问曰：五脏使人痿何也？岐伯对曰：肺主身之皮毛，心主身之血脉，肝主身之筋膜，脾主身之肌肉，肾主身之骨髓。故肺热叶焦，则皮毛虚弱急薄，著则生痿躄也。心气热，则下脉厥而上，上则下脉虚，虚则生脉痿，枢折挈，胫纵而不任地也。肝气热，则胆泄口苦筋膜干，筋膜干则筋急而挛，发为筋痿。脾气热，则胃干而渴，肌肉不仁，发为肉痿。肾气热，则腰脊不举，骨枯而髓减，发为骨痿。帝曰：何以得之？岐伯曰：肺者，脏之长也，为心之盖也，有所失亡，所求不得，则发肺鸣，鸣则肺热叶焦。故曰：五脏因肺热叶焦，发为痿躄，此之谓也。悲哀太甚，则胞络绝，胞络绝则阳气内动，发则心下崩数溲血也。故《本病》曰：大经空虚，发为肌痹，传为脉痿。思想无穷，所愿不得，意淫于外，入房太甚，宗筋弛纵，发为筋痿，及为白淫。故《下经》曰：筋痿者，生于肝，使内也。有渐于湿，以水为事，若有所留，居处相湿，肌肉濡渍，痹而不仁，发为肉痿。故《下经》曰：肉痿者，得之湿地也。有所远行劳倦，逢大热而渴，渴则阳气内伐，内伐则热舍于肾，肾者水脏也，今水不胜火，则骨枯而髓虚，故足不任身，发为骨痿。故《下经》曰：骨痿者，生于大热也。
帝曰：何以别之？岐伯曰：肺热者色白而毛败，心热者色
赤而络脉溢，肝热者色苍而爪枯，脾热者色黄而肉蠕动，
肾热者色黑而齿槁。帝曰：如夫子言可矣，论言治痿者独
取阳明何也？岐伯曰：阳明者，五脏六腑之海，主润宗筋，
宗筋主束骨而利机关也。冲脉者，经脉之海也，主渗灌溪
谷，与阳明合于宗筋，阴阳揔宗筋之会，会于气街，而阳
明为之长，皆属于带脉，而络于督脉。故阳明虚则宗筋纵，
带脉不引，故足痿不用也。帝曰：治之奈何？岐伯曰：各
补其荥而通其俞，调其虚实，和其逆顺，筋脉骨肉。各以
其时受月，则病已矣。帝曰：善。

二、《华佗神方》

校对版本：《华佗神方》。汉·谯孙华佗元化。1979
年，中外出版社。

1.《华佗神方·卷一·一〇三二·论痹》

痹者，风寒暑湿之气，中于脏腑之谓也。入腑则病浅
易治，入脏则病深难治。有风、寒、湿、热、气及筋、骨、
血、肉、气之别。大凡风寒暑湿之邪，入于心者，名曰血
痹；入脾者名肉痹；入肝者名筋痹；入肺者名气痹；入肾
者名骨痹。感病则一，其治乃异。痹者闭也，五脏六腑，
感于邪气，乱于真气，闭而不仁也。又痹病或痛痒，或淋
或急，或缓而不能收持，或挛而不能舒张，或行立艰难，
或言语謇涩，或半身不遂，或四肢挛缩，或口眼偏斜，或
手足欹侧，或行步而不言语，或不能行步，或左偏枯，或

右壅滞，或上不通于下，或下不通于上，或左右手疼痛，或即疾而即死，或感邪而未亡，或喘满而不寐，或昏昧而不醒。种种诸证，出于痹也。

2.《华佗神方·卷一·一〇三四·论血痹》

血痹者，饮食过多，怀热大盛，或寒折于经络，或湿犯于营卫，因而血搏，遂成其咎。故使血不能荣外，气不能养内，内外已失，渐渐消削。左先枯则右不能举，右先枯则左不能伸，上先枯则上不能制下，下先枯则下不能克上。中先枯则下不能通疏，百证千状，皆失血也。其脉左手寸口脉结而不能流利，或断绝者是也。

3.《华佗神方·卷一·一〇三五·论肉痹》

肉痹者，饮食不节，膏粱肥美之所为也。脾者肉之本，气以食，则肉不荣，肌肤不泽，则纹理疏。凡风寒暑湿之邪易为入，故久不治则为肉痹也。肉痹之状，其先能食，而不能充悦，四肢缓而不收持者也。其右关脉按举皆无力，而往来涩也。宜节饮食以调其脏，常起居以安其脾，然后依经补泻，以求其愈也。

4.《华佗神方·卷四·四一三九·华佗治脚气痹挛神方》

脚气病有挟风毒者，则风毒搏于筋，筋为之挛；风湿乘于血，则痹；故令痹挛也。下方专治风虚气满，脚疼冷痹挛弱，不能行。

石斛、丹参各五两，侧子、秦艽、杜仲、山茱萸、牛膝各四两，桂心、干姜、羌活、芎䓖、橘皮、椒黄芪、白前、茵芋、当归各三两，防风二两，薏苡仁一升，五加皮根五两，钟乳八两。

上二十一味，以绢袋盛之，浸清酒四斗内三日，初服三合，日再，稍稍加之以知为度。忌猪肉，冷水，生葱。

三、《医心方》

校对版本：《医心方》校注研究本。日·丹波康赖。1996 年，华夏出版社。

1.《医心方·卷第十二·治消渴方第一》

《病源论》云：消渴者，渴而不小便是也。由少服五石诸丸散，积经年岁，石热结于肾中，使人下焦虚热，及至年衰，血气减少，不复制于石，石热独盛，则肾为之燥，肾燥故引水而不小便也。其病变多痈疽，此坐热气留于经络，经络不利，血气壅涩，故成痈脓。

2.《医心方·卷第十三·治虚劳五劳七伤方第一》

《太清经》五茄酒治五劳七伤，心痛血气乏弱，男子阴痿不起，囊下恒湿，小便余沥而阴痒，及腰脊痛，两脚疼痹风弱，五缓六急，虚赢，补中益精，坚筋骨，强志意，久服轻身耐老，耳目聪明，落齿更生，白发更黑，身体轻，强颜色，悦泽，治妇人产后余疾百病，常用雄不用雌之，五叶者雄之，三叶者雌之，雄者味甘，雌者味苦。夏用茎叶，冬用根皮，切一升，盛绢袋，以酒一斗渍，春秋七日，夏五日，冬十日，去滓，温服，任意勿醉，此药禁物，但死尸并产妇勿见也。日食五茄，不用黄金百库也。贺兰方枸杞煎主五内邪气，热中消渴，周痹风湿，胸腹游气，客热头痛，内伤大劳虚损，头面游风，风头眼眩，五癃，脚弱痿，四肢拘挛，膝痛，不可屈伸，伤中少气，阴消脑疼。

第二节　魏晋隋唐时期文献汇编

一、《神农本草经》

校对版本：《神农本草经》。魏·吴普等述。1997年，辽宁科学技术出版社。

1.《神农本草经·卷一·上经·白石英》

味甘，微温。主消渴，阴痿，不足，咳逆（《御览》引作呕）胸膈间久寒，益气，除风湿痹（《御览》引作阴湿痹），久服轻身（《御览》引作身轻健）。长年。生山谷。

2.《神农本草经·卷一·上经·白英》

味甘，寒。主寒热、八疸消渴，补中益气。久服轻身、延年。一名谷菜（元本误作黑字）。生山谷。

3.《神农本草经·卷一·上经·牛膝》

味苦，酸（《御览》作辛）。主寒（《御览》作伤寒）湿痿痹，四肢拘挛，膝痛不可屈伸，逐血气，伤热火烂，堕胎。久服轻身、耐老（《御览》作能老）。一名百倍，生川谷。

4.《神农本草经·卷三·下经·附子》

味辛，温。主风寒咳逆邪气，温中，金创。破癥坚积聚，血瘕，寒湿，踒（《御览》作痿）躄，拘挛膝痛，不能行步。（《御览》引云：为百药之长，大观本作黑字）生山谷。

5.《神农本草经·卷三·下经·陆英》

味苦，寒。主骨间诸痹，四肢拘挛疼酸，膝寒痛，阴痿，短气不足，脚肿，生川谷。

6.《神农本草经·卷一·上经·枸杞》

味苦，寒。主五内邪气，热中，消渴，周痹。久服坚筋骨、轻身、不老（《御览》作耐老）。一名杞根，一名地骨，一名枸忌，一名地辅。生平泽。

7.《神农本草经·卷一·上经·丹雄鸡》

味甘，微温。主女人崩中漏下，赤白沃，补虚，温中，止血，通神，杀毒辟不祥。头：主杀鬼，东门上者尤良，肪：主耳聋。肠：主遗溺。肶胵裹黄皮：主泄利。尿白：主消渴，伤寒，寒热。黑雌鸡：主风寒湿痹、五缓六急，安胎。翮羽：主下血闭。鸡子：主除热，火疮，痫痉，可作虎魄神物。鸡白蠹肥脂。生平泽。

8.《神农本草经·卷一·上经·熊脂》

味甘，微寒。主风痹不仁，筋急，五脏腹中积聚，寒热羸瘦，头疡，白秃，面皯疱。久服强志，不饥轻身。生山谷。

9.《神农本草经·卷二·中经·磁石》

味辛，寒。主周痹风湿，肢节中痛，不可持物，洗洗酸消，除大热烦满及耳聋。

10.《神农本草经·卷二·中经·葛根》

味甘，平。主消渴，身大热，呕吐，诸痹，起阴气，解诸毒。葛谷：主下利十岁以上。一名鸡齐根。生川谷。

11.《神农本草经·卷二·中经·栝蒌根》

味苦，寒。主消渴，身热烦满，大热，补虚安中，续绝伤。一名地楼。生川谷及山阴。

12.《神农本草经·卷二·中经·知母》

味苦，寒。主消渴，热中，除邪气，肢体浮肿，下水，补不足，益气。一名蚔母，一名连母，一名野蓼，一名地参，一名水参，一名水浚，一名货母，一名蝭母。生川谷。

13.《神农本草经·卷二·中经·水萍》

味辛，寒。主暴热身痒（《艺文类聚》、《初学记》痒，此是）下水气，胜酒，长须发（《艺文类聚》作乌发），消渴。久服轻身。一名水华（《艺文类聚》引云：一名水廉）。生池泽。

14.《神农本草经·卷二·中经·王瓜》

味苦，寒。主消渴，内痹，瘀血，月闭，寒热，酸疼，益气，俞聋。一名土瓜。生平泽。

15.《神农本草经·卷二·中经·粟米》

味咸，微寒。主养肾气，去胃脾中热，益气。陈者：味苦，主胃热，消渴，利小便（《大观本草》作黑字，据《别录》增）。

16.《神农本草经·卷三·下经·戎盐》

主明目、目痛，益气，坚肌骨，去毒蛊。大盐：令人吐。（《御览》引云：主肠胃结热，《大观本》作黑字）卤盐：味苦，寒。主大热消渴狂烦，除邪及下蛊毒，柔肌肤。（《御览》引云：一名寒石，明目益气。生池泽旧作三种，今并）

17.《神农本草经·卷三·下经·彼子》

味甘，温。主腹中邪气，去三虫，蛇螫，蛊毒，鬼注，伏尸。生山谷（旧在《堂本》退中）。

夫大病之主，有中风伤寒，寒热温虐，中恶霍乱，大腹水肿，肠澼下利，大小便不通；贲肫上气，咳逆呕吐；黄疸消渴，留饮癖食，坚积癥瘕，惊邪癫痫；鬼注，喉痹齿痛，耳聋目盲；金创踒折，痈肿恶创，痔瘘瘿瘤；男子五劳七伤，虚乏羸瘦；女子带下崩中，血闭阴蚀，虫蛇蛊毒所伤，此大略宗兆，其间变动枝叶，各宜依端绪以取之。上药令人身安命延，昇天神仙，遨游上下，役使万灵，体生毛羽，行厨立至。（《抱朴子·内篇》引《神农经》，据《太平御览》校）。

18. 《神农本草经·卷三·下经·附：〈吴氏本草〉十二条》

大麦一名矿麦，五谷之盛，无毒。治消渴，除热益气。食蜜为使。麦种一名小麦，无毒，治利而不中。（《太平御览》）

二、针灸甲乙经

校对版本：《黄帝针灸甲乙经（新校本）》。黄龙祥。1999 年，中国医药科技出版社。

1. 《针灸甲乙经·卷六·五味所宜五脏生病大论第九》

脾病者，身重善饥，肌肉痿，足不收行，善瘛疭，脚下痛，虚则腹胀，肠鸣飧泄，食不化，取其经太阴阳明少阴血者。又曰：腹满膜胀，支鬲胠胁，下厥上冒，过在足太阴、阳明。

2. 《针灸甲乙经·卷十·阴受病发痹第一（下）》

胫苕苕（一本作苦）痹，膝不能屈伸，不可以行，梁丘主之。膝寒痹不仁，痿不可屈伸，髀关主之。肤痛痿痹，外丘主之。膝外廉痛，不可屈伸，胫痹不仁，阳关主之。髀痹引膝股外廉痛，不仁，筋急，阳陵泉主之。

三、《小品方》

校对版本：《小品方》。南北朝·陈延之著，高文铸校对。1995 年，中国中医药出版社。

《小品方·卷第三·治渴利诸方》

论曰：消渴者，原其发动，此则肾虚所致，每发即小便至甜，医者多不知其疾，所以古方论亦阙而不言，今略陈其要。按《洪范》稼穑作甘。以物理推之，淋饧醋酒作脯法，须臾即皆能甜也。足明人食之后，滋味皆甜，流在膀胱，若腰肾气盛，则上蒸精气，气则下入骨髓，其次以为脂膏，其次为血肉也。其余别为小便，故小便色黄，血之余也。臊气者，五脏之气；咸润者，则下味也。腰肾既虚冷，则不能蒸于上，谷气则尽下为小便者也。故甘味不变，其色清冷，则肌肤枯槁也。由如乳母，谷气上泄，皆为乳汁。消渴疾者，下泄为小便，此皆精气不实于内，则便羸瘦也。

四、《三因极一病证方论》

校对版本：《中华传世医典·第九册》。隋·巢元方等。1999 年，吉林人民出版社。

1.《三因极一病证方论·卷之三·三阴并合脚气治法》

十全丹

治脚气上攻，心肾相系，足心隐痛，小腹不仁，烦渴，小便或秘或利，关节挛痹疼痛，神效不可具述。

苁蓉（酒浸）、石斛（酒浸）、狗脊（火去毛）、萆薢、茯苓、牛膝（酒浸）、地仙子、远志（去心炒）各一两，熟地黄三两，杜仲（去皮，锉炒）三两。

上为末，蜜丸，梧子大。每服五十丸，温酒、盐汤任下。

2.《三因极一病证方论·卷之八·肝胆经虚实寒热证治》

补肝汤

治肝虚寒，两胁满，筋急，不得太息，寒热腹满，不欲饮食，悒悒不乐，四肢冷，发抢，心腹痛，目视𥅴𥅴；或左胁偏痛，筋痿脚弱。及治妇人心痛乳痈，膝热消渴，爪甲枯，口面青。

山茱萸、甘草（炙）、桂心各一两，细辛（去苗）、茯苓、桃仁（麸炒，去皮尖）、柏子仁、防风各二两，川乌头（炮去皮脐）半两。

上锉散。每服四大钱，水盏半，姜五片，枣三枚，煎至七分，去滓，空心服。

3.《三因极一病证方论·卷之十三·虚损证治》

十补丸

治真气虚损，下焦伤竭，脐腹强急，腰脚疼痛，亡血盗汗，遗泄白浊，大便自利，小便滑数；或三消渴疾，饮食倍常，肌肉消瘦，阳事不举，颜色枯槁。久服补五脏，行荣卫，益精髓，进饮食。

附子（炮去皮脐）、干姜（炮）、桂心、菟丝子（酒浸软，别研）、厚朴（去皮炒，姜制）、巴戟（去心）、远志

（去心，姜汁浸炒）、破故纸（炒）、赤石脂（煅）各一两，川椒（炒出汗，去子并合口者）二两。

上为末，酒糊丸，如梧子大。温酒、盐汤任下。

宣和赐耆丝丸

治少年色欲过度，精血耗竭，心肾气惫，遗泄白浊，腰背疼痛，面色黧黑，耳聋目昏，口干脚弱，消渴便利，梦与鬼交，阳事不举。

当归（酒浸焙轧）半斤，菟丝子（酒浸，去土，乘湿研破，焙干秤）一斤，薏苡仁、茯神（去木）、石莲肉（去皮）、鹿角霜、熟地黄各四两。

上为末，用芪二斤锉碎，水六升浸一宿，次早接洗味淡，去滓，于银石器中熬汁成膏，搜和得所，捣数千杵，丸如梧子大。每服五十丸加至百丸，米汤、温酒任下，空心食前服。常服守中安神，禁固精血，益气驻颜，延年不老。

五、《新修本草》

校对版本：《唐·新修本草[辑复本]》。唐·苏敬等。1981年，安徽科学技术出版社。

1.《新修本草·卷第四·理石》

味辛、甘，寒、大寒，无毒。主身热，利胃，解烦，益精，明目，破积聚，去三虫。除营卫中去来大热，结热，解烦毒，止消渴，及中风痿痹。

2.《新修本草·卷第六·牛膝》

为君，味苦、酸，平，无毒。主寒湿痿痹，四肢拘挛，膝痛不可屈伸，逐血气，伤热火烂，堕胎。

3.《新修本草·卷第八·葛根》

味甘，平，无毒。主消渴，身大热，呕吐，诸痹，起阴气，解诸毒。疗伤寒中风头痛，解肌发表出汗，开腠理，疗金疮，止痛，胁风痛。生根汁，大寒，疗消渴，伤寒壮热。

4.《新修本草·卷第九·王瓜》

味苦，寒，无毒。主消渴，内痹，瘀血，月闭，寒热，酸疼，益气，愈聋。疗诸邪气，热结，鼠瘘，散痈肿留血，妇人带下不通，下乳汁，止小便数不禁，逐四肢骨节中水，疗马骨刺人疮。

5.《新修本草·卷第十二·松脂》

味苦、甘，温，无毒。主痈疽、恶疮，头疡、白秃，疥瘙、风气，安五脏，除热，胃中伏热，咽干，消渴，及风痹死肌。

6.《新修本草·卷第十二·枸杞》

味苦，寒，根大寒，子微寒，无毒。主五内邪气，热中，消渴，周痹。风湿，下胸胁气，客热，头痛，补内伤，大劳、嘘吸，坚筋骨，强阴，利大小肠。

7.《新修本草·卷第十六·虫鱼中·原蚕蛾》

雄者有小毒。主益精气，强阴道，交接不倦，亦止精。屎：温，无毒。主肠鸣，热中，消渴，风痹，瘾疹。

8.《新修本草·卷第十七·果中·乌芋》

味苦、甘，微寒，无毒。主消渴，痹热，温中，益气。一名藉姑，一名水萍。二月生叶，叶如芋。

9.《新修本草·卷第十八·菜下·莼》

味甘，寒，无毒。主消渴，热痹。

10.《新修本草·卷第十九·米下·腐婢》

味辛，平，无毒。主痎疟寒热，邪气，泄痢，阴不起。止消渴，病酒头痛。

11.《新修本草·卷第二十·黑石华》

味甘，无毒。主阴萎，消渴，去热，疗月水不利。

12.《新修本草·卷第二十·黄石华》

味甘，无毒。主阴萎，消渴，膈中热，去百毒。

13.《新修本草·卷第二十·芥》

味苦，寒，无毒。主消渴，止血，妇人疾，除痹。

六、《食疗本草》

校对版本：《食疗本草》。唐·孟诜。1984年，人民卫生出版社。

1.《食疗本草·卷上·竹》

淡竹上，甘竹次。主咳逆，消渴，痰饮，喉痹，鬼疰恶气。杀小虫，除烦热。

七、《外台秘要》

校对版本：《外台秘要方》。唐·王焘。1993年，华夏出版社。

1.《外台秘要·卷第十一·消渴方一十七首》

凡消渴之人，愈与未愈，常须虑患大痈，何者？消渴之人，必于大骨节间忽发痈疽而卒，所以戒在大痈也。当预备痈药以防之。宜服麦门冬丸，除肠胃热实，兼消渴方。

2.《外台秘要·卷第十一·消中消渴肾消方八首》

《千金》论曰：寻夫内消之为病，当由热中所作也，小便多于所饮，令人虚极短气。又内消者，食物皆消作小便，而又不渴。正观十年，梓州刺史李文博，先服白石英久，忽然房道强盛，经月余渐患渴，经数日小便大利，日夜百行以来，百方疗之，渐以增剧，四体羸惙不能起止，精神惚恍，口舌焦干而卒。此病虽稀，甚可畏也。利时脉沉细微弱，服枸杞汤即效。若恐不能长愈，服铅丹散立效，其间将服除热宣补丸。

枸杞汤方

枸杞枝叶一斤，栝蒌根三两，石膏三两，黄连三两，甘草（炙）二两。

上五味切，以水一斗，煮取三升，去滓，分温五服，日三夜二服。困重者多合，渴即饮之。忌海藻、菘菜、猪肉。

又铅丹散，主消渴，止小便数，兼消中悉主之方。

铅丹（熬，别研入）二分，栝蒌根十分，甘草（炙）十分，泽泻五分，胡粉（熬研入）二分，石膏（研）五分，白石脂（研入）五分，赤石脂五分。

上八味，捣研为散，水服方寸匕，日三服。少壮人一匕半。患一年者，服之一日瘥，二年者，二日瘥。渴甚者，夜二服。若腹中痛者减之。丸服亦佳，一服十丸，以瘥为度，不要伤多，令人腹痛。此方用之如神，已用经今三十余载矣。忌海藻、菘菜。文仲云：腹中痛者宜浆水，饮汁下之亦得。又《备急》云：不宜酒下，用麦汁下之亦得。丸服者，服十丸，日再服，合一剂救数人得愈。《古今录验》云：服此药了，经三两日，宜烂煮羊肝肚，空腹吃之，或作羹亦得，宜汤淡食之，候小便得咸苦，即宜服后花苁蓉丸，兼煮散将息。

又疗肾消渴小便数，宜补丸方。

黄芪三两，栝蒌三两，麦门冬（去心）三两，茯神三两，人参三两，甘草（炙）三两，黄连三两，知母三两，干地黄六两，石膏（研）六两，菟丝三两，肉苁蓉四两。

右十二味，末之，以牛胆汁三合，共蜜和丸梧子大，以茅根汁服三十丸，日渐加至五十丸，一名茯神丸。《集验》同。

又疗肾气不足，虚损消渴，小便数，腰痛，宜服肾沥汤方。

羊肾（去脂膜，切）一具，远志（去心）二两，人参二两，泽泻二两，干地黄二两，桂心二两，当归二两，龙骨二两，甘草（炙）二两，麦门冬（去心）一升，五味子五合，茯苓一两，芎䓖二两，黄芩一两，生姜六两，大枣（去核）二十枚。

右十六味，切，以水一斗五升，煮羊肾取一斗二升，纳药取三升，分三服。忌海藻、菘菜、生葱、酢物、芜荑。《集验》同。

又阿胶汤，疗久虚热，小便利而多，或服石散人虚热，多由汗出当风取冷，患脚气，喜发动，兼消渴肾消，脉细弱，服此即立减方。

阿胶三两，干姜二两，麻子一升，远志（去心）四两，附子（炮）一两，人参一两，甘草（炙）三两。

右七味切，以水七升，煮取二升半，去滓，纳胶令烊，分三服。说云：小便利多白，日夜数十行至一石，令五日服之甚良。忌海藻、菘菜、猪肉、冷水。

又肾消，夜尿七八升方。

鹿角（炙令焦）一具。

右一味，捣筛，酒服方寸匕，渐渐加至一匕半。

又黄芪汤，主消中，虚劳少气，小便数方。

黄芪二两，芍药二两，生姜二两，当归二两，桂心二两，甘草二两，大枣三十枚，麦门冬（去心）一两，干地黄一两，黄芩一两。

右十味，切，以水一斗，煮取三升，去滓，空腹温分三服。忌海藻、菘菜、生葱、芜荑。

《古今录验》论消渴病有三：一渴而饮水多，小便数，无脂，似麸片甜者，皆是消渴病也；二吃食多、不甚渴、小便少，似有油而数者，此是消中病也；三渴饮水不能多，但腿肿脚先瘦小，阴痿弱，数小便者，此是肾消病也，特忌房劳。若消渴者，倍黄连；消中者，倍栝蒌；肾消者，加芒硝六分，服前件铅丹丸，得小便咸苦如常，后恐虚惫者，并宜服此花苁蓉丸方。

花苁蓉八分，泽泻四分，五味子四分，紫巴戟天（去心）四分，地骨皮四分，磁石（研，水淘去赤汁，干之，研入）六分，人参六分，赤石脂（研入）六分，韭子（熬）五分，龙骨（研入）五分，甘草（炙）五分，牡丹皮五分，干地黄十分，禹余粮（研入）三分，桑螵蛸（炙）三十枚，栝蒌四分。

上十六味，捣筛，蜜和丸如梧子，以牛乳空腹下二十丸，日再服。忌海藻、菘菜、胡荽、芜荑等物。

又服前丸渴多者，不问食前后，服煮散方。

桑根白皮六分，薏苡仁六分，通草四分，紫苏茎叶四分，五味子六分，覆盆子八分，枸杞子八分，干地黄九分，茯苓十二分，菝葜十二分，黄芪二分。

右十一味，捣，以马尾罗筛之，分为五帖，每帖用水一升八合，煎取七合，去滓，温服。忌酢物、芜荑。（出第二十六卷中）

3.《外台秘要·卷第十一·消渴不宜针灸方一十首》

又有人患消渴，小便多而数，发在于春，经一夏，专服栝蒌及豉汁，得其力，渴渐瘥。然小便犹数甚，昼夜二十余行，常至三四升，极差不减二升也。转久便止，渐食肥腻，日久羸瘦，唇口干燥，吸吸少气，不得多语，心烦热，两脚酸，食乃兼倍于常，故不为气力者，然此病皆由虚热所为耳。

4.《外台秘要·卷第十七·五劳六极七伤方一十首》

《广济》疗五劳，七伤，六极，八风，十二痹，消渴，心下积聚，使人身体润，服之多情性，补益养精方。

生干地黄十二分，天门冬（去心）十分，干姜六分，菟丝（酒渍二宿，焙干，别捣）十分，石斛八分，当归六分，白术六分，甘草（炙）八分，肉苁蓉七分，芍药六分，人参八分，玄参六分，麦门冬（去心）十分，大黄八分，牛膝六分，紫菀六分，茯苓八分，防风六分，杏仁（去皮尖，熬）八分，麻子仁八分，地骨皮六分，椒（去目，汗）三分。

上二十二味，捣筛，蜜和丸如梧子，空腹酒下二十丸，日再服，渐加至三十丸。忌鲤鱼、海藻、菘菜、桃李、雀肉、大酢、芜荑等。

5.《外台秘要·卷第二十七·许仁则小便数多方四首》

许仁则论：此病有两种，一者小便多而渴，饮食渐加，肌肉渐减，乏气力，少颜色，此是消渴。一者小便虽数而不至多，又不渴，食饮亦不异常，或不至多能食，但稍遇天寒冷即小便多，更无别候，此是虚冷所致。大都两种俱缘肾气膀胱冷。渴不差，便能杀人。肾虚腰冷，无所为害，若候知是消渴，小便数，宜依后菝葜等八味汤、黄芪等十四味丸，并竹根等十味饮、小麦面等十四味煎，以次服之。

八、《备急千金要方》

校对版本：《备急千金要方》（上、下册）。唐·孙思邈。1994年，吉林人民出版社。

《备急千金要方·卷十一肝脏·肝虚实第二·补肝汤方》

治肝气不足两胁下满，筋急不得大息，四肢厥冷发抢心腹痛，目不明了，及妇人心痛乳痛，膝热，消渴，爪甲枯，口面青者。

甘草、桂心、山茱萸（《千金翼》作乌头）各一两，细辛、桃仁（《千金翼》作蕤仁）、柏子仁、茯苓、防风各二两，大枣二十四枚。

上九味㕮咀，以水九升，煮取五升，去滓，分三服。

2.《备急千金要方·卷十九肾脏方·精极第四·棘刺丸》

治虚劳，诸气不足，梦泄失精方。

棘刺、干姜、菟丝子各二两，天冬、乌头、小草、防葵、山药、萆薢、细辛、石龙芮、枸杞子、巴戟天、葳蕤、石斛、厚朴、牛膝、桂心各一两。

上十八味为末，蜜丸如梧子大，酒服五丸，日二服。（《深师方》以蜜杂鸡子白各半和丸，苦患风痿痹气，体不便，热烦满，少气消渴，加葳蕤、天冬、菟丝子）

3.《备急千金要方·卷二十一消渴淋闭方·消渴第一》

又曰：消渴之人，愈与未愈，常须思虑有大痈，何者消渴之人，必于大骨节间发痈疽而卒，所以戒之在大痈也，当预备痈药以防之。有人病渴利，始发于春，经一夏服栝蒌豉汁，得其力，渴渐瘥。然小便犹数甚，昼夜二十余行，常至三四升，极瘥不减二升也。转久便止，渐食肥腻，日就羸瘦，咽哽唇口焦燥，呼吸少气，不得多语，心烦热，两脚酸，食乃兼倍于常，而不为气力者，当知此病皆由虚热之所致。

4.《备急千金要方·卷二十一消渴淋闭方·消渴第一·增损肾沥汤》

治肾气不足，消渴、小便多腰痛方。

羊肾一具，远志、人参、泽泻、桂心、当归、茯苓、龙骨、干地黄、黄芩、甘草、川芎各二两，麦门冬一升，五味子半升，生姜六两，大枣二十枚。

上十六味㕮咀，以水一斗五升，先煮羊肾，取一斗二升，次下诸药，取三升，分三服。

5.《备急千金要方·卷二十一消渴淋闭方·消渴第一·棘刺丸》

治消渴阴脉绝胃反而吐食方

茯苓八两，泽泻四两，白术、桂心、生姜各三两，甘草一两。

上六味㕮咀，以水一斗煮小麦三升，取汁三升去麦，下药煮，取二升半服八合，日再服。

6.《备急千金要方·卷二十一消渴淋闭方·消渴第一·茯神煮散》

治虚热，四肢羸乏，渴热不止，消渴补虚。

茯神、苁蓉、葳蕤各四两，生石斛、黄连各八两，栝蒌根、丹参各五两，甘草、五味子、知母、当归、人参各三两，麦叶（《外台》作小麦）三升。

上十三味为末，以绢袋盛三方寸匕，水三升，煮取一升，日二服，一作一服。

7.《备急千金要方·卷二十一消渴淋闭方·消渴第一·巴郡太守奏三黄丸》

治男子五劳七伤，消渴，不生肌肉，妇人带下，手足寒热者方。

春三月黄芩四两，大黄三两，黄连四两，夏三月黄芩六两，大黄一两，黄连七两，秋三月黄芩六两，大黄二两，黄连三两，冬三月黄芩三两，大黄五两，黄连二两。

上三味随时加减和捣，以蜜为丸如大豆，饮服五丸，日三。不知，稍加至七丸，取下而已，一月病愈。久服走逐奔马，常试有验。（一本云：夏三月不服）

8.《备急千金要方·卷二十一消渴淋闭方·消渴第一·灸法》

论曰：凡消渴病经百日以上者，不得灸刺，灸刺则于疮上漏脓水不歇，遂至痈疽，羸瘦而死。亦忌有所误伤，但作针许大疮，所饮之水，皆于疮中变成脓水而出。若水出不止必死，慎之慎之。初得患者，可如方灸刺之佳。

9.《备急千金要方·卷三十针灸下·心腹第二·消渴病》

承浆，意舍，关冲，然谷，主消渴嗜饮。劳宫，主苦渴食不下。意舍，主消渴，身热，面目黄。曲池，主寒热渴。隐白，主饮渴。行间、太冲，主嗌干喜渴。商丘，主烦中渴。

九、《千金翼方》

校对版本：《千金翼方》。唐·孙思邈。1997 年，辽宁科学技术出版社。

1.《千金翼方·卷第二·本草上·玉石部上品·丹砂》

味甘，微寒，无毒。主身体五脏百病，养精神，安魂魄，益气明目，通血脉。止烦满消渴，益精神，悦泽人面。杀精魅邪恶鬼，除中恶，腹痛毒气，疗痿诸疮。

2.《千金翼方·卷第二·本草上·玉石部下品·礜石》

味辛甘，大热，生：温；熟：热，有毒。主寒热鼠瘘，蚀疮，死肌风痹，腹中坚癖邪气，除热，明目，下气，除膈中热，止消渴，益肝气，破积聚，痼冷腹痛，去鼻中息肉。

3.《千金翼方·卷第二·本草上·草部上品之上·实》

味甘，无毒。主风痹，消渴，益肾气，强阴，补不足，除邪湿。

4.《千金翼方·卷第二·本草上·草部中品之下·恶实》

味辛，平，无毒。主明目，补中，除风伤。根茎：疗伤寒寒热汗出，中风面肿，消渴热中，逐水。

5.《千金翼方·卷第三·本草中·木部上品·松脂》

味苦甘，温，无毒。主疽恶疮，头疡，白秃，疥瘙，风气，安五脏，除热，胃中伏热，咽干消渴，及风痹死肌。

6.《千金翼方·卷第四·本草下·果部·乌芋》

味苦甘，微寒，无毒。主消渴，痹热，温中益气。

7.《千金翼方·卷第二·本草上·草部上品之上·石斛》

味甘，平，无毒。主伤中，除痹下气，补五脏虚劳，羸瘦，强阴，益精，补内绝不足，平胃气，长肌肉，逐皮肤邪热，痱气，脚膝疼冷痹弱。

8.《千金翼方·卷第二·本草上·草部中品之上·葛根》

味甘，平，无毒。主消渴，身大热，呕吐，诸痹，起阴气，解诸毒。

9.《千金翼方·卷第三·本草中·木部上品·枸杞》

味苦，寒。根：大寒；子：微寒，无毒。主五内邪气，热中消渴，周痹风湿，下胸胁气，客热头痛。

10.《千金翼方·卷第四·本草下·虫鱼部·屎》

温，无毒。主肠鸣，热中，消渴，风痹瘾疹。

11.《千金翼方·卷第四·本草下·菜部·莼》

味甘，寒，无毒。主消渴，热痹。

12.《千金翼方·卷第四·本草下·有名未用·芥》

味苦，寒，无毒。主消渴，止血，妇人疾，除痹。

13.《千金翼方·卷第十一·小儿·眼病第三·补肝汤》

主肝气不足，两胁拘急痛，寒热目不明，并妇人心痛，乳痈胫热，消渴，爪甲枯，口面青矸方：甘草（炙）三两，柏子仁二两，防风三两，大枣（擘）二十枚，乌头（炮）二两，细辛二两，茯苓一两，蕤仁一两，桂心一两。

上九味，㕮咀，以水八升，煮取三升，分为三服。

14.《千金翼方·卷第十五·补益·补五脏第四·补肝汤》

主肝气不足，两胁满，筋急不得太息，四肢厥，寒热偏，淋溺石沙，腰尻少腹痛，妇人心腹四肢痛，乳痈，膝胫热，转筋遗溺，消渴，爪甲青枯，口噤面青，太息，疝瘕，上抢心，腹中痛，两眼不明，悉主之方。

蕤仁、柏子仁各一两，茯苓二两半，乌头（炮，去皮）四枚，大枣（擘）三十枚，牛黄、石胆、桂心各一两，细辛、防风、白术、甘草（炙）各三两。

上一十二味，㕮咀，以水一斗，煮取二升八合，分三服（一方用细辛二两、茯苓二两，强人大枣二十枚，无牛黄，白术、石胆各一两）。

15.《千金翼方·卷第十九·杂病中·消渴第一·大黄丸》

主消渴，小便多，大便秘方。

大黄一斤，栝蒌、土瓜根各八两，杏仁（去皮尖、双仁，熬）五合。

上四味，破大黄如棋子，冷水渍一宿，蒸曝干，捣筛为末，炼蜜和丸，如梧子大。以饮服五丸，日三，以知为度。

16.《千金翼方·卷第十九·杂病中·消渴第一·防己散》

主消渴，肌肤羸瘦，或乃转筋不能自止，小便不禁，悉主之方。

木防己一两，栝蒌、铅丹、黄连各二两。

上四味，捣筛为散。先食，以苦酒一升，以水二升合为浆，服方寸匕，日三服讫，当强饮，极令盈溢，一日再服则憎水，当不欲饮也。

17.《千金翼方·卷第十九·杂病中·饮食不消第七》

主一十七首，论一首。

太一白丸　主八痞，两胁积聚，有若盘盂，胸痛彻背，奄奄恻恻，里急气满噫，项强痛，极者耳聋，消渴，泻痢，手足烦，或有流肿，小便苦数，淋沥不尽，不能饮食，少气流饮，时复闷塞，少腹寒，大肠热，恍惚喜忘，意有不定，五缓六急，食不生肌肉，面目黧黑方。

狼毒、桂心各半两，乌头（炮，去皮）、附子（炮，去皮）、芍药各一两。

上五味，捣筛为末，炼蜜和，更捣三千杵，丸如梧子大。旦以酒服二丸，暮三丸，知热，止，令人消谷，长肌强中，久服大佳。

18.《千金翼方·卷第二十二·飞炼·飞炼研煮五石及和草药服疗第二·五石护命散》

治虚劳百病，羸瘦，咳逆短气，骨间有热，四肢烦疼，或肠鸣腹中绞痛，大小便不利，尿色赤黄，积时绕脐切痛急，眼眩冒闷，恶寒风痹，食饮不消，消渴呕逆，胸中胁下满气不得息，周体浮肿，痹重不得屈伸，唇口青，手足逆，齿牙疼，产妇中风及大肠寒，年老目暗，恶风头着巾帽，厚衣对火，腰脊痛，百病皆治，不可悉记，甚良。

十、《名医别录》

校对版本:《名医别录》。梁·陶弘景著，尚志钧辑校。1986 年，人民卫生出版社。

1.《名医别录·中品·卷第二·理石》

味甘，大寒，无毒。主除营卫中去来大热、结热，解烦毒，止消渴，及中风痿痹。

2.《名医别录·中品·卷第二·原蚕蛾》

雄者，有小毒。主益精气，强阴道，交接不倦，亦止精。屎，温，无毒。主治肠鸣，热中，消渴，风痹，瘾疹。

3. 《名医别录·中品·卷第二·乌芋》

味苦、甘，微寒，无毒。主治消渴，痹热，热中，益气。

4. 《名医别录·下品·卷第三·黑石华》

味甘，无毒。主阴痿，消渴，去热，治月水不利。

5. 《名医别录·下品·卷第三·芥》

味苦，寒，无毒。主治消渴，止血，妇人疾，除痹。

6. 《名医别录·下品·卷第三·莼》

味甘，寒，无毒。主治消渴，热痹。

十一、《本草经集注》

校对版本：《本草经集注》。梁·陶弘景编撰；尚志钧，尚元胜辑校。1994 年，人民卫生出版社。

1. 《本草经集注·序录下》

消渴：白石英、石膏、茯神、麦门冬、黄连、栝蒌、知母、枸杞根、小麦、芹竹叶、土瓜根、生葛根、李根、芦根、菰根、茅根、冬瓜、马乳、牛乳、羊乳。

2. 《本草经集注·玉石三品·上品·丹砂》

味甘，微寒，无毒。主治身体五脏百病，养精神，安魂魄，益气，明目，通血脉，止烦满，消渴，益精神，悦泽人面，杀精魅邪恶鬼，除中恶、腹痛、毒气、疥瘘、诸疮。久服通神明不老，轻身神仙，能化为汞，作末名真朱，光色如云母，可析者良。生涪陵山谷，采无时。（恶磁石，畏咸水）

3.《本草经集注·玉石三品·上品·硝石》

味苦、辛，寒、大寒，无毒。主治五脏积热，胃胀闭，涤去蓄结饮食，推陈致新，除邪气，治五脏十二经脉中百二十疾，暴伤寒，腹中大热，止烦满消渴，利小便及瘘蚀疮。炼之如膏。久服轻身。天地至神之物，能化成十二种石。一名芒硝，生益州山谷及武都、陇西、西羌，采无时。（萤火为之使，恶苦参、苦菜，畏女菀）

4.《本草经集注·玉石三品·上品·芒硝》

味辛、苦，大寒。主治五脏积聚，久热、胃闭，除邪气，破留血，腹中痰实结搏，通经脉，利大小便及月水，破五淋，推陈致新。生于朴硝。（石韦为之使，畏麦句姜）

其味苦，无毒。主消渴热中，止烦满，三月采于赤山。朴硝者，亦生山之阴，有盐咸苦之水，则朴硝生于其阳。其味苦无毒，其色黄白，主治热、腹中饱胀，养胃消谷，去邪气，亦得水而消，其疗与硝石小异。

5.《本草经集注·玉石三品·上品·紫石英》

味甘、辛，温，无毒。主治心腹咳逆邪气，补不足；女子风寒在子宫，绝孕十年无子；治上气心腹痛，寒热邪气结气，补心气不足；定惊悸，安魂魄，填下焦，止消渴，除胃中久寒，散痈肿，令人悦泽。久服温中，轻身延年。生太山山谷。采无时。

6.《本草经集注·玉石三品·中品·磁石》

味辛，咸，寒，无毒。主治周痹风湿，肢节中痛，不可持物，洗洗酸痟，除大热，烦满及耳聋。

247

7. 《本草经集注·玉石三品·中品·石膏》

味辛、甘，微寒、大寒，无毒。主治中风寒热，心下逆气惊喘。口干舌焦，不能息，腹中坚痛，除邪鬼，产乳，金疮。除时气，头痛，身热，三焦大热，皮肤热，肠胃中膈热，解肌发汗，止消渴，烦逆，腹胀，暴气喘息，咽热，亦可作浴汤。

8. 《本草经集注·玉石三品·中品·长石》

味辛、苦，寒，无毒。主治身热，胃中结气，四肢寒厥，利小便，通血脉。明目，去翳眇，去三虫，杀蛊毒。止消渴，下气，除胁肋肺间邪气。久服不饥。

9. 《本草经集注·玉石三品·中品·理石》

味辛、甘，寒、大寒，无毒。主治身热，利胃，解烦，益精，明目，破积聚，去三虫。除荣卫中去来大热，结热，解烦毒，止消渴，及中风痿痹。一名立制石，一名肌石，如石膏，顺理而细。生汉中山谷及卢山，采无时。（滑石为之使，畏麻黄）

10. 《本草经集注·玉石三品·下品·礜石》

味辛，甘，大热，生温、熟寒，有毒。主治寒热，鼠瘘，蚀疮，死肌，风痹，腹中坚癖，邪气，除热。明目，下气，除膈中热，止消渴，益肝气，破积聚，痼冷腹痛，去鼻中息肉。久服令人筋挛。火炼百日，服一刀圭。不炼服，则杀人及百兽。

11. 《本草经集注·玉石三品·下品·卤咸》

味苦、咸，寒，无毒。主治大热，消渴，狂烦，除邪及吐下蛊毒，柔肌肤。去五脏肠胃留热，结气，心下坚，食已呕逆，喘满，明目，目痛。

12.《本草经集注·草木上品·石斛》

味甘，平，无毒。主治伤中，除痹，下气，补五脏虚劳羸瘦，强阴。益精，补内绝不足，平胃气，长肌肉，逐皮肤邪热痱气，脚膝疼冷痹弱。

13.《本草经集注·草木上品·茈胡》

味苦，平、微寒，无毒。主治心腹，去肠胃中结气，饮食积聚，寒热邪气，推陈致新。除伤寒心下烦热，诸痰热结实，胸中邪逆，五脏间游气，大肠停积水胀，及湿痹拘挛，亦可作浴汤。

14.《本草经集注·草木上品·白蒿》

味甘，平，无毒。主治五脏邪气，风寒湿痹，补中益气，长毛发令黑，治心悬，少食常饥。

15.《本草经集注·草木上品·茯苓》

味甘，平，无毒。主治胸胁逆气，忧恚，惊邪恐悸，心下结痛，寒热，烦满，咳逆，止口焦舌干，利小便。止消渴唾，大腹淋沥，膈中痰水，水肿淋结，开胸腑，调脏气，伐肾邪，长阴，益气力，保神守中。

16.《本草经集注·草木上品·松脂》

味苦、甘，温，无毒。主治痈疽，恶疮，头疡，白秃，疥瘙，风气，安五脏，除热。胃中伏热，咽干，消渴，及风痹死肌。炼之令白。其赤者主恶风痹。久服轻身，不老延年。

17.《本草经集注·草木上品·泽泻》

味甘、咸，寒，无毒。主治风寒湿痹，乳难，消水，养五脏，益气力，肥健。补虚损五劳，除五脏痞满，起阴气，止泄精、消渴、淋沥，逐膀胱三焦停水。久服耳目聪明，不饥，延年，轻身，面生光，能行水上。扁鹊云：多服病患眼。一名水泻，一名及泻，一名芒芋，一名鹄泻。生汝南池泽。五月、六月、八月采根，阴干。畏海蛤、文蛤。叶，味咸，无毒。主大风，乳汁不出，产难，强阴气。久服轻身。五月采。实，味甘，无毒。主风痹，消渴，益肾气，强阴，补不足，除邪湿。久服面生光，令人无子。九月采。

18.《本草经集注·草木上品·人参》

味甘，微寒、微温，无毒。主补五脏，安精神，定魂魄。止惊悸，除邪气，明目。开心益智，治肠胃中冷，心腹鼓痛，胸胁逆满，霍乱吐逆，调中，止消渴，通血脉，破坚积，令人不忘。久服轻身延年。

19.《本草经集注·草木上品·枸杞》

味苦，寒，根大寒，子微寒，无毒。主治五内邪气，热中，消渴，周痹，风湿，下胸胁气，客热，头痛，补内伤，大劳，嘘吸，坚筋骨，强阴，利大小肠。久服坚筋骨，轻身，耐老，耐寒暑。

20.《本草经集注·草木上品·云实》

味辛、苦，温，无毒。主治泄痢肠澼，杀虫蛊毒，去邪恶结气，止痛，除寒热。消渴。

21.《本草经集注·草木上品·薏苡仁》

味甘，微寒，无毒。主治筋急拘挛，不可屈伸，风湿痹，下气。除筋骨邪气不仁，利肠胃，消水肿，令人能食。

久服轻身益气。其根：下三虫。一名解蠡，一名屋荌，一名起实，一名。生真定平泽及田野。八月采实，采根无时。

22. 《本草经集注·草木中品·薇衔》

味苦，平、微寒，无毒。主治风湿痹，历节痛，惊痫吐舌，悸气，贼风，鼠瘘，痈肿，暴症，逐水，治痿蹶。久服轻身明目。一名麋衔，一名承膏，一名承肌，一名无心，一名无颠。生汉中川泽及宛朐、邯郸。

23. 《本草经集注·草木中品·芍药》

味苦、酸，平、微寒，有小毒。主治邪气腹痛，除血痹，破坚积，寒热，疝瘕，止痛，利小便，益气。通顺血脉，缓中，散恶血，逐贼血，去水气，利胜膀大小肠，消痈肿，时行寒热，中恶，腹痛，腰痛。

24. 《本草经集注·草木中品·黄连》

味苦，寒、微寒，无毒。主治热气，目痛，眦伤泪出，明目，肠澼，腹痛。下痢，妇人阴中肿痛。五脏冷热，久下泄澼脓血，止消渴，大惊，除水，利骨，调胃，厚肠，益胆，治口疮。久服令人不忘。

25. 《本草经集注·草木中品·葛根》

味甘，平，无毒。主治消渴，身大热，呕吐，诸痹，起阴气，解诸毒。治伤寒中风头痛，解肌发表出汗，开腠理，治金疮，止痛，胁风痛。生根汁，大寒，治消渴，伤寒壮热。

26. 《本草经集注·草木中品·知母》

味苦，寒，无毒。主治消渴，热中，除邪气，肢体浮肿，下水，补不足，益气。治伤寒久疟烦热，胁下邪气，膈中恶，及风汗内疸。多服令人泄。

27.《本草经集注·草木中品·栝蒌根》

味苦，寒，无毒。主治消渴，身热，烦满，大热，补虚，安中，续绝伤。除肠胃中痼热，八疸身面黄，唇干口燥，短气，通月水，止小便利。

28.《本草经集注·草木中品·竹叶芹竹叶》

味苦，平、大寒，无毒。主治咳逆上气。溢筋急，恶疡，杀小虫。除烦热，风痉，喉痹，呕逆。竹笋：味甘，无毒。主治消渴，利水道，益气，可久食。干笋烧服，治五痔血。

29.《本草经集注·草木中品·桑根白皮》

味甘，寒，无毒。主治伤中，五劳，六极，羸瘦，崩中，脉绝，补虚，益气。去肺中水气，止唾血，热渴，水肿，腹满，胪胀，利水道，去寸白，可以缝创。采无时。出土上者杀人。叶：主除寒热，出汗。汁：解蜈蚣毒。桑耳：味甘，有毒。黑者，主女子漏下赤白汁，血病，癥瘕积聚，腹痛，阴阳寒热无子，治月水不调。其黄熟陈白者，止久泄，益气不饥。其金色者，治癖痹饮，积聚，腹病，金创。

30.《本草经集注·草木中品·王瓜》

味苦，寒，无毒。主治消渴，内痹，瘀血，月闭，寒热，酸疼，益气，愈聋。治诸邪气，热结，鼠瘘，散痈肿留血，妇人带下不通，下乳汁，止小便数不禁，逐四肢骨节中水，治马骨刺人疮。

31. 《本草经集注·草木下品·芦根》

味甘，寒。主治消渴，客热，止小便利。

32. 《本草经集注·草木下品·款冬》

味辛、甘，温，无毒。主治咳逆上气善喘，喉痹，诸惊痫，寒热，邪气，消渴，喘息呼吸。

33. 《本草经集注·草木下品·地榆》

味苦、甘、酸，微寒，无毒。主治妇人乳痓痛，七伤，带下十二病，止痛，除恶肉，止汗，治金疮。止脓血，诸瘘恶疮，热疮，消酒，除消渴，补绝伤，产后内塞，可作金疮膏。

34. 《本草经集注·草木下品·菰根》

大寒。主治肠胃痼热，消渴，止小便利。

35. 《本草经集注·虫兽三品·中品·牛角》

主下闭血，瘀血，疼痛，女人带下，下血。燔之，味苦，无毒。

髓：补中，填骨髓，久服增年。髓：味甘，温，无毒。主安五脏。平三焦，温骨髓，补中，续绝伤，益气，止泄痢，消渴，以酒服之。

肉：味甘，平，无毒。主治消渴，止吐泄，安中益气，养脾胃，自死者不良。

36. 《本草经集注·虫兽三品·上品·鲍鱼》

味辛、臭，温，无毒。主治坠堕，䐴蹶，踠折，瘀血、血痹在四肢不散者，女子崩中血不止。勿令中咸。

37. 《本草经集注·虫兽三品·中品·原蚕蛾》

雄者有小毒。主益精气，强阴道，交接不倦，亦止精。屎：温，无毒。主肠鸣，热中，消渴，风痹，瘾疹。

38.《本草经集注·果菜米谷有名无实·米食部药物·中品·赤小豆》

主下水，排痈肿脓血。味甘、酸，平、温，无毒。主寒热，热中，消渴，止泄，利小便，吐逆，猝澼，下胀满。

39.《本草经集注·果菜米谷有名无实·米食部药物·中品·粟米》

味咸，微寒，无毒。主养肾气，去胃痹，中热，益气。陈者：味苦，主胃热，消渴。利小便。

40.《本草经集注·果菜米谷有名无实·果部药物·中品·乌芋》

味苦、甘，微寒，无毒。主治消渴，痹热，热中，益气。一名藉姑，一名水萍。二月生叶，叶如芋。三月三日采根，曝干。

41.《本草经集注·果菜米谷有名无实·菜部药物·下品·莼》

味甘，寒，无毒。主消渴，热痹。

42.《本草经集注·果菜米谷有名无实·米食部药物·下品·腐婢》

味辛，平，无毒。主治疟疾，寒热，邪气，泄痢，阴不起。止消渴，病酒头痛。

43.《本草经集注·果菜米谷有名无实·有名无实类药物·草木类·芥》

味苦，寒，无毒。主治消渴，止血，妇人疾，除痹，一名梨，叶如大青。（《新修》三五五页，《政和》五四四页）

44.《本草经集注·果菜米谷有名无实·有名无实类药物·草木类·败石》

味苦，无毒。主治渴、痹。

45.《本草经集注·果菜米谷有名无实·有名无实类药物·草木类·节花》

味苦，无毒。主治伤中，痿痹，溢肿。皮：主脾中客热气。

十二、《海药本草》

校对版本：《海药本草》。五代·李珣原著，尚志钧辑校。1997年，人民卫生出版社。

1.《海药本草·玉石部卷第一·玉屑》

按《异物志》云：出昆仑。又《淮南子》云：出钟山。又云蓝田出美玉，燕口出璧玉。味咸，寒，无毒。主消渴，滋养五脏，止烦躁，宜共金银、麦门冬等同煎服之，甚有所益。

2.《海药本草·果米部卷第六·君迁子》

谨按刘斯《交州记》云：其实中有乳，汁甜美香好，微寒，无毒。主消渴烦热，镇心。久服轻身，亦得悦人颜色也。

第三节　宋金元时期文献汇编

一、《本草图经》

校对版本：《本草图经》。宋·苏颂编撰，尚志钧辑校。1994年，安徽科学技术出版社。

1.《本草图经·草部中品之下卷第七·艾叶》

艾叶，旧不著所出州土，但云生田野，今处处有之，以复道者为佳。云此种灸百病尤胜。初春布地生苗，茎类蒿，而叶背白，以苗短者为佳。三月三日、五月五日采叶，暴干，经陈久方可用。俗间亦生捣叶取汁饮，止心腹恶气。古方亦用熟艾拓金疮。又中风掣痛，不仁不随。并以干艾斛许，揉团之，内瓦甄中，并下塞诸孔，独留一目，以痛处著甄目下，烧艾一时，久知矣。又治癞，取于艾随多少，以浸曲酿酒如常法，饮之，觉瘳即差。近世亦有单服艾者，或用蒸木瓜丸之，或作汤空腹饮之，甚补虚羸，然亦有毒，其毒发，则热气冲上，狂躁不能禁，至攻眼有疮出血者，诚不可妄服也。

二、《证类本草》

校对版本：《证类本草》。宋·唐慎微。1993 年，华夏出版社。

1.《证类本草·卷第九·王瓜》

味苦，寒，无毒。主消渴，内痹，瘀血，月闭寒热，酸疼，益气，愈聋，疗诸邪气，热结，鼠瘘，散痈肿留血，妇人带下不通，下乳汁，止小便数不禁，逐四肢骨节中水，疗马骨刺人疮。一名土瓜。生鲁地平泽田野及人家垣墙间。三月采根，阴干。

2.《证类本草·卷第三十·黑石华》

味甘，无毒。主阴痿，消渴，去热，疗月水不利。生弗其劳山阴石间，采无时。

3.《证类本草·卷第三十·黄石华》

味甘，无毒。主阴痿，消渴，膈中热，去百毒。生液北山，黄色，采无时。

4.《证类本草·卷第十二·石松》

味苦、辛，温，无毒。主人久患风痹，脚膝疼冷，皮肤不仁，气力衰弱。久服好颜色，变白不老。浸酒良。生天台山石上。如松，高一二尺也。

5.《证类本草·卷第三·硝石》

味苦、辛，寒、大寒，无毒。主五脏积热，胃胀闭，涤去蓄结饮食，推陈致新，除邪气，疗五脏十二经脉中百二十疾，暴伤寒、腹中大热，止烦满、消渴，利小便及瘘蚀疮。

6.《证类本草·卷第六·泽泻》

味甘、咸，寒，无毒。主风寒湿痹，乳难，消水，养五脏，益气力，肥健，补虚损五劳，除五脏痞满，起阴气，止泄精、消渴、淋沥，逐膀胱三焦停水。久服耳目聪明，不饥，延年，轻身，面生光，能行水上。

实，味甘，无毒。主风痹、消渴，益肾气，强阴，补不足，除邪湿。

7.《证类本草·卷第六·捶胡根》

味甘，寒，无毒。主润五脏，止消渴，除烦，去热，明目，功用如麦门冬。

8.《证类本草·卷第七·云实》

味辛、苦，温，无毒。主泄痢肠澼，杀虫蛊毒，去邪恶结气，止痛，除寒热，消渴。

9. 《证类本草·卷第八·葛根》

味甘，平，无毒。主消渴，身大热，呕吐，诸痹，起阴气，解诸毒，疗伤寒中风头痛，解肌发表出汗，开腠理，疗金疮，止痛胁风痛。

10. 《证类本草·卷第八·黄芩》

又《千金方》：巴郡太守奏加减三黄丸，疗男子五劳七伤，消渴，不生肌肉，妇人带下，手足寒热者。

11. 《证类本草·卷第九·水萍》

味辛、酸，寒，无毒。主暴热身痒，下水气，胜酒，长须发，止消渴，下气。以沐浴，生毛发。

12. 《证类本草·卷第十一·菰根》

大寒。主肠胃痼热，消渴，止小便利。

13. 《证类本草·卷第十一·芦根》

味甘，寒。主消渴，客热，止小便利。

14. 《证类本草·卷第十二·茯苓》

味甘，平，无毒。主胸胁逆气，忧恚、惊邪、恐悸，心下结痛，寒热，烦满，咳逆，口焦舌干，利小便，止消渴，好睡，大腹淋沥，膈中痰水，水肿淋结，开胸腑，调脏气，伐肾邪，长阴，益气力，保神守中。

15. 《证类本草·卷第十三·竹叶》

竹笋（蜀本作诸笋），味甘，无毒。主消渴，利水道，益气。可久食。

16. 《证类本草·卷第十三·栀子》

味苦，寒、大寒，无毒。主五内邪气，胃中热气，面赤酒疱，渣鼻白癞，赤癞疮疡，疗目热赤痛，胸心大小肠大热，心中烦闷，胃中热气。去热毒风，利五淋，主中恶，通小便，解五种黄病，明目，治时疾，除热及消渴口干，目赤肿病。

17.《证类本草·卷第十六·牛乳》

微寒。补虚羸，止渴。《食医心镜》主消渴，口干。牛乳微寒，补虚羸。《广利方》：消渴，心脾中热，下焦虚冷，小便多，渐羸瘦。

18.《证类本草·卷第二十·上品·魁蛤》

食疗寒，润五脏，治消渴，开关节。服丹石人食之，使人免有疮肿及热毒所生也。

19.《证类本草·卷第二十二·下品·蚌》

冷，无毒。明目，止消渴，除烦，解热毒，补妇人虚劳，下血并痔瘘，血崩带下，压丹石药毒。

20.《证类本草·卷第二十五·青粱米》

味甘，微寒，无毒。主胃痹，热中，消渴，止泄痢，利小便，益气补中，轻身长年。

21.《证类本草·卷第三十·天花粉》

生明州。味苦，寒，无毒。主消渴，身热，烦满，大热，补气安中，续绝伤，除肠中固热，八疸身面黄，唇干口燥，短气，通月水，止小便利。

22.《证类本草·卷第十一·菰草》

味甘，大寒，无毒。主湿痹，消水气。合赤小豆煮食之，勿与盐。主脚气，顽痹，虚肿，小腹急，小便赤涩，捣叶敷毒肿。又绞取汁服之。主消渴。生水田中，似结缕，叶长，马食之。《尔雅》云：菰，蔓于。

23.《证类本草·卷第十八·麋脂》

味辛，温，无毒。主痈肿、恶疮、死肌，寒风湿痹，四肢拘缓不收，风头肿气，通腠理，柔皮肤。不可近阴，令痿。一名官脂。

24.《证类本草·卷第二十五·青粱米》

味甘，微寒，无毒。主胃痹，热中，消渴，止泄痢，利小便，益气补中，轻身长年。

三、《太平圣惠方》

校对版本：《太平圣惠方》。宋·王怀隐等编。1958年，人民卫生出版社。

1.《太平圣惠方·卷第五·脾脏论》

胃为腑主表，脾为脏主里。脾气盛为形有余，则病腹胀，小便不利，身重苦饥，足痿不收，喜瘛，脚下痛，是为脾气之实也，则宜泻之。

2.《太平圣惠方·卷第九十四·神仙服天门冬法》

神仙服天门冬饼子法。

治虚劳绝伤，年老衰损，羸瘦，偏枯不起，风湿不仁，冷痹，心腹积聚，恶疮痈肿，癞疾，重者遍身脓坏，鼻柱败烂，服之皮脱虫出，肌肉如故，此无所不治。亦治阴萎，耳聋目暗，久服白发变黑，齿落重生，延年，入水不濡，年心腹痼疾并皆去矣，令人长生气力百倍。

天门冬一石捣取汁三斗，白蜜二升，胡麻末（微炒）四升。

3.《太平圣惠方·卷第三十八·飞炼石英及单服石英法》

治消渴，阴痿不足，咳逆，胸膈间久寒，益气除风湿痹，肺萎，下气利小便，补五脏，明目轻身。

4.《太平圣惠方·卷第五十三·三消论》

夫三消者，一名消渴，二名消中，三名消肾。此盖由少年服乳石热药，耽嗜酒肉荤辛，热面炙煿，荒淫色欲，不能将理，致使津液耗竭，元气衰虚，热毒积聚于心肺，腥膻并伤于胃腑，脾中受热，小脏干枯，四体尪羸，精神恍惚，口苦舌干，日加燥渴。一则饮水多而小便少者，消渴也。二则吃食多而饮水少，小便少而赤黄者，消中也。三则饮水随饮便下，小便味甘而白浊，腰腿消瘦者，消肾也。斯皆五脏精液枯竭，经络血涩，荣卫不行，热气留滞，遂成斯疾也。

5.《太平圣惠方·卷第五十三·治消渴诸方》

治消渴，吃水渐多，小便涩少，皮肤干燥，心神烦热，宜服此方。

密陀僧（细研）半两，黄连（去须）半两，滑石（细研）半两，栝蒌根半两。

上件药，捣细罗为散，入研了药令匀，不计时候，用清粥饮调下一钱。

治消渴久不止，心神烦壅，眠卧不安，宜服此方。

黄连（去须）一两，皂荚树鹅（微炙）一两，苦参（锉）二两，栝蒌根二两，赤茯苓二两，知母二两，白石英（细研）一两，金箔（细研）五十片，银箔（细研）五十片。

上件药，捣罗为末，入石英金银箔相和，研令匀，以炼蜜和捣三五百杵，丸如梧桐子大，每服不计时候，煮小麦汤下三十丸，竹叶汤下亦得。

治消渴久不瘥，吃食少，心神烦乱，宜服此方。

黄连（去须）一两（斤），生地黄（烂研布绞取汁）五斤。

上捣黄连碎，入地黄汁内，浸一宿，曝干，又浸，又曝，令地黄汁尽为度，曝干捣罗为末，炼蜜和捣三五百杵，丸如梧桐子大，不计时候，以清粥饮下二十丸。

6.《太平圣惠方·卷第五十三·治消渴饮水过度诸方》

治消渴饮水，过多不止，心神恍惚，卧不安稳，羚羊角散方。

羚羊角屑三分，知母三分，黄芪（锉）三分，栝萎根三分，麦门冬（去心）三分，茯神三分，地骨皮三分，人参（去芦头）三分，防风（去芦头）三分，甘草（炙微赤锉）半两，石膏一两半，酸枣仁（微炒）三分，黄芩半两。

上件药，捣筛为散，每服五钱。以水一大盏，入生姜半分，淡竹叶二七片，小麦半合，煎至五分，去滓，每于食后温服。

7.《太平圣惠方·卷第九十五·药酒序·枸杞酒方》

枸杞酒，除五脏邪气，消渴风湿，下胸胁气，利大小肠，填骨髓，长肌肉，治五劳七伤，利耳目，消积瘀，伤寒，瘴气虚劳，呼吸短气，及肺气肿痹，并主之方。

米（黍糯并得）一硕，细曲（捣碎）十斤，生地黄（净洗细切）一十斤，枸杞根（刮去浮皮，寸锉，以水二硕渍三日，煮取汁一硕）二十斤，豆豉（以枸杞汤煮取汁）二升，秋麻子仁（微炒细研，以枸杞汤淋绞取汁）三升。

上以地黄一味，共米同蒸熟，候饭如人体温，以药汁都和一处，入瓮密盖头，经三七日即开，冬温夏冷，日可三杯。

8.《太平圣惠方·卷第九十七·补益虚损于诸肉中蒸煮石英及取汁作食治法》

治肾气虚损，阴萎，周痹风湿，肢节中痛不可持物，石英水煮粥法。

白石英二十两，磁石（并捶碎）二十两。

上件药，以水二斗，器中浸，于露地安置，夜即揭盖，令得星月气。每日取水作羹粥，及煎茶汤吃，皆用之。用却一升，即添一升，服经一年，诸风并瘥，气力强盛，颜如童子。

四、太平惠民和剂局方

校对版本：《太平惠民和剂局方》。宋·陈师文等编1997 年，辽宁科学技术出版社。

1.《太平惠民和剂局方·卷之五·治诸虚·八味丸》

治肾气虚乏，下元冷惫，脐腹疼痛，夜多漩溺，脚膝缓弱，肢体倦怠，面色黧黑，不思饮食。又治脚气上冲，少腹不仁，及虚劳不足，渴欲饮水，腰重疼痛，少腹拘急，小便不利；或男子消渴，小便反多；妇人转胞，小便不通，并宜服之。

牡丹皮、白茯苓、泽泻各三两，熟干地黄八两，山茱萸、山药各四两，附子（炮，去皮、脐）、肉桂（去粗皮）各二两。

上为末，炼蜜丸如梧桐子大。每服十五丸至二十五丸，温酒下，空心，食前，日二服。久服壮元阳，益精髓，活血驻颜，强志轻身。

2.《太平惠民和剂局方·卷之五·宝庆新增方·清心莲子饮》

治心中蓄积，时常烦躁，因而思虑劳力，忧愁抑郁，是致小便白浊，或有沙膜，夜梦走泄，遗沥涩痛，便赤如血；或因酒色过度，上盛下虚，心火炎上，肺金受克，口舌干燥，渐成消渴，睡卧不安，四肢倦怠，男子五淋，妇人带下赤白；及病后气不收敛，阳浮于外，五心烦热。药性温平，不冷不热，常服清心养神，秘精补虚，滋润肠胃，调顺血气。

黄芩、麦门冬（去心）、地骨皮、车前子、甘草（炙）各半两，石莲肉（去心）、白茯苓、黄芪（蜜炙）、人参各七两半。

上锉散。每三钱，麦门冬十粒，水一盏半，煎取八分，去滓，水中沉冷，空心，食前服。发热加柴胡、薄荷煎。

3.《太平惠民和剂局方·卷之五·续添诸局经验秘方·十补丸》

治真气虚损，下焦伤竭，脐腹强急，腰脚疼痛，亡血盗汗，遗泄白浊，大便自利，小便滑数，或三消渴疾，饮食倍常，肌肉消瘦，阳事不举，颜色枯槁。久服补五脏，行荣卫，益精髓，进饮食。

附子（炮，去皮、脐）、肉桂（去粗皮）、巴戟（去心）、破故纸（炒）、干姜（炮）、远志（去心，姜汁浸，炒）、菟丝子（酒浸，别研）、赤石脂（煅）、厚朴（去粗皮，姜汁炙）各一两，川椒（去目及闭口者，炒出汗）二两。

上为末，酒糊丸，如梧桐子大。每服三十丸至五十丸，温酒、盐汤任下。

五、《普济本事方》

校对版本：《普济本事方》。宋·许叔微述。1959 年，上海科学技术出版社。

1.《普济本事方·卷第六·诸嗽虚汗消渴·神效散》治渴疾饮水不止。

白浮石、蛤粉、蝉壳（去头、足）各等份。

右细末，用鲫鱼胆七个，调三钱服，不拘时候，神效。

《古方验录论》：消渴有三种：一者渴而饮水多，小便数，脂似麸片，甜者消渴病也；二者吃食多，不甚渴，小便少，似有油而数者，消中病也；三者渴饮水不能多，但腿肿，脚先瘦小，阴痿弱，小便数，此肾消病也。特忌房劳。

肾气圆。《千金》云：消渴病所忌者有三：一饮酒，二房室，三咸食及面。能忌此，虽不服药，亦自可。消渴之人，愈与未愈，常须虑患大痈。必于骨节间忽发痈疽而卒。

六、《全生指迷方》

校对版本：《全生指迷方·洪氏集验方》。宋·王贶。1986 年，人民卫生出版社。

1. 《全生指迷方·卷三·消证》

论曰：消渴之病，其来有二，或少服五石汤丸，恣欲不节，不待年高气血衰耗，石性独存，火烈焦槁，精血涸竭，其状渴而肌肉消。又有积久饮酒，酒性酷热，熏蒸五脏，津液枯燥而血涩，其状渴而肉不消。如解五石毒者，宜罂粟汤。欲止渴者，宜菟丝子丸。大渴而加烦热者，宜马通散、栝蒌粉。

七、《扁鹊心书》

校对版本：《扁鹊心书》。宋·窦材辑。1992 年，中国古籍出版社。

1. 《扁鹊心书·金液丹》

此丹治二十种阴疽，三十种风疾，一切虚劳，水肿，脾泄，注下，休息痢，消渴，肺胀，大小便闭，吐衄，尿血，霍乱，吐泻，目中内障，尸厥，气厥，骨蒸潮热，阴证，阴毒，心腹疼痛，心下作痞，小腹两胁急痛，胃寒，水谷不化，日久膀胱疝气膨膈，女人子宫虚寒，久无子息，赤白带下，脐腹作痛，小儿急慢惊风，一切疑难大病，治之无不效验。

八、《鸡峰普济方》

校对版本:《鸡峰普济方》。宋·张锐。1988 年,中医古籍出版社。

1.《鸡峰普济方·卷第二·脚气》

石南煎丸

治肾气虚弱,风湿脚气,筋脉拘急挛痹,缓弱下气,除筋骨间邪气,阴不仁,寒厥痿痹,腰脊痛,脚膝冷,转筋腿紧,不能久立,及如履物隐痛。

石南叶、附子、防风、桂各六两,牛膝、白茯苓各八分,熟地黄、菟丝子、薏苡仁各十分,五加皮六分,木瓜一两。

上为细末,用大木瓜一个,去皮,穰蒸熟,研成膏,和前药末为剂,如干,更入少熟蜜,和丸如梧桐子大,空心,薏苡汤下三十丸,日二服。

食前丸调补,寻常服之,不令脚气发动,疏散营卫气血,风气通行。《阴脚气论》曰:阳气衰于下则为寒厥,其人足胫寒,筋挛急,胫酸膝冷痛,或顽痹不仁,恶明好净,此其候也。宜以食前丸金牙酒、侧子酒、八味丸、海桐皮散、木香饮子、松节散及灸风市穴即愈。(金牙酒、侧子酒在前,八味丸、海桐皮散、木香饮子、松节散及灸风市穴法在后)

木香、白茯苓、羚羊角、薏苡仁、槟榔各二两,熟地黄、楮实各三两,旋覆花、桂各一两,大黄一分。

上为细末,炼蜜和丸,如梧桐子,空心,温酒下三十丸。

2.《鸡峰普济方·卷第四·补虚》

八味丸

治虚损不足，大渴饮水，腰脊痛，小肠拘急，小便不利，及脚气上入，小腹不仁。

熟地黄、山茱萸、薯蓣各四两，泽泻、牡丹皮、白茯苓、桂心、附子各二两。

上为细末，炼蜜和丸，如桐子大，每服二十丸，空心，木瓜汤下，加至三十丸。

3.《鸡峰普济方·卷第十五·消渴水》

熟干地黄丸

治病肾，烦渴，小便数，多脚弱，阴萎，唇干眼涩，身体乏力。

熟干地黄二两，五味子、泽泻、远志、牛膝、玄参、车前子、桑螵蛸、山茱萸、桂心、人参、附子各半两，黄芪、枸杞子、肉苁蓉、薯蓣、牡丹、白茯苓、甘草各三分，麦门冬一两半，菟丝子、白石英各一两。

上为细末，入石英研，令匀炼蜜，和杵三五百下丸梧桐子大，每于食前以温酒下三十丸。

苁蓉丸

治病肾，小便滑数，四肢羸瘦，脚膝乏力。

肉苁蓉一两，熟干地黄一两半，麦门冬二两，泽泻、五味子各半两，磁石、黄芪、人参各一两，桂半两，巴戟半两，地骨皮三分，当归半两，鸡肶胫一两，赤石脂半两，韭子半两，白龙骨半两，甘草半两，禹余粮三分，牡丹皮半两，桑螵蛸一两半。

上为细末，入研了药，令匀炼蜜，和杵三五百下丸梧桐子大，每服食前清粥饮下三十丸。

山茱萸丸

治三消，饮食倍多，肌体羸瘦，小便频数，口干喜饮。

山茱萸、鹿茸、附子（炮）、五味子、苁蓉、巴戟、泽泻、禹余粮、牡丹皮各一两半，磁石、麦门冬、赤石脂、白龙骨各三两，栝蒌、熟干地黄、韭子各二两半，桂心一两一分。

上为细末，炼蜜和丸梧桐子大，每服二十丸，空心，酒下，日再服。

肾沥汤

治痟肾，气虚损，发渴，小便数，腰膝痛。

鸡肶胵、远志、人参、黄芪、泽泻、桑螵蛸、熟干地黄、桂、当归、龙骨各一两，甘草半两，麦门冬二两，五味子半两，磁石三两，白茯苓一两，芎䓖二两，玄参半两。

上为末，每服用羊肾一对，切去脂膜，先以水一大盏半，煮肾至一盏，去水上浮膜及肾，次入药三钱，生姜半分，煎至五分，去滓，空心，温服，晚食前再服。

花苁蓉丸

《古今录验》论消渴病有三，一渴而饮水多，小便数，其脂似麸片甜者，此是消渴病。二吃食多不甚渴，小便少，似有油而数者，此是消中病也。三渴水不多，但腿肿脚先瘦小，阴萎弱，数小便者，此是肾消病也。特忌房劳。若消渴者，倍黄连。消中者，倍栝蒌。肾消者，加芒硝六分，服前件铅丹丸，得小便咸苦如常，后恐虚惫者，并宜服此。

花苁蓉八分，泽泻、五味子、紫巴戟天、地骨白皮、栝蒌各四分，磁石、人参、赤石脂各六分，干姜十分，禹余粮三分，桑螵蛸三十个。

上为细末，炼蜜和丸，梧桐子大，以牛乳空腹下二十丸，日再服，忌海藻、菘菜、胡荽、芜荑等。

黄连黄芪丸

治痟肾，小便白浊，四肢羸瘦，渐至困乏。

黄芪、黄连、熟干地黄、牡蛎、鹿茸各一两，白茯苓、土瓜根、玄参、地骨皮、龙骨、人参、桑螵蛸、五味子各三分，麦门冬二两，菝葜半两。

上为细末，炼蜜和杵五七百下丸，梧桐子大，每服三十丸，食前米饮下。

鸡内金散

治消渴。

朱砂、黄连、铁粉、栝蒌各三两，赤石脂、芦荟、龙骨各二两，铅丹、胡粉各一两，甘草、泽泻各一两半，牡蛎三分，螵蛸三十个，鸡胚腔七个。

上为细末，空心，大麦汤调下，三钱匕，小便减，渴止，食后服。

薯蓣丸

治痟肾，小便滑数，四肢少力，羸瘦困乏，全不思食。

薯蓣、鸡胚腔、熟地黄、牡丹皮、黄芪、栝蒌根、白龙骨、白茯苓、山茱萸、桂、泽泻、附子、枸杞子各半两，麦门冬二两。

上为末，炼蜜和杵三五百下丸，梧桐子大，每服食前以清粥饮下三十丸。

茱萸黄芪丸

治痟肾，心神虚烦，小便无度，四肢羸瘦，不思饮食，唇舌干燥，脚膝乏力。

黄芪、山茱萸、人参、五味子各三分，熟干地黄、鸡胚胫、肉苁蓉、牛膝、补骨脂、鹿茸各一两，麦门冬二两，地骨皮、白茯苓、玄参各半两。

上为细末，炼蜜和杵三五百下丸，梧桐子大，每于食前以粥饮下三十丸。

人参肾沥汤

治大虚不足，小便数，嘘吸焦渴，引饮膀胱满。

人参、石斛、麦门冬、泽泻、熟地黄、栝蒌根、地骨各两，远志、甘草、当归、五味子、桑白皮、桂心、茯苓各半两。

上为粗末，以水一盏半，煮羊肾一个至一盏，入药二钱，仍先去肾煎至六分，去滓温服不以时。

增损肾沥汤

治肾气不足，消渴小便数，腰痛，乏力消瘦。

远志、人参、泽泻、熟地黄、当归各三分，桂、茯苓、黄芩、甘草、芎䓖、龙骨各一分，五味子二分，麦门冬二分。

上为粗末，以水一盏半，煮羊肾一个至一盏，去肾入药二钱，煎至六分去滓，温服，日三，兼服后方。

熟地黄散

治痟肾，小便滑数，口干心烦，皮肤干燥，腿膝消细渐至无力。

熟干地黄、鸡胚胫、黄芪、白茯苓、牡蛎粉、人参、牛膝各一两，麦门冬、桑螵蛸、枸杞子各三分，龙骨一两半。

上为细末，每服三钱，以水一中盏，煎至六分去滓，非时温服。

白茯苓丸

治痟肾，因痟中之后，胃热入肾，消烁肾脂，令肾枯燥，遂致此病，即两腿渐细，腰脚无力。

白茯苓、覆盆子、黄连、人参、栝蒌根、熟干地黄、萆薢、玄参各一两，鸡胚胫三个，石斛、蛇床子各三分。

上为细末，炼蜜和杵三五百下丸，梧桐子大，每于食前煎磁石汤，下三十丸。

千金古瓦汤

治消渴虚乏，食少无力，小便频数。

白术四分，熟干地黄八分，陈皮、人参、甘草、黄芩、远志各三分，当归、桂、白芍药各三分。

上为粗末，每服四钱，先以水三大碗，煮屋上瓦二两（二十年以上者打碎如皂子大），煮至一碗半，去瓦块入药末，并生姜十片，枣一个，再煎至二大盏，去滓，放温服，渴时饮之，多吃不妨。

肾气丸

治肾不足，羸瘦日剧，吸吸少气，体重耳聋，小便频浊，渴欲饮水，腰脚无力，行履艰难。

熟地黄八两，山药、山茱萸各四两，牡丹、泽泻、茯苓各三两，附子、桂心各二两。

上为细末，炼蜜和丸梧桐子大，每服三十丸，空心，酒下。

阿胶汤

治虚热，小便利而多，服石散人，小肠虚热，当风取冷，患脚气，喜发动兼渴消肾，脉细弱微，宜此汤。

阿胶半两，干姜十分，麻子仁、远志各一两半，附子一个。

上为粗末，每服二钱，以水一盏煎至六分，去滓，温服，不以时。

枸杞汤

治虚劳，口中苦渴，骨节烦热或寒。

枸杞根五升，麦门冬三升，小麦二升。

上三味，以水二斗，煮麦熟药成，去滓，每服一升，日再服。

茱萸丸

若其人素渴引饮，一旦不渴，小便日夜数十行，气乏内消，谓之消中。

苁蓉、五味子、山茱萸、干山药。

上等份为细末，酒煮面糊为丸，梧桐子大，米饮下三十丸，空心。

九、《女科百问》

校对版本：《女科百问》。宋·齐仲甫。1983 年，上海古籍出版社。

1. 《女科百问·卷上·第三十八问妇人渴病与三消之病同异》

答曰：夫渴之为病一也。推其受病之源，所得各异。《指迷方》论消渴之病，自来有二，多缘嗜欲太甚，自为虚寒，服五石汤丸，猛烈燥药，积之在脏，遂至精血枯涸。又久饮酒者，酒性酷热，熏蒸于脏肺，是致津液耗竭，渴乃生焉。妇人之渴，多因损血，血虚则热，热则能消饮，所以多渴。故与男子之病有异也。

柏子仁汤

滋养营卫，调心顺气，亦治上焦虚热，烦燥口苦，四肢倦怠，津液内燥，服之效。

新萝参、黄芪、茯神、栝蒌根、天门冬（去心）、麦门冬（去心）、甘草各一两，北五味（炒）半两，柏子仁半两，熟地二两。

上为粗末，每服五钱，水一盏半，姜三片，枣三枚，煎七分，去滓温服，不拘时。

辰砂聚宝丹

治心肺积蕴虚热，口苦舌干面赤，大便渗泄，肌肉瘦瘁，四肢少力，精神恍惚。又治消渴，消中，消肾，三焦留热。

铁粉三钱半，牡蛎三钱半，辰砂半两，栝蒌根半两，黄连二钱半，金银箔（为衣）各五十片，知母三钱半，新萝参半两，白扁豆（汤浸去皮取末）半两。

上件栝蒌根末等五味，同前药末，用生栝蒌根去皮，取汁一盏，白沙蜜一小盏，同银器中炼七八沸，候冷，和药为丸，如梧桐子大。每服三十丸，煎麦门冬汤放冷送下，食后，一日之间三服。

十、《察病指南》

校对版本：《察病指南》。宋·施桂堂。1957年，上海卫生出版社。

1.《察病指南·卷下·五脏虚实外候》

脾实则腹胀，大便不利，足痿不收，行善瘛，脚下痛，身重苦饥，宜泻之。虚则吐逆，腹胀肠鸣，饮食不化，泄利无时，宜补之。

十一、《严氏济生方》

校对版本：《重订严氏济生方》。宋·严用和。1980年，人民卫生出版社。

1.《严氏济生方·消渴门·消渴论治》

消渴者，多渴而利；内消者，由热中所作，小便多，于所饮食物皆消作小便，而反不渴，令人虚极短气；强中者，茎长兴盛，不交精液自出，皆当审处，施以治法。大抵消渴之人，愈与未愈，常防患痈疾。其所慎者有三：一饮酒，二房劳，三碱食及面。能慎此者，虽不服药而自可愈。不如此者，纵有金丹，亦不可救，深思慎之。

荠苨丸

治强中为病，茎长兴盛，不交精液自出，消渴之后，多作痈疽，多由过服丹石所致。

荠苨、大豆（去皮）、茯神（去木）、磁石（煅，研极细）、玄参、栝蒌根、石斛（去根）地骨皮（去木）、熟地黄（酒浸）、鹿角各一两，沉香（不见火）、人参各半两。

右为细末，用猪肾一具，煮如食法，令烂，杵和为丸，如梧桐子大，每服七十丸，空心，用盐汤送下。如不可丸，入少酒糊亦可。

十二、《仁斋直指方论》

校对版本：《新校注杨仁斋医书·仁斋直指方论》。宋·杨士瀛。1989 年，福建科学技术出版社。

1. 《仁斋直指方论·卷之十七·消渴·消渴方论》

消渴轻也，消中甚焉，消肾又甚焉，若强中则其毙可立待也。虽然，真水不充，日从事于杯勺之水，其间小便或油腻，或赤黄，或泔白，或渴而且利，或渴而不利，或不渴而利，但所食之物，皆从小便出焉。甚而水气浸渍，溢于肌肤，则胀为肿满，猛火自炎，留于肌肉，则发为痈疽，此又病之深而证之变者也。

2. 《仁斋直指方论·卷之十七·消渴·附诸方》

生津甘露饮子（东垣方）　治膈消，大渴饮水无度，舌上赤涩，上下齿皆麻，舌根强硬肿痛，食不下，腹时胀痛，浑身色黄白，白睛黄，甚则四肢痿弱无力，面尘脱色，胁下急痛，善嚏善怒，臀腰背寒，两丸冷甚。

石膏一钱二分，人参、炙甘草各二钱，生甘草、山栀子、荜澄茄、白豆蔻、香白芷、连翘各一钱，杏仁（去皮尖）、黄柏（酒拌）各一钱半，白葵、麦门冬各半钱，黄连、木香各三分，桔梗三钱，升麻、知母（酒制）各二钱，姜黄一钱，当归身半钱，全蝎二个，藿香二分，柴胡三分，兰香半钱。

上件为细末，如法汤浸蒸饼，和匀成剂，捻作饼子，晒半干，杵碎筛，如黄米大。食后每服二钱，抄于掌中，以舌舐之，随津唾下，或送以白汤少许亦可。此制之缓也，不唯不成中满，亦不传下消矣。戊申正月七日叶律千户服此大效。

人参白术汤（《宣明方》）　治胃膈瘅热烦满，饥不欲食，瘅成为消中，善食而瘦，燥热郁甚，而成消渴，多饮而数小便。兼疗一切阳实阴虚，风热燥郁，头目昏眩，中风偏枯，酒过积毒，一切肠胃燥涩，倦闷壅塞，疮疥痤痹，并伤寒杂病，产后烦渴，气液不得宣通。

人参、白术、当归、芍药、大黄、山栀子、荆芥穗、薄荷、桔梗、知母、泽泻各半两，茯苓（去皮）、连翘、瓜蒌根、干葛各一两，甘草三两，藿香叶、青木香、官桂各一分，即二钱半是也，石膏四两，寒水石二两，滑石半斤。

上为细末。每服抄五钱，水一茶盏，入盆消半两，生姜三片，煎至半盏，绞汁，入蜜少许，温服。渐加至十余钱，得脏腑流利取效。如常服，以意加减，兼服消痞丸散，以散肠胃结。治湿热内甚自利者，去大黄、芒硝。

十三、《三消论》

校对版本：《刘完素医学全书》。胡国臣总主编。2006年，中国中医药出版社。

世为消渴之证，乃肠胃之外燥热，痞闭其渗泄之道路。水虽入肠胃之内，不能渗泄于外，故小便数而复渴。此数句足以尽其理也。试取《内经》凡言渴者，尽明之矣。有言心肺气厥而渴者，有言肝痹而渴者；有言脾热而渴者；有言肾热而渴者；有言胃与大肠热结而渴者；有言肠痹而渴者；有言小肠瘅热而渴者；有因病疟而渴者；有因肥甘石药而渴者；有因醉饱入房而渴者；有因远行劳倦遇大热而渴者；有因伤害胃干而渴者；有因病热而渴者；有因病风而渴者。虽五脏之部分不同，而病之所遇各异，其归燥热一也。（以上发明病根，是本段之前半截。下乃备引经义，以证其实而足其理）

所谓心肺气厥而渴者，《厥论》曰：心移热于肺，传为膈消。注曰：心热入肺，久而传化，内为膈热，消渴多饮也。所谓肝痹而渴者，《痹论》曰：肝痹者，夜卧则惊，多饮数小便。所谓脾热而渴者，《痿论》曰：脾气热则胃干而渴，肌肉不仁，发为肉痿。所谓肾热而渴者，《刺热论》曰：肾热病者，先腰痛，胻酸，苦渴数饮，身热。《热论》曰：少阴脉贯肾，络于肺，系舌本，故口燥舌干而渴。叔世惟言肾虚不能制心火，为上实热而下虚冷，以热药温补肾水，欲令胜退心火者，未明阴阳虚实之道也。夫肾水属阴而本寒，虚则为热，心火属阳而本热，虚则为寒，若肾水阴虚，则心火阳实，是谓阳实阴虚，而上下俱热，明矣。故《气厥论》曰：肾气衰，阳气独胜。《宣明五气论》曰：肾恶燥，由燥，肾枯水涸。《脏气法时论》曰：肾苦燥，急食辛以润之。夫寒物属阴，能养水而泻火，热物属阳，能养火而耗水，今肾水既不胜心火，则上下俱热，奈何以热药养肾水，欲令胜心火，岂不谬哉！又如，胃与大肠热结而渴者，《阴阳别论》曰：二阳结，为之消。注曰：二阳结，胃及大肠俱热结也。肠胃菀热，善消水谷。又，《气厥论》曰：大肠移热于胃，善食而瘦。《脉要精微论》曰：瘅成为消中，善食而瘦。如肠痹而渴者，数饮而不得中，气喘而争（痹论作数饮而出不得，中气喘争。今以不得中为句，是谓不得留于中，而即出也，恐非经旨），时发飧泄。夫数饮而不得中，其大便必不停留，然则消渴数饮而小便多者，止是三焦燥热怫郁而气衰也，明矣，岂可以燥热毒药助其强阳，以伐弱阴乎！此真实实虚虚之罪也。夫消渴者，多变聋盲、疮癣、痤痱之类，皆肠胃燥热怫郁，水液不能浸润于周身故也。或热甚而膀胱怫郁，不能渗泄，水液妄行，而面上肿也。如小肠瘅热而渴者，《举痛论》曰：热气留于小肠，肠中痛，瘅热焦渴，则便坚不得出矣。注曰：热渗津液，而大便坚矣。如因病疟而渴者，《疟论》曰：阳实则外热，阴虚则内热，内外皆热，则喘而渴，故欲饮冷也。然阳实阴虚而为病热，法当用寒药养阴泻热，是谓泻实补衰之道也。如因肥甘石药而渴者，《奇病论》曰：有口甘者，病名为何？岐伯曰：此五气之所溢也，病名脾瘅。瘅为热也，脾热则四脏不禀，故五气上溢也（脾属土，土数五，故曰五气，非谓五脏之气也）。先因脾热，故曰脾瘅。又，经曰：五味入口，藏于胃，脾为之行其精气，津液在脾，故令人口甘也。此肥美之所发也，此人必数食甘美而多肥也。肥者令人内热，甘者令人中满，故其气上溢，转而为消渴。《通评虚实论》曰：消瘅、仆击、偏枯、痿厥、气满发逆，肥贵之人，膏粱之疾也。或言：人唯胃气为本，脾胃合为表里，脾胃中州，当受温补，以调饮食。今消渴者，脾胃极虚，益宜温补，若服寒药，耗损脾胃，本气虚乏，而难治也。此言乃不明阴阳、寒热虚实、补泻之道，故妄言而无畏也。岂知《腹中论》云：帝曰，夫子数言热中消中，不可服芳草石药，石药发癫，芳草发狂。注言：多饮数溲，谓之热中。多食数溲，谓之消中。多喜曰癫，多怒曰狂。芳，美味也。石谓英、乳，乃发热之药也。经又曰：热中消中，皆富贵人也，今禁膏粱，是不合其心，禁芳草石药，是病不愈，愿闻其说。岐伯曰：芳草之味美，石药之气悍，二者之气，急疾坚劲，故非缓心和人，不可服此二者。帝曰：何以然？岐伯曰：夫热气慄悍，药气亦然。所谓饮一溲二者，当肺气从水而出也，其水谷之海竭矣。凡见消渴，便用热药，误人多矣，故《内经》应言渴者，皆如是，岂不昭晰欤！

十四、《兰室秘藏》

校对版本：《珍本医籍丛刊·兰室秘藏》。金·李杲。1986 年，中国古籍出版社。

1. 《兰室秘藏·卷上·消渴门·消渴论》

《阴阳别论》云：二阳结谓之消。《脉要精微论》云：瘅成为消中。夫二阳者，阳明也，手阳明大肠主津，病消则目黄口干，是津不足也。足阳明胃主血，热则消谷善饥，血中伏火，乃血不足也。结者，津液不足，结而不润，皆燥热为病也。此因数食甘美而多肥，故其气上溢，转为消渴，治之以兰，除陈气也。不可服膏粱、芳草、石药。其气剽悍，能助燥热也。越人云：邪在脏腑则阳脉不和，阳脉不和则气留之，气留之则阳脉盛矣，阳脉大盛则阴气不得荣也，故皮肤肌肉消削是也。经云：凡治消瘅、仆系、偏枯、痿厥、气满发逆，肥贵人则膏粱之疾也。岐伯曰：脉实病久可治，脉弦小病久不可治。后分为三消。高消者，舌上赤裂，大渴引饮，《逆调论》云，心移热于肺，传于膈消者是也，以白虎加人参汤治之。中消者，善食而瘦，自汗，大便硬，小便数。叔和云：口干饮水，多食亦饥，虚瘅成消中者是也。以调胃承气、三黄丸治之。下消者，烦躁引饮，耳轮焦干，小便如膏。叔和云：焦烦水易亏，此肾消也。以六味地黄丸治之。《总录》所谓"末传能食者，必发脑疽背疮；不能食者，必传中满鼓胀"，皆谓不治之证。洁古老人分而治之，能食而渴者，白虎加人参汤；不能食而渴者，钱氏方白术散倍加葛根治之。上中既平，不复传下消矣，前人用药，厥有旨哉。或曰未传疮疽者何也？此火邪胜也，其疮痛甚而不溃，或赤水者是也。经云：有形而不痛，阳之类也，急攻其阳，无攻其阴，治在下焦，元气得强者生，失强者死。末传中满者何也？以寒治热，虽方士不能废其绳墨而更其道也。然脏腑有远近，心肺位近，宜制小其服；肾肝位远，宜制大其服；皆适其至所为故。如过与不及，皆诛罚无过之地也。如高消中消制之太急，速过病所，久而成中满之病，正谓上热未除，中寒复生者也。非药之罪，失其缓急之制也，处方之制，宜加意焉。

生津甘露饮子

治消渴，上下齿皆麻，舌根强硬肿痛，食不能下，时有腹胀，或泻黄如糜，名曰飧泄，浑身色黄，目睛黄甚，四肢痿弱，前阴如冰，尻臀腰背寒，面生黧色，胁下急痛，善嚏，喜怒健忘。

藿香二分，柴胡、黄连、木香各三分，白葵花、麦门冬、当归身、兰香各五分，荜澄茄、生甘草、山栀子、白豆蔻仁、白芷、连翘、姜黄各一钱，石膏一钱二分，全蝎（去毒）二个，炙甘草、酒知母、升麻、人参各二钱，桔梗三钱，杏仁（去皮）、酒黄柏各一钱五分。

上为细末，汤浸饼，和匀成剂，捻作片子，日中晒，半干擦碎如黄米大，每服二钱，津唾下或白汤送下，食远服。

当归润燥汤

治消渴，大便闭涩，干燥结硬，兼喜温饮，阴头退缩，舌燥口干，眼涩难开，及于黑处见浮云。

细辛一分，生甘草、炙甘草各三分，柴胡七分，熟地黄三分，黄柏、知母、石膏、桃仁（泥子）、当归身、麻子仁、防风、荆芥穗各一钱，升麻一钱五分，红花少许，杏仁六个，小椒三个。

上㕮咀，都作一服，水二大盏煎至一盏，去渣，热服，食远忌辛热物。

十五、《西方子明堂灸经》

校对版本：《新编西方子明堂灸经》。元·西方子著；方吉庆，张登部，王洁，王秀英点校。1990 年，人民卫生出版社。

1.《西方子明堂灸经·卷三·正人足太阴脾经图·足太阴脾经十一穴·漏谷二穴》

在内踝上六寸，骨下陷中。灸三壮。主肠鸣强欠，心悲气逆，腹膜满急，小便不利，失精，久湿痹不能行，足热痛，腿冷不能久立，麻痹不仁，痃癖冷气，心腹胀满，食饮不为肌肤。

2.《西方子明堂灸经·卷六·伏人足太阳膀胱经图·足太阳膀胱经十七穴·承筋二穴》

在胫后，从脚跟上七寸，腨中央陷中（原注：又名腨肠、直肠）。（灸三壮）主头痛，寒热汗不出，恶寒肢肿，大便难，脚挛，脚胫酸，脚急跟痛，脚筋急痛兢兢，足下热，不能久立，胫痹不仁，转筋霍乱，瘨疝，脚痿腰痛如折，脚腨酸痛重引小腹。及腰脊痛，恶寒，痔痛，指下肿，鼻衄衄。

3.《西方子明堂灸经·卷八·侧人足厥阴肝经图·足厥阴肝经十一穴·中封二穴》

在足内踝前一寸，仰足取之，陷中，伸足乃得之。灸三壮。主痎疟，色苍苍，振寒，少腹肿，食快快绕脐痛，足逆冷，不嗜食，身体不仁，寒疝，引腰中痛，或身微热，小腹痛，振寒，溲白，尿难、痛；嗌干善渴，身黄，有微热、少气，身重湿；内踝前痛，膝肿，瘨厥，身体不仁，癫疝，癃，暴痛，痿厥，咽遍肿，不可以咽。

十六、《御药院方》

校对版本：《御药院方（中医古籍整理丛书）》。元·许国祯编撰，王淑民点校。1992 年，人民卫生出版社。

1.《御药院方·卷六·补虚损门》

肾气丸

治肾气虚乏，下元冷惫，夜多漩溺，脚膝缓弱，肢体倦怠，面色黧黑，可思饮食。

又治脚气上入少腹不仁及虚损不足，渴饮冷水，腰重疼痛，少腹拘急，小便不利，或男子消渴小便反多者，并宜服之。

熟干地黄八两，山药四两，白茯苓三两，山茱萸三两，泽泻四两，牡丹皮三两，五味子六两，桂心三两。

上为细末，炼蜜和丸，如梧桐子大。每服五十丸，空心温酒送。

2.《御药院方·卷八·治杂病门》

代茶新饮

除风破气，理丹石，补腰脚，聪耳明目，坚肌长肉，缓筋骨，通膝理，头脑闭闷，眼睛疼痛，心虚脚弱，不能行步，其效不可言。若患脚气、肺气、疝气、咳嗽，入口即愈。患消中消渴尤验。主疗既多，不复一一俱说，且服之立取其验。

3.《御药院方·卷十·治眼目门》

地黄丸

补肾气，治眼。昔李揆相公患眼，时生翳膜，或即疼痛，或见黑花如虫形翅羽之状。僧智深请谒云：此乃肾毒风也。凡虚则补其母，实则泻其子。缘肾是肝之母，今肾积风毒，故令肝虚。非但目疾，丈夫所患干湿脚气，消中消渴及诸风气等，皆肾之虚惫，但服此补肾地黄丸无不神效。此药微寒，量人性服之。

地黄（一斤生晒干，一斤于甑中蒸一顿饭间，取出晒干）二斤，杏仁（去皮尖，炒黄色，捣为末，用纸三两重裹，压去油，又换纸压四五度）半斤，金钗石斛、牛膝、防风、枳壳各四两。

上件于石臼中木杵捣为末，炼蜜为丸，如梧桐子大，每日空心，用无灰豆淋酒下三十丸。

十七、《卫生宝鉴》

校对版本：《卫生宝鉴》。元·罗天益。1963 年，人民卫生出版社。

1.《卫生宝鉴·卷十二·咳嗽门·消渴治法并方》

生津甘露饮子：治膈消大渴，饮水无度，舌上赤涩，上下齿皆麻，舌根强硬肿痛，食不下，腹时胀满疼痛，浑身色黄，目白睛黄。甚则四肢瘦弱无力，面尘脱色，胁下急痛，善嚏，善怒，健忘，臀肉腰背疼寒，两足冷甚。顺德安抚张耘夫，年四十五岁。病消渴，舌上赤裂，饮水无度，小便数多。先师以此药治之，旬日良愈。古人云：消渴多传疮疡，以成不救之疾。既效亦不传疮疡，享年七十五岁，终。名曰生津甘露饮。

人参、山栀子、甘草（炙）、知母（酒洗）、姜黄、升麻各二钱，白芷、白豆蔻、荜澄茄、甘草各一钱，白葵、兰香、当归、麦门冬各半钱，黄柏（酒拌）、石膏（一方石膏用一两一钱）各二钱半，连翘一钱，杏仁一钱半，木香、黄连、柴胡各三分，桔梗三钱，全蝎一个，藿香二分。

右为末，汤浸蒸饼和成剂，捻作饼子，晒半干，杵筛如米大。食后每服二钱，抄在掌内，以舌舐之，随津咽下或白汤少许送亦可。此治制之缓也，不唯不成中满，亦不传疮疡下消矣。

2.《卫生宝鉴·卷二十一·咀药类》

地骨皮（气寒，味苦）解骨蒸肌，主消渴去风湿痹，坚筋骨。去骨用皮，锉细，用。

十八、《世医得效方》

校对版本：《世医得效方》。元·危亦林。1990 年，人民卫生出版社。

1.《世医得效方·卷第一·大方脉杂医科·集证说》

消渴与溲浊为邻，慎莫作痈疮等证，鲜有安之日矣。

2.《世医得效方·卷第七·大方脉杂医科·消渴·肾消》

加减八味丸

治肾水枯竭，不能上润，心火上炎，不能既济，煎熬而生。心烦燥渴，小便频数，白浊，阴痿弱，饮食不多，肌肤渐渐如削，或腿肿脚先瘦小。宜降心火，生肾水，其烦渴顿止。

熟地黄（大者，洗，焙干，切，酒洒蒸七次，焙干）二两，真山药（微炒），山茱萸（去核取肉，焙干）一两，肉桂（去粗皮，不见火，取末）半两，泽泻（水洗，切，酒润蒸一次）、牡丹皮（去骨）、白茯苓（去皮，为末，飞取沉者）各八钱，真北五味（略炒，别为末）两半。

右为末，炼蜜丸，梧桐子大。五更初未言语时，温酒、盐汤下三五十丸，午前及晚间空腹再服。此方用真北五味子最为得力，服此不唯止渴，亦免生痈疽。久服永除渴疾，气血加壮。

3.《世医得效方·卷第七·大方脉杂医科·消渴·通治》

子童桑白皮汤

治三消渴病。或饮多利少，或不饮自利，肌肤瘦削，四肢倦怠。常服，补虚，止渴利。

童根桑白皮（即未多时栽者，去粗皮，晒干，不焙）、白茯苓（去皮）、人参（去芦）、麦门冬（去心）、干葛、干山药、桂心（去粗皮）各一两，甘草（生用）半两。

上锉散，水一盏半，煎至七分，去滓，温服。

4.《世医得效方·卷第七·大方脉杂医科·漩浊·通治》

子午丸

治心肾俱虚，梦寐惊悸，体常自汗，烦闷短气，悲忧不乐，消渴引饮，漩下赤白，停凝浊甚，四体无力，眼昏，形容瘦悴，耳鸣，头晕，恶风怯冷。

榧子（去壳）二两，莲肉（去心）、枸杞子、白龙骨、川巴戟（去心）、破故纸（炒）、真琥珀（另研）、芡实、苦楮实（去壳）、白矾（枯）、赤茯苓（去皮）、白茯苓（去皮）、文蛤、莲花须（盐蒸）、白牡蛎（煅）各一两。

右为末，酒蒸肉苁蓉一斤二两，烂研为丸，梧桐子大，朱砂一两半重，细研为衣。浓煎萆薢汤，空心吞下。忌劳力房事。专心服饵，渴止浊清，自有奇效。

5.《世医得效方·卷第十三·风科·通治》

乳香寻痛丸

腰脚疼重，行步艰辛，筋脉挛促，俯仰不利，贼风所中，痛如锥刺，皮肤顽厚，麻痹不仁，或血脉不行，肌拘干瘦，生葱酒下，或生葱、茶亦可。风湿脚气，腿膝无力，或肿或疼，不能举步，两脚生疮，脓血浸渍，痒痛无时，愈而又发，温盐酒下。打扑闪胁，筋骨内损，已经多年，每遇天寒，时发疼痛，没药酒下。

乳香、川乌、没药、五灵脂、白胶香、地龙、白姜、半夏、五加皮、赤小豆各等份。

右为末，糊丸，随清汤饮如前，并空心服。

十九、《汤液本草》

校对版本：《汤液本草（中医古籍整理丛书）》。元·王好古。1987年，人民卫生出版社。

1.《汤液本草·卷之五·木部·地骨皮》

气寒，味苦，阴也。大寒。无毒。足少阴经，手少阳经。

《象》云：解骨蒸、肌热，主风湿痹，消渴。坚筋骨。去骨，用根皮。

二十、《丹台玉案》

校对版本：《丹台玉案》。元·孙文胤。1989年，中医古籍出版社。

《丹台玉案·卷之三·三消门·立方》

神效散　治消渴，形容渐瘦，精神倦怠。

麦门冬、黄芪、天花粉、白扁豆各一钱五分，枇杷叶、天门冬、乌梅各一钱，甘草五分。

水煎食前服。

第四节　明代文献汇编

一、《玉机微义》

校对版本：《玉机微义·仁端录》。明·徐用诚原辑，刘纯续增，明·徐谦撰，陈葵删定。1991 年，上海古籍出版社。

1. 《玉机微义·卷二·痿证门·痿因内脏不足所致》

陈无择云：人身有皮毛、血脉、筋膜、肌肉、骨髓，以成其形，内则有肝心脾肺肾以主之。若随情妄用，喜怒劳逸，致五内精血虚耗，使皮血筋骨肉，痿弱无力以运动，故致痿躄状，与柔风脚气相类。柔风脚气，皆外所因，痿则内脏不足之所致也。

2. 《玉机微义·卷二·痿证门·痿因血少》

《原病式》曰：病痿，皆属肺金，大抵肺主气，病则其气膹郁，至于手足痿弱不能收持，由肺金本燥，燥则血液衰少，不能营养百骸故也。

3. 《玉机微义·卷二十一·消渴门诸经论消渴脉证所因》

《内经·阴阳别论》曰：二阳结谓之消；《脉要精微论》曰：瘅成为消中。

按东垣曰，二阳者，阳明也。手阳明大肠主津，病消则目黄口干，是津不足也；足阳明胃主血热，则消谷善饥，血中伏火，乃血不足也。结者，津液不足，结而不润，皆燥热为病也。此因数食甘美而多肥，故其气上溢，转为消渴，治之以兰除陈气也，不可服膏粱芳草石药，其气剽悍能助燥热也。

《逆调论》曰：心移热于肺传为膈消也，凡治消瘅，仆系，偏枯，痿厥，气满发逆，肥贵人则膏粱之疾也。岐伯曰：脉实病久可治，脉弦小病久不可治，后分为三消，高消者，舌上赤裂，大渴引饮。

《脉经》云：紧数相搏则为消渴，脉软散者当病消渴，论消渴为三焦受病，《病机》云：消渴之疾，三焦受病也，上消者，肺也，多饮水而少食，大便如常，小便清利，知其燥在上焦也，治宜流湿以润其燥；消中者，胃也，渴而饮食多，小便赤黄，热能消谷，知其热在中焦也，宜下之；消肾者，初发而为膏淋，谓淋下如膏油之状，至病成，面色黧黑，形瘦而耳焦，小便浊而有脂液，治法宜养血以肃清，分其清浊而自愈也。

4. 《玉机微义·卷二十一·消渴治法·清气滋阴之剂》

《局方》黄芪六一汤，治男女诸虚不足，胸中烦悸，时常消渴，或先渴而后发疮，或病诸疮而后渴者，并宜服。

方见前。

按：此肺、肾、脾、三焦、命门之剂也。

（东垣）生津甘露饮子　治高消大渴，饮水无度，舌上赤涩，上下齿皆麻，舌根强硬，肿痛食不下，腹时胀痛，浑身色黄，目白睛黄，甚则四肢痿弱无力，面尘脱色，胁下急痛，善嚏善怒健忘，臀腰背寒，两尻冷甚。

石膏一钱二分，人参、炙甘草各一钱，白葵半钱，麦门冬、兰香、当归身各半钱，桔梗三钱，生甘草、山栀、荜澄茄各一钱，藿香二分，全蝎二个，升麻、知母（酒制）各二钱，黄连、木香、柴胡各三分，白芷、白豆蔻、连翘、姜黄各一钱，黄柏（酒拌）、杏仁各一钱半。

上为细末，汤浸蒸饼，和匀摊薄晒干，杵细，食后每二钱，抄于掌中，以舌舐之，随津唾下，或导以白汤少许。

按：此肺、胃、心、肾药也，东垣曰：此制之缓也，不唯不成中满，亦不传下消矣，三消皆可用。

二、《普济方》

校对版本：《普济方》。明·朱橚等编。1983年，人民卫生出版社。

1. 《普济方·卷四·方脉总论·病机论》

凡治消瘅仆击，偏枯痿厥，气满发逆，肥贵人则膏粱之疾也。故内脏气平则敷和，太过则发生，不及则委和。

2. 《普济方·卷二十·脾脏门·总论》

凡脾病之状，必身重善饥，足痿不收（《素问》作善肌肉痿，足不收。《甲乙》作苦饥，肌肉痿足不收），行善瘀，脚下痛。

3.《普济方·卷三十·肾脏门·肾劳（附论)》

补肾丸　治虚劳，肾气虚，足膝腰痛，阳气衰弱，小便数，囊冷湿，尿有余沥，精自出，阴痿不起，悲恚，消渴。

麦门冬（去心，焙)、远志（去心)、干姜（炮)、防风（去叉)、桂（去粗皮)、乌喙（炮裂，去皮脐)、萆薢、枸杞根、牛膝（去苗，酒浸，切焙)、葳蕤、防葵、肉苁蓉（酒浸，切焙)、棘刺、菟丝子（酒浸一宿，别捣)、厚朴（去粗皮，生姜汁炙)、石龙芮、山芋各等份。上为末，炼蜜和鸡子白为丸，如梧桐子大，每服十丸，食前温酒下，加至二十丸，日三。

4.《普济方·卷三十三·肾脏门·肾虚漏浊遗精（附论)》

十补丸　治真气虚损，下焦耗竭，脐腹强急，腰腿疼痛，亡血盗汗，遗泄白浊，大便自利，小便滑数，或三消渴疾，饮食倍常，肌肉消瘦，阳事不举，颜色枯槁。久服补五脏，行荣卫，益精髓，进饮食。（方见诸虚门补虚固精类）

（案原方：附子炮去皮脐，干姜炮，桂去心，菟丝子酒浸焙研，巴戟去心，厚朴去皮炒姜制，远志去心姜汁浸炒，破故纸炒，赤石脂，川椒炒出汗去子者二两用。上为末，酒糊丸如桐子大，每服三十丸至五十丸，空心温酒或盐汤任下）

5.《普济方·卷七十一·眼目门·肝虚眼》

地黄丸（出《龙木论》）

治男子妇人肝脏积热，肝虚目暗，膜入水轮，瞒睛眵泪，眼见黑花，视物不明，混睛冷泪，翳膜遮障，肾脏虚怠，肝受虚热，久近暴热赤眼，风毒气眼，干湿脚气，清中消渴。诸风气等疾，由肾气虚败者，但服此，能补肝益肾，驱邪明目，甚效。

生干地黄（洗焙）、熟干地黄（洗焙）各一斤，枳壳（去瓤，麸炒）、石斛（去苗）、防风（去苗）各四两，杏仁（去皮尖，麸炒黄，去油）二两，牛膝（酒浸）二两。

上为末，炼蜜丸如梧桐子大，空心，温酒、盐汤、米饮任下三十丸。忌动风物。唐相李恭，扈从在蜀，患眼，或涩，或痛，或生翳膜，或见黑花如豆大，累累数十不断，或如飞虫翅羽，百方不效。僧智深云：相公此病，缘受风毒。盖五脏实则泻其子，虚则补其母，母能令子实，子能令母虚，肾是肝母。今肾受风毒，故令肝虚，则目视矇。用药与此地黄丸同。但为末，不犯铁器，空心，豆淋酒下五十丸。豆淋酒法：用黑豆半升，炒令烟出，以酒三升沃之，去豆用酒，以此酒煮独活，即是紫汤也。一方无防风。

6.《普济方·卷八十三·眼目门·目青盲》

除风明目，去骨热消渴，益阳事。（出《本草》）

以枸杞叶和羊肉作羹，人若渴可煮作饮，代茶饮之。白色无刺者良，与乳酪相恶。

7.《普济方·卷九十五·诸风门·风不仁（附论）》

夫风不仁者，由荣气虚，卫气实，风寒入于肌肉，使血气行不宣流，凝痹结滞，皮肤厚，无所觉知。《内经》曰：皮肤不荣，故为不仁。其状搔之，皮肤如隔衣是也。诊其寸口脉缓，则皮肤不仁。脉虚数者生，牢急疾者死。

白花蛇丸　治风不仁，皮肤厚，搔之如隔衣。方。

白花蛇（酒浸，去皮骨炙）、干蝎（去土炒）、淫羊藿、天雄（炮去皮脐）、天麻、桂（去粗皮）、麻黄（去根节）、鹿角胶（炙令燥）、萆薢（炮）各一两，桑螵蛸（炒）、茵芋、乌头（炮裂，去皮脐）、天南星（炮）各半两，雄黄（研）、麝香（研）各一分。

上细捣罗为末外，又用大麻仁三两，为细末，入无灰酒，慢火熬成膏，与前药末，和捣五百杵，丸如梧桐子大。每服二十丸，薄荷酒下，不拘时候服。

8.《普济方·卷一百二十二·伤寒门·不仁》

仁柔也，不仁谓不柔和也，痒不知也，痛不知也，寒不知也，热不知也。任其屈伸灸刺不知，是谓不仁也。由邪气壅盛，正气闭伏郁而不发，营卫虚少不能通行，所以然也。《内经》曰：营气虚则不仁。《针经》曰：卫气不行则为不仁。经曰：营卫不能相将，三焦无所仰，身体痹而不仁。即是言之。知营卫血气虚少不能通行，而为不仁者明矣。经曰：诸乘寒者则为厥。郁冒不仁，此言厥者，以正气为寒气所乘而厥也，非四肢逆冷之厥也。何者？盖郁冒为不仁，为不知痛痒，不得为尸厥之厥。即经曰：少阴脉不至，肾气微，精气少，奔气促迫，上入胸膈，宗气反聚，血结心下，阳气退下，热归阴股，与阴相动，令身不仁，此为尸厥。其乘寒之厥，郁冒不仁，即此尸厥可知矣。若越人入虢，诊太子为尸厥，以郁冒为不仁，为可治。刺之而得痉，实神医之诊也。呜呼，设或脉浮而涩，身汗如油，喘而不休，水浆不下，形体不仁，此又为命绝，虽有越人其能起之欤？

9.《普济方·卷一百七·诸风门·肉苛（附论）》

《内经》谓人之肉苛者，虽近衣絮犹尚苛也，以营气虚卫气实也。夫血为营，气为卫，气血均得流通，则肌肉无不仁之疾。及营气虚卫气实，则血脉凝滞，肉虽如故，而其证瘭重为苛也。

10.《普济方·卷一百七十六·消渴门·总论》

夫三消者，本起肾虚或食肥美之所发也。肾为少阴，膀胱为太阳。膀胱者，津液之府，宣行阳气，上蒸入肺，流化水液，液达五脏，调阳养阴，其次为脂肤，为血肉，上余为涕泪，经循五脏百脉，余为小便。黄者血之余也，臊者五脏之气，咸者润下之味也。腰肾冷者，阳气已衰，不能蒸上，谷气尽下而为小便。阴阳阻隔，气不相荣，故阳阻阴而不降，阴无阳而不升，上下不交，故成疾矣。夫消者，消渴消中消肾也。此由少年服乳石热药，耽嗜酒肉、荤辛热面、炙爆，荒淫色欲，不能将理，致使津液耗竭，元气受克，热毒积聚于心肺，腥膻并伤于胃腑，脾中受热，水脏干枯，四体尫羸，精神恍惚，口苦舌干，日加燥渴。饮水多而小便少者，消渴也。吃食多而饮水少，小便赤黄者，消中也。饮水味甘，随饮便下，小便而白浊，腰腿消瘦者，消肾也。斯皆五脏精液枯竭，经络血涩，营卫不行，热气留滞，遂成斯疾矣。

渴病有三：曰消渴、消中、消肾。消渴属心，故烦，必致心火散漫，渴而引饮。经云：脉软散者，当病消渴。诸脉软散，皆气实血虚也。消中属脾，脾热则成为消中。复有三：有寒中、热中、强中。寒中阴胜，阳郁久必为热中。经云：脉洪大，阴不足，阳有余，则为热中。多食数溲为寒中。阴狂兴盛，不交精泄，则为强中。三消病至强中危矣。消肾属肾，盛壮之时，快情纵欲，年长肾衰，多服丹石之所致。经云：肾实则消。不渴而小便自利，名曰消肾，亦名内消。

消渴以渴而不利，引饮过甚言之。消中以不渴而利，热气内消言之。消肾以渴而复利，肾燥不能制约言之。盖以上盛下虚，心脉多浮，肾脉必弱。故经云：脉洪大，阴不足阳有余，则为热中即消。热气上腾，心虚受之，病属上焦，谓之消渴。热蓄于中，脾虚受之，病属中焦，谓之消中。热伏于下，肾虚受之，病属下焦，谓之消肾。

11.《普济方·卷一百七十六·消渴门·总论》

夫消渴者，多变声音疮癣痤痱之疾，皆肠胃燥热怫郁，水液不能浸润于周身故也。

12.《普济方·卷一百七十六·消渴门·辨六经渴病并治》

童根桑白皮汤（出《三因方》） 治三消渴病，或饮多利少，或不饮自利，肌肤瘦削，四肢倦怠，常服补虚止渴利。

童根桑白皮（即新种者去粗皮晒干，不焙）、茯苓、人参、麦门冬（去心）、干葛、干山药、桂心各一两，甘草（生用）半两。

上锉散，水一盏半，煎至七分，去滓，温服。

13.《普济方·卷一百七十七·消渴门·消渴》

消渴

人参白术汤　治胃膈瘅热，烦满不欲食。或瘅，或为消中，善食而瘦。或燥郁甚而消渴，多饮而小便数。或热病，或恣酒色，误服热药，致脾胃真阴血液损虚，肝心相搏。风热燥甚，三焦伤胃燥，怫郁而水液不能宣行，则周身不得润泽，故瘦瘁黄黑而燥热消渴，虽多饮而水液终涸，下焦虚冷，误死多矣。又如周身风热燥郁，或有痈疽疮疡，上为喘嗽，下为痿痹，或停积而温热内甚，不能传化者，变水肿腹胀也。凡多饮数溲为消渴。多食数溲为消中。肌肉消瘦，小便有脂液者为消肾。此世之所传三消病也。虽经所不载，以《内经》考之，但燥热之为甚者也。此药兼疗一切阳实阴虚，风热燥郁，头目昏眩，风中偏枯，酒过积毒，一切肠胃涩滞壅塞，疮疥痿痹，并伤寒杂病烦渴，气液不能宣通，并宜服之。

人参、白术、当归、芍药、大黄、山栀子、泽泻各半两，连翘、栝蒌根、干葛、茯苓各一两，官桂、木香、藿香、寒水石各一两，甘草三两，石膏四两，滑石半斤，盆硝半斤。上为粗末，每服五钱，水一盏，生姜三片，同煎至半盏，绞汁入蜜少许，温服，渐加十余钱无时，日三服。或得脏腑疏利亦不妨，取效更妙。后却常服之，似觉肠胃结滞，或温热内甚，或兼服消痞丸。自利，去大黄、芒硝。宣明论有荆芥穗、薄荷、桔梗、知母四味，不用盆硝。

14. 《普济方·卷一百七十八·消渴门·消中》

荠苨丸（出《济生方》）　治强中为病，茎长兴盛，不交精液自出。消渴之后，多作痈疽，多由过服丹石所致。

荠苨、大豆（去皮）、茯神（去木）、磁石（煅研极细）、玄参、栝蒌根、地骨皮（去末）、石斛（去根）、熟地黄（酒蒸）、鹿角各一两，沉香（不见火）、人参各半两。

上为末，用猪肾一具，煮如食法，杵烂和为丸，如梧桐子大，每服七十丸，空心，用盐汤送下。如不可丸，少入酒糊亦可，炼蜜丸亦可。

15. 《普济方·卷一百七十八·消渴门·消渴烦躁》

麦门冬汤（出《圣惠方》）　治消渴小便多，烦躁不得眠。

麦冬一两，土瓜根二两，小麦二两，竹叶一把。上用水七升，煮取三升半，再服，一方用黄芩半两，生姜半分，煎至五分，去滓温服。

16. 《普济方·卷一百七十八·消渴门·膈消》

生津甘露饮（出《卫生宝鉴》）　治膈消大渴，饮水无度，舌上赤涩，上下齿皆麻，舌根强硬肿痛，食不下，腹时胀痛，浑身色黄，目白睛黄，甚则四肢痿弱无力，面尘脱色，胁下急痛，善怒健忘，臀肉臂腰背寒，尻冷甚。顺德安抚张芸夫，年四十五病消渴，舌上赤裂，饮水无度，小便数多。先师以此药治之，旬日良愈。古人云：消渴多传疮疡，以成不救之疾。抚效，亦不传疮疡，享年七十五岁终。其药名之曰：生津甘露饮。

石膏一两一钱，人参二钱，生甘草一钱，炙甘草二钱，山栀子二钱，荜澄茄一钱，白豆蔻一钱，白葵一钱，黄柏（酒拌）二钱五分，白芷一钱，连翘一钱，杏仁（去皮）一钱五分，麦门冬半钱，黄连三钱，木香三钱，桔梗三钱，升麻二钱，姜黄二钱，知母（酒制）二分，当归半钱，全蝎一个，藿香二分，柴胡三分，兰香半钱。上件为细末，汤浸饼，和匀成剂，捻作饼子，晒半干杵碎，筛如粟米大，食后每服二钱，抄于掌内，以舌舐之，随津唾下，或送以白汤少许亦可。此治之缓也，不唯不成中满，亦不传疮疡下消矣。

消渴之病，燥热之气胜也。《内经》曰：热淫所胜，佐以甘苦，以甘泻之。热则伤气，气伤则无润，折热补气，非甘寒之剂不能。故以石膏、甘草之甘寒为君。启玄子云：滋水之源，以制阳光。故以黄连、栀子、知母之苦寒，泻热补水为臣。以当归、人参、杏仁、麦门冬、全蝎、连翘、白芷、白葵、兰香甘草之辛寒，和血润燥为佐。以升麻、柴胡苦平行阳明少阳二经。白豆蔻、木香、荜澄茄、藿香反佐以取之。又用桔梗为舟楫，使浮而不下也。

东垣先生尝谓余曰：洁古老人有云：能食而渴者，白虎倍加人参汤主之，大作汤剂多服。不能食而渴者，钱氏白术散加倍葛根，大作汤剂。屡服之即愈。

17.《普济方·卷一百七十九·消渴门·消渴饮水过度》

消渴有三种：一者，渴而饮水多，小便数有脂似麸片，甜者，消渴病也。二者，吃食多不甚渴，小便少似有油而数者，消中病也。三者，渴饮水不能多，但腿肿脚先瘦小，阴痿弱，小便数者，此肾消病也。特忌房劳。《千金》云：消渴病所慎者有三：一饮酒，二房室，三咸食及面。能慎此者，虽不服药而自可无他。消渴之人，愈与未愈，当须虑患大痈，何者？消渴之人，必于骨节间，忽发痈疽而卒。

18.《普济方·卷一百七十九·消渴门·消渴饮水过度》

兰香饮子（一名甘露膏）　治消渴，饮水极甚，善食而瘦，自汗大便结燥，小便频数。

石膏、防风、生甘草各一两，知母（酒浸）一钱半，半夏（汤洗）二分，炙甘草、人参、兰香、白豆蔻仁、黄芩、桔梗、升麻各半钱。

上同为细末，汤浸蒸饼，和匀成剂，捻作薄片子，日中曝半干，碎如米，每服二钱，食后淡生姜汤送下。

19.《普济方·卷一百八十·消渴门·消渴后虚乏》

夫久病消渴之人，营卫不足，筋骨羸劣，肌肤瘦瘁。故病虽瘥而气血未复，乃为虚乏。又有缘少时服乳石而消渴者，病后津液虚竭，经络痞涩，亦令虚乏。须防痈疽之变，救治之法，所不可忽。

方

黄芪丸（出《圣惠方》）　治大渴后，上焦烦热不退，下元虚乏，羸瘦无力，小便白浊，饭食渐少。

黄芪（锉）、肉苁蓉（酒浸一宿，刮去粗皮，炙令干）、鹿茸（去毛，涂酥，炙微黄）各一两，人参（去芦头）、枸杞子、白茯苓、泽泻、附子（炮裂，去皮脐）、禹余粮（烧赤，醋淬三次，细研）、巴戟、桂心、牡丹皮、五味子、龙骨、赤石脂各三分，熟干地黄二两，甘草（炙微赤锉）半两，地骨皮半两，磁石（烧赤淬七次，捣碎细研）一两半，麦门冬（去心焙）二两，牡蛎（烧为粉）三分。

上为末令匀，炼蜜和捣五七百杵，丸梧桐子大，每服三十丸，食前用清粥饮下。

地黄生姜煎（出《圣济总录》）　治消渴后四肢羸弱，气虚乏。

生姜汁一升，生地黄汁五升，蜜（绵滤过）一升，生麦门冬汁三升，牛胫骨内髓一升，茯神（去木）、甘草（炙）、石斛（去根）、黄连（去须）各四两，栝蒌根五两，五味子（微炒）、知母（炒）、人参、当归（切，炒焙）、丹参各二两，肉苁蓉（酒浸，切焙）三两除前药五味子外茯神等一十五味捣罗末，地骨皮（锉）二升，胡麻仁二升，葳蕤（锉）五两，生竹根（锉）三两。

上先以水一斗五升，煮地骨皮等四味，至水四升，绞去滓，下麦门冬地黄汁，再煎五六沸，却下蜜髓姜汁。再煎至七升为膏，稀稠得所，入前件药味和为丸，如梧桐子大，不拘时，竹叶汤下三十丸。

苁蓉丸（出《圣惠方》）　治消渴后，气乏体羸，腿胫细瘦。

肉苁蓉（酒浸，切焙）、黄芪（锉）、牛膝（去苗，酒浸，切焙）、车前子、草薢、白茯苓（去黑皮）、地骨皮、黄连（去须）、槟榔（煨）各一两半，山芋、菟丝子（酒浸别捣）、蒺藜子（炒去刺用）、人参、白芍药各一两一分，泽泻、桑螵蛸（炒）各一两，枳壳（去瓤，面炒）三分，生干地黄（炒）二两。

上为末，炼蜜丸如梧桐子大，每服三十丸，空心粟米
饮下。

填骨煎（出《千金方》）　治消渴后虚乏。

白茯苓（去黑皮）、菟丝子（酒浸焙别捣）、山茱萸、
当归（切焙）各二两半，肉苁蓉（酒浸，切焙）三两，大
豆（炒去皮）三合，石韦（去毛）一两三分，牛膝（酒
浸，切焙）、巴戟天（去心）、麦门冬（去心）三两三分，
五味子、人参、远志（去心）各三两半，桂（去粗皮）一
两三分，附子（炮裂去皮脐）、石斛（去根，一作石膏）
各三两。

上为末，用生地黄、生栝蒌根各三斤，捣绞取汁，以
银石器慢火煎减半，然后纳药，并下白蜜十两，牛髓五两，
再煎令如麇，丸如鸡子黄大，米饮下，日三，药末不必尽
入，唯看稀稠得所甚佳。一方无远志。

肉苁蓉散（出《圣惠方》）　治大渴后，下元虚乏，
日渐羸瘦，四肢无力，不思饮食。

肉苁蓉（酒浸一宿，刮去绉皮，炙令干）、麦门冬
（去心）、白石英（细研）、黄芪（锉）、牡蛎（锉烧为
粉）、磁石（捣碎，水淘去赤汁）各一两，熟干地黄二分，
白茯苓、牛膝（去苗）、附子（炮裂，去皮脐）、五味子、
人参（去芦头）、续断各三分，白芍药、桂心、萆薢
（锉）、地骨皮各半两。上为散，每服用獖猪肾一个，切去
脂膜，先以水一大盏半，煎至一盏，去滓入药五钱，生姜
二分，韭白三节。煎至五分去滓，每于食后温服。

茯神煮散（出《千金方》）　治消渴虚热，四肢羸乏，渴热不止，补虚。

茯神、葳蕤各四两，生石斛、黄连、栝蒌根、丹参各五两，甘草（炙）、五味子、知母、人参、当归（切焙）各三分，大麦（炒）七合半、肉苁蓉（去皮切细，酒浸三日，取出焙干）四两。

上件㕮咀，每服五钱，水一盏半，煎至一盏，去滓食前温服。

磁石散（出《圣惠方》）　治大渴后虚乏羸瘦，小便白浊，口舌干燥，不思饮食。

磁石（捣碎，水淘去赤汁）二两半，熟干地黄二两，麦门冬（去心）一两，桑螵蛸（微炒）三分，黄芪（锉）三分，人参（去芦头）三分，桂心三分，白茯苓三分，五味子三分，甘草（炙微赤，锉），一分，龙骨三分，草薢（锉）半两。

上为散，每服用猯猪肾一个，切去脂膜，以水二大盏，煎至一盏，去滓入药五钱，生姜半分，再煎去滓，空心温服，晚食前再服。

石斛散（出《千金方》）　治大渴后虚乏，脚弱小便数。

石斛（去根，锉）、肉苁蓉（酒浸，刮去绉皮，炙干）各一两，麦门冬（去心焙）二两，白蒺藜（微炒去刺）半两，甘草（炙微赤锉）半两，干姜（炮制锉）三分，桂心半两，熟干地黄三两，续断一两，黄芪（锉）三分。

上为散，每服四钱，水一中盏，煎至六分，去滓食前温服。

鹿茸丸（出《圣惠方》） 治大渴后虚乏，小便滑数，腿胫无力，日渐羸瘦。

鹿茸（去毛，涂酥，炙令干）、肉苁蓉（酒浸一宿，刮去绉皮，炙干）、桑螵蛸（微炒）各三两，附子（炮裂，去皮脐）、五味子、白龙骨、白蒺藜（微炙去刺）各一两，黄芪（锉）、石斛（去根锉）、菟丝子（酒浸三日，曝干，别捣为末）各一两半。

上为末，炼蜜和捣三二百杵，丸如梧桐子大，每服三十丸，空心及晚食前，清粥饮下。

白术散（出《危氏方》） 治胃虚发渴。

白术一两、人参、白茯苓。

上为末，每服七钱，水一盏半，煎至七分服，久渴之后，多有肿疾，仍须服复元丹数服。

铅丹散（一名黄连散） 治消渴羸瘦，小便不禁。

牛膝丸（出《十便良方》） 治消渴不止，下元虚损，肾经枯竭。

牛膝（酒浸，切焙）五两，生地黄汁五两。

上牛膝为末，入地黄汁，夜浸昼复浸，汁尽为度。炼蜜丸如梧桐子大，空心温酒下三十丸，久服壮筋骨，驻颜黑发。

20.《普济方·卷一百八十·消渴门·消肾小便白浊》

山茱萸丸（出《圣济总录》） 治消渴饮水极多，肢体羸弱，小便如米泔，腰膝冷痛，诸方不能治者。

土瓜根（锉）、苦参、龙骨（细研）各一两半，黄连

（去须）三两半，山茱萸、栝蒌根（锉）各一两半。上先捣五味，次入龙骨，再研匀，用生栝蒌汁和剂，酥涂杵捣匀熟。丸梧桐子大，每服三十丸。食后煎白茅根饮下，日三。

　　加减八味丸（出《危氏方》）　　治肾水枯竭，不能上润，心火上炎，不能下济，由煎熬而生，心烦燥渴，小便频数，白浊阴痿弱，饮食不多，肌肤渐渐如削，或腿肿脚先瘦小。宜降心火生肾水，其烦渴顿止。

　　熟地黄（大者先焙干，切，酒蒸七次以焙干）二两，真山药（微炒）一两，山茱萸（去核取肉，焙干）一两，肉桂（去粗皮，忌见火，取末）半两，泽泻（水浸，切，酒浸，蒸一次）、牡丹皮（去骨）、白茯苓（去皮，为末，飞取沉者）各八钱，真北五味子（略炒，别为末）一两。上为末，炼蜜丸如梧桐子大。五更初莫言语时，温酒盐汤下三五十丸。午前及晚间，空腹再服。此方用真北五味子，最为得力。服此不唯止渴，亦免生痈疽。久服永除渴疾，气血加壮。一曰或先患痈疽，才觉作渴，即当服此或有痈疽而无渴症，亦宜预防。盖患痈之人，多于欲发未发之际，作渴而不可救。患渴之人，多患痈而命终，故不可不服此药也。《外科精要》云：有一贵人，病疽疾，未安而渴作，诸医尽用木瓜、紫苏、乌梅、人参、茯苓、百药煎等生津止渴之药，服多而渴愈甚。后用此方，三日渴止。又云一士大夫病渴，疗治累岁不安。一名医使服此八味丸，不半载而疾痊。因疏其病源云：今医多用醒脾生津止渴之药误矣。服此降其心火，生其肾水，则渴自止矣。

21.《普济方·卷一百八十·消渴门·渴利后成痈疽》

八珍散（出《圣惠方》） 治消渴后，烦热结成痈疽，赤焮疼痛，心烦不得眠卧。

水银（入铅丹，点少水研令星尽）、栝蒌根各一两，苦参（锉）、知母（焙）各一两半，铅丹半两，密陀僧（研）、牡蛎（煅）、黄连（去须）各一两。上除水银铅丹外，捣为散，入水银铅丹末和匀，每服一钱，温水调下，不拘时。

22.《普济方·卷一百八十五·诸痹门·诸痹》

神效黄芪汤 治浑身麻木不仁，或头面手足肘臂或腰腿麻木不仁，并皆治之。如两目急缩，及羞明畏日，或苦涩难开，或视物无力，睛痛昏花，手不能近，或目睛少光，或中热如火，服六七次可效。

黄芪二两，人参八钱，甘草（炙）一两，蔓荆子二钱，白芍药一两，橘皮（去白）半两。如小便淋沥，加泽泻（每服半钱去则止），大热证，每服加黄柏（酒洗）三分。上为咬咀，每服四五钱，水一大盏，煎至八分，去滓稍热服。如治眼病，俱宜撙节，宜去橘皮，减黄芪一半。如治麻木不仁，虽有热而不用黄柏，更加黄芪一两，通用三两。如眼缩急，去芍药，忌酒醋湿面大料物，葱韭蒜及湿燥之物，生冷硬物，如麻甚者，加芍药一两，通用二两。

芍药补气汤 治皮肤间麻木，此肺气不行也。（洁古老人立此方神效）

黄芪一两，芍药一两，橘皮一两，泽泻半两，甘草（炙）一两。上咬咀，每服半两，水二盏，煎至一盏，去滓温服，如肌肉麻木，必待泻营而愈。如湿相合，肢体沉痛，当泻湿热。

23.《普济方·卷一百八十七·诸痹门·脚痹（附论）》

夫脚气痹弱者，营卫俱虚也，《内经》云：营气虚则不仁，卫气虚则不用。营卫俱虚，故不仁不用。其状令人痹不知痛，弱不能举，本由肾虚而得。故苏氏云：脚气之为病，本因肾虚。《千金方》言：肾受阴湿，即成寒痹。

24.《普济方·卷一百八十七·诸痹门·周痹（附论）》

黄帝《针经》谓周痹者，在于血脉之中。随脉以上，随脉以下，不能左右，各当其所。夫风寒湿之为痹，本痹而不通，今乃能周身上下者，以其邪中于血脉之间，与脉流通，随气上下升降无碍也。故痛从上下者，先刺其下以遏之，后刺其上以脱之；痛从下上者，先刺其上以遏之，后刺其下以脱之。除刺法附于《针灸》书外，宜徐以药治之。

25.《普济方·卷二百十七·诸虚门·补虚固精论》

十补丸（一名大补丸，出仁存方）　治真气虚损，下焦伤竭，脐腹强急，腰脚疼痛，亡血盗汗，遗精白浊，大便自利，小便滑数。或三消渴疾，饮食倍常，肌肉消瘦，颜色枯槁。久服补五脏，行营卫，益精髓，进饮食。

附子（炮，去皮脐）、干姜（炮）、桂（去心）、菟丝子（酒浸，焙研）、巴戟（去心）、厚朴（去皮炒，姜制）、远志（去心，姜汁浸炒）、破故纸（炒）、赤石脂、川椒（炒出汗去子者）各二两。

上为末，酒糊丸如桐子大，每服三十丸至五十丸，空心温酒或盐汤任下。

26.《普济方·卷二百十七·诸虚门·补虚固精论》

小腹不仁，男子消渴，小便反多，妇人转胞，小便不通，并皆治之。久服壮阳，益精髓，活血驻颜色，强志轻身。脾恶湿，肾恶燥。如硫黄、附子、钟乳、炼丹之类，皆刚剂也，用以助阳补接真气则可，若云补肾，则正肾所恶也。古人定方益肾，皆滋润之药，故仲景以八味丸主之。八味丸以地黄为主，正补肾经也，用附子为佐，以助脾元也。

27.《普济方·卷二百二十六·诸虚门·五痿》

病者脾热，胃干而渴，肌肉不仁，其色黄，而肉蠕动，名曰肉痿。由渐于湿地，以水为事，居处下泽，濡渍痹痿而不仁。故《下经》曰：肉痿者得之湿地下也。

28.《普济方·卷二百二十七·虚劳门·虚劳（附论）》

生地黄丸

疗五劳七伤，六极八风，十二痹，消渴，心下积聚，使人身体润，服之多情性，补益养精。

生地黄一钱二分，石斛、天门冬、菟丝子（酒浸二宿，焙干另捣）、麦门冬（去心）各一钱，茯苓、甘草（炙）、人参、大黄、牛膝、当归、杏仁（去皮尖，焙）、麻子仁各八分，干姜、玄参、地骨皮各六分，白术、芍药、紫菀、防风、肉苁蓉各七分，椒（出目汗）三分。

上为末，蜜和丸，如梧桐子大，空心酒下二十丸，日再服，渐加至三十丸。忌鲤鱼、海藻、菘菜、桃李、雀肉、大酢、葱韭等物。

29.《普济方·卷二百五十七·食治门·总论》

又乌芋，味苦甘微寒滑无毒，主消渴热痹益气。一名籍姑，一名水萍，三月采。

青粱米，味甘微寒无毒。主骨痹热中，除消渴，止泄痢，利小便，益气力，补中轻身，长年。

30.《普济方·卷二百六十·乳石门·研炼服饵石英》

飞炼研煮石英法（出《圣惠方》）　治消渴，阴痿不足，咳逆，胸膈间久寒，益气，除风湿痹，肺痿下气，利小便，补五脏，明目轻身。

31.《普济方·卷二百六十二·乳石门·乳石发脚气（附论）》

乳石性暴，羸瘠痼疾之人，难以控制。其发动则脏腑否塞，热则引饮，饥则加食，水谷乖度，和气反伤，饮湿下流，攻注腰脚。故令脚气发动，寒热更作，脚膝疼痛。或致肿满。肌肉痿痹，况脚气之候，不可使邪气实，常令服药疏利脏腑，兼乳石攻发，尤不可忍也。夫乳石之性，坚刚猛烈，服饵之后，恒在肠胃。若人因虚而服之，复补养过度，使脏腑否塞，石势行于经络，致气力乍觉强益，肾气坚盛。遂便不能节慎，情欲过度，或饮食无常，或触冒寒暑，肾气既虚，风邪所搏，石气留滞，不得宣通，则令脚气发动也。

32.《普济方·卷二百六十五·服饵门·酒药（附论）》

枸杞酒（出《圣惠方》）　除五脏邪气，消渴，风湿，下胸胁气，利大小肠，填骨髓，长肌肉，治五劳七伤，利耳目，消积瘀，伤寒瘴气，虚劳，呼吸短气，及脚气肿痹并主之。

米（黍糯并得）二石，细曲（捣碎）十斤，生地黄（洗净细切）三十斤，枸杞根（刮去浮皮，寸锉，以水二石渍三日，煮取汁一石）二十斤，豆豉（以枸杞汤煮取汁）二斤，秋麻仁（微炒，细研，以枸杞汤淋绞取汁）三升。

上以地黄一味共米同蒸熟，候饭如人体温，以药汁都和一处，入瓮瓶密盖头，经三七日即开，冬温夏冷，日可饮三杯。

33.《普济方·卷二百八十二·痈疽门·总论》

然五脏不调则致痈，久患消渴之流，亦多发痈疽之疾。

34.《普济方·针灸·卷十·针灸门·身寒痹》

治身常湿，穴鬲俞。

治身湿，穴丰隆。

治身湿，摇时时寒，穴曲池、列缺。

治卒痹病，引膑下节，穴曲泉。

治膝股重，穴合阳。

治身湿痹不能行，穴漏谷。

治湿痹支肿，髀筋急瘛，颈痛，穴悬钟。

治髀枢痛，膝胫骨摇，酸痹不仁，筋缩，诸节酸折，穴绝骨。

治身痹淅淅振寒，穴临泣。

治骨痹烦满，穴商丘。

治身体不仁。先取京骨，后取中封绝骨，皆泻之。

治痿厥，身体不仁，少气湿肿膝肿，穴中封。

治缓纵痿痹，腨肠疼冷不仁，穴风市。

治寒气在分肉间，痛苦痹不仁，穴中渎。

治膝外廉痛不可屈伸，胫痹不仁，穴阳关。

治酸痹不仁，身重，穴绝骨。

治冷风湿痹，穴环跳。

治湿痹，穴条口。

治寒湿内伤，穴下髎。

治风湿痹，穴委中。

治偏风热风，冷痹不遂，风湿痹，穴下廉。灸疮瘥，冷痹即已。

治痹走胸背，穴鱼际。

35.《普济方·针灸·卷十四·针灸门·足杂病》

治胫痹不仁，穴阳关。

36.《普济方·针灸·卷十五·针灸门·脚弱》

治脚弱无力，风湿痹筋急，半身不遂，穴委中。

治脚弱，穴三里。

治脚弱无力，脚重，偏风不遂，穴承山。

治脚弱无力，腰尻重，曲䐐中筋急，半身不遂，穴委中。

37.《普济方·针灸·卷十五·针灸门·足痹》

治足痹痛，穴阴陵泉。

治足湿痹不能行，穴中都。

治脾枢腕骨痹不仁，穴阳辅、阳交、阳陵泉。

治胫痹不仁，穴阳间、环跳、承筋。

治足清不仁，穴膀胱俞、太溪、次髎。

治足不仁，穴腰俞、风府。

治胫痹不仁，穴阳关。

三、《卫生易简方》

校对版本：《卫生易简方》。明·胡濙。1984 年，人民卫生出版社。

1.《卫生易简方·卷之一·诸风》

治热毒浮风及消渴，风疹，丹毒　用绿豆研汁煮饮或就煮食。益气力，润皮肉，可长食。

2.《卫生易简方·卷之五·消渴》

治一切消渴，或先渴而欲发疮；或病痈疽而后渴者，并皆治之。用黄芪（去芦，蜜涂炙）六两，甘草（炙）一两，锉细。每服三钱，水一盏，枣一枚，煎七分，温服，不拘时。

四、《奇效良方》

校对版本：《奇效良方》。明·董宿辑录。2003 年，天津科学技术出版社。

1.《奇效良方·卷之二十一·诸虚门（附论）·诸虚通治方·服天门冬方》

强筋髓，驻容颜。

用天门冬曝干，捣下筛，食方寸匕，日三，可至十服，小儿服尤良。与松以崖蜜丸服之，益善弥佳。

又捣取汁，微火煎取五斗，下白蜜一斗，胡麻炒末二升，合煎，捣勿息手，可丸即止火，下大豆黄末和为饼，径三寸，厚半寸，一服一枚，日三，百日以上得益，此方最妙。

一方酿酒服，伤无多，若多即吐去病也。蒯道人年近二百，而少告皇甫隆云：但取天门冬去心皮、切干末，酒服方寸匕，日三，令人不老，补中益气，愈百病也。天门冬生奉高山谷，在东岳名淫羊食，在中岳名天门冬，在西岳名管松，在南岳名百部，在北岳名无不愈，在原陆山阜名颠棘。虽然处处有之，异名其实一也。在阴地者佳。取细切，烈日干之，久服令人长生，气力百倍。治虚劳绝伤，年老衰损羸瘦，偏枯不随，风湿不仁，冷痹，心腹积聚，疮痈疽肿，癫疾。重者周身脓坏，鼻柱败烂，服之皮脱虫出，颜色肥白，此无所不治。亦治阴痿，耳聋目暗，久服白发黑，齿落生，延年益命，入水不濡。二百日后恬泰疾损，拘急者缓，劣者强，三百日身轻，三年走及奔马，又三年心腹痼疾皆去矣。忌食鲤鱼。须常以七八九月采其根，亦云丑月，过此味也。

2.《奇效良方·卷之二十一·诸虚门（附论）·诸虚通治方·垂命茯苓丸》

疗男子五劳七伤，两目茫茫，迎风泪出，头项急强，不能回顾，心腹满胀，上干胸胁，下引膀胱，表里疼痛，不得平康，饮食渐减，面目萎黄，小便淋沥，阴痿不强，五心烦热，盗汗如浆，四肢拘急，梦寐惊惶，状如消渴，忽忽喜忘，悲忧不乐，此药最良。令人肥壮，气力倍常，饮食加进，百病潜藏，冬三月宜服之。

茯苓三两，白术、泽泻、牡荆子、牡蒙、桂心、牡蛎

（煅）、石长生、薯蓣、杜仲、天雄（炮）、菟丝子、附子（炮）、人参、甘草（炙）、山茱萸、干姜、巴戟、天门冬（去心）、肉苁蓉各二两。

上为细末，炼蜜和丸，如梧桐子大。先食服五丸，温酒送下，忌海藻、菘菜、鲤鱼、生葱、猪肉、鸡、鱼等。

3.《奇效良方·卷之三十三·醍醐膏·生津甘露饮子》

治膈消大渴，饮水无度，舌上赤涩，上下齿皆枯，舌根强硬肿痛，食不下腹，时胀痛，浑身色黄，目白睛黄，甚则四肢痿弱无力，面尘脱色，胁下急痛，善嚏善怒，健忘，臀腰背寒，两尻冷甚。

石膏一两一钱，黄连、桔梗、木香各三钱，黄柏（酒拌）二钱半，姜黄、山栀子、炙甘草、升麻、人参各二钱，全蝎一个，杏仁（去皮尖）一钱半，荜澄茄、生甘草、连翘、白豆蔻、白芷各一钱，麦门冬、当归、白葵、兰香各五分，柴胡三分，知母（酒浸）、藿香各二分。

消渴之疾，燥热之气胜也。《内经》曰：热淫所胜，佐以甘苦，以甘泻之，热则伤气，气伤则无润，折热补气，非甘寒之剂不能，故以石膏、甘草之甘寒为君，启玄子云：滋水之源，以制阳光，故以黄柏、黄连、栀子、知母之苦寒，泻热补水为臣，以当归、人参、杏仁、麦门冬、全蝎、连翘、白芷、白葵、兰香、甘草之辛寒，和血润燥为佐，以升麻、柴胡苦平，行阳明、少阳二经，白豆蔻、木香、荜澄茄、藿香反佐以取之。又为因用桔梗为舟楫，使浮而不下也。

上件为细末，汤浸蒸饼，何匀成剂，捻作饼子，晒半干杵碎，筛如米大。食后每服二钱，抄于掌内，以舌舐之，随津唾下，或以白汤少许送下亦可，此治之缓也。不唯不成中满，亦不传疮疡下消矣。

东垣尝谓余曰：洁古老人有云：能食而消渴者，白虎倍加人参汤主之，大作汤剂；多服不能食而渴者，钱氏白术散倍加葛根，大作汤剂，广服之。

4.《奇效良方·卷之三十三·消渴门（附论）》

且消渴之疾，三焦之病，火炎其心则危。邪热熏蒸，渐渍日深，气血凝滞，有患痈疽疮愈渴，止则生疮溃，渴甚则危。叔和云：消渴之脉大者活，虚小病深厄难脱，此之谓也。古人论三焦者，消渴消中消肾是也，渴有虚实之分，皆立其论以启后人之学，当以诚心鉴之。

5.《奇效良方·卷之三十三·消渴门（附论）·消渴通治方·黄芪六一汤》

治诸虚不足，胸中烦悸，时常消渴，或先渴而欲发疮，或病痈疽而后渴者，宜服之。

黄芪（去芦，蜜炙）九钱，甘草（炙）一钱半。

上作一服，水二盏，枣二枚，煎至一盏，不拘时服。

6.《奇效良方·卷之三十三·消渴门（附论）·消渴通治方·烂金丸》

治热中，消渴止燥，补精血，益诸虚，解劳倦，去骨节间热，宁心强志，安神定魄，固脏腑，进饮食，免生疮疡。

大猪肚一个，黄连三两，生姜（研）、蜜各二两。

上先将猪肚净洗，控干，复以葱椒醋面等同药，以水酒入银石器内煮半日，漉出黄连，洗去蜜酒令尽，锉研为细末，再用水调为膏，入猪肚内，以丝缝定，仍入银石器内水煮烂，研如泥，搜和下项药：

人参、五味子、山药、杜仲（去皮，切，姜汁炒，去丝）、石斛、山茱萸（去核）、车前子、新莲肉（去皮）、鳖甲（醋炙）、熟地黄、当归各二两，磁石（煅）、白茯苓、槐角子（炒）、川芎各一两，菟丝子（酒浸，蒸研）五两，黄芪四两，沉香半两，麝香（别研入）一钱。

上为细末，用猪肚膏搜和得所，如膏少则添熟蜜，捣数千杵，丸如梧桐子大，每服五十丸，食前用温酒或糯米饮送下。一方有白术二两，阳起石一两。

7.《奇效良方·卷之三十三·消渴门·醍醐膏·荠苨丸》

治强中为病，茎长兴盛，不交精溢自出，消渴之后，多作痈疽，皆由过服丹石所致。

荠苨、大豆（去皮）、茯神（去木）、磁石（煅，研极细）、玄参、石斛（去根）、栝蒌根、地骨皮（去木）、鹿茸各一两，沉香（不见火）、人参各半两，熟地黄（酒蒸）一两。

上为细末，用猪肾一具，煮如食法，烂杵和为丸，如梧桐子大，如难丸，入少酒糊丸，或烂蜜丸亦可，每服七十丸，空心用盐汤送下。

8.《奇效良方·卷之三十四·遗精白浊门（附论）·遗精白浊通治方·子午丸》

治心肾俱虚，梦寐惊悸，体常自汗，烦闷短气，悲忧不乐，消渴引饮，溺下赤白，停凝浊甚，四肢无力，面黄肌瘦，耳鸣眼昏头晕，恶风怯寒，并皆治之。

榧子（去壳）二两，莲肉（去心）、枸杞子、白龙骨、川巴戟（去心）、破故纸（炒）、真琥珀（另研）、苦楮实（去壳）、白矾（枯）、赤茯苓（去皮）、白茯苓（去皮）、莲花须（盐蒸）、芡实、白牡蛎（煅）、文蛤各一两，朱砂（碾末为衣）一两半。

以为细末，用肉苁蓉一斤二两，酒蒸烂，碾为膏和丸，如梧桐子大，以朱砂为衣，每服五十丸，空心浓煎萆薢汤下，忌劳力房事，专心服饵，渴止浊清，自有奇效。

9.《奇效良方·卷之三十九·脚气门（附论）·脚气通治方·十全丹》

治脚气上攻，心肾相击，足心隐痛，小腹不仁，烦渴，小便或秘或利，关节挛痹疼痛，神效不可尽述。

肉苁蓉（酒浸）、狗脊（燎去毛）、萆薢、茯苓（去皮）、牛膝（酒浸）、远志（去心，炒）、地肤子、石斛各一两，熟地黄（酒浸，焙干）、杜仲（去皮、锉、炒）各三两。

上为细末，炼蜜和丸，如梧桐子大，每服五十丸，食前用温酒盐汤任下。

10.《奇效良方·卷之四十五·痿门（附论）》

盖人身之有皮毛、血脉、筋膜、肌肉、骨髓而成其形，内有肝、心、脾、肺、肾以主之。若喜怒不节，劳役兼致，内之精血虚耗，荣卫失调，发为寒热，使皮血、筋、骨、肌肉痿弱无力以运动，故致痿躄。状似柔风脚弱相类。以脉证并所因别之，不可混作柔风脚气论。此乃外所因。凡痿躄乃内藏气不足之所为也。大抵痿弱之由，因肺热脾虚弱薄，着足痿躄，其色白而毛败，名皮痿，曰肺热叶焦，曰五脏因肺热发为痿躄也。心下热，其膝枢纽如折去而不相提挈，胫筋纵缓不能任地也。色赤而络脉溢，名脉痿。由悲哀太甚，阳气内伤，数尿血，曰大筋空虚，发为肌痹，传为脉痿。病肝热口苦，筋膜干，筋急而挛，色苍而爪枯，曰筋痿。由思虑无穷，所愿不得，意淫于外，房劳太甚，宗筋弛缓，及为白淫，曰筋痿者，生于肝也。病脾热胃干而渴，肌肉不仁，色黄而肉蠕动，曰肉痿，由渐于湿地，居处下泽，濡渍痹而不仁，曰肉痿也。病肾热腰脊不举，骨枯髓减，色黑齿槁，曰骨痿。因所远行劳倦，遇天热而渴，阳气内乏，热舍于肾，致水不胜火，则骨枯而髓虚，故为之曰骨痿，生于大热者也。《难经》曰：骨痿不能起于床者是也。大抵诸痿生于肺热，此一句便见治法大意，经曰：东方实，西方虚，泻南方，补北方，此因是就生就制而言，补泻大经大法，不外于此。东方木肝也，西方金肺也，南方火心也，北方水肾也。五行之中，唯火有二。肾虽有二，水居其一。阳常有余，阴常不足。故经曰：一水不胜二火，理之必然。肺金体燥而居上，主气畏火者也。脾土性湿而居中，主四肢畏水者也。火性炎上，若嗜欲无节，则水失所养，火寡于畏而侮所胜，肺得火邪而热矣。木性刚，急驰受热，则金失所养，火寡于畏而侮所胜，脾得木邪而伤矣。肺热则不能管摄一身，脾伤则四脚不能为用，而诸痿之病作。泻南方者，则肺金清，而东方不实，何脾伤之有？补北方水，则心火降而西方不虚，何肺热之有？故阳明实则宗筋润，能束骨而利机关矣。治痿之法，无出于此。

五、《本草品汇精要》

校对版本：《本草品汇精要》。明·刘文泰等纂。1936年，商务印书馆。

1.《本草品汇精要·卷之三·玉石部中品之上·石之石·理石》

理石（出《神农本经》）　主身热，利胃解烦，益精明目，破积聚，去三虫（以上朱字《神农本经》）除营卫中去来大热，结热。解烦毒，止消渴及中风痿痹（以上黑字《名医别录》）

2.《本草品汇精要·卷之十六·木部上品之上·木之木·地骨皮》

地骨皮解骨蒸肌热，主风湿痹消渴，坚筋骨，去骨用根皮（《名医别录》）

3.《本草品汇精要·卷之十九·木部中品之下·木之木·海桐皮》

主利腰膝，祛湿痹。《日华子》云：治血脉麻痹疼痛。《海药》云：腰脚不遂，顽痹，腿膝疼痛，霍乱，赤白泻痢，血痢，疥癣。

1.《本草品汇精要·卷之二十二·人部·溺白垽》

溺白垽疗鼻衄汤火灼疮（《名医别录》）。人中白，色白，味咸，性凉软，气味厚于气，阴也，臭臊，主传尸、热劳、膈热、肺痿。研细如粉,《唐本》注云:烧研为细末敷紧唇疮妙,《日华子》云:止吐血、鼻洪、羸瘦、渴疾。

2.《本草品汇精要·卷之二十三·兽部上品·毛虫·牛角》

齿主小儿牛痫,肉味甘平,无毒。主消渴,止啘泄,安中益气养脾胃,自死者不良,屎寒,主水肿恶气,用涂门户著壁者,燔之,主鼠瘘,恶疮,黄犍牛,乌牯牛溺,主水肿,腹胀脚满,利小便。

3.《本草品汇精要·卷之四十·菜部下品·菜之走·莼》

莼(常伦切)主消渴,热痹(名医所录)。名丝莼、瑰莼。

4.《本草品汇精要·续集脉诀四言举要卷上·痹病脉证第六十八》

风寒湿气合而为痹,浮涩而紧,三脉乃备,此言痹病脉证之义也。(岐伯曰)风寒湿三气杂至合而为痹也,其风气胜者为行痹,寒气胜者为痛痹,湿气胜者为着痹也。夫脉浮涩而紧者,浮为风,涩为湿,紧为寒,乃一脉中见此三种,始为三邪杂合,若杂合中邪有偏胜,则又当审,脉之,浮多涩多紧多以别之也。

5.《本草品汇精要·续集卷之五·兽部·野马》

野马肉主人病马痫,筋脉不能自收,周痹肌肉不仁。

六、《医学正传》

校对版本:《医学正传》。明·虞抟著,郭瑞华等点校。2002 年,中医古籍出版社。

1.《医学正传·卷之五·三消》

人参白术汤(东垣)治胃膈瘅热烦满,饥不欲食,瘅成为消中,善食而瘦,燥热郁甚而成消渴,多饮水而小便数。兼疗一切阴虚阳实,风热燥郁,头目昏眩,中风偏枯,酒过积毒,肠胃燥涩,并伤寒杂病产后烦渴,气液不得宣通。

人参、白术、当归、芍药、大黄(酒浸纸裹煨)、栀子(炒)、荆芥穗、薄荷、桔梗、知母、泽泻各五钱,茯苓(去皮)、连翘、栝蒌根、干葛各一两,甘草三两,藿香叶、青木香、官桂各二钱,石膏四两,寒水石二两,白滑石半斤。

上为细末,每服抄五钱,水一盏,入芒硝半两,生姜三片,煎至半盏绞汁,入蜜少许,温服,渐加至十余钱,得脏腑流利取效。如常服,以意加减。如肠胃郁结,湿热内甚自利者,去大黄、芒硝服。

七、《针灸素难要旨》

校对版本:《针灸素难要旨》。明·高武。1958 年,上海卫生出版社。

1.《针灸素难要旨·卷二下·九、周痹》

帝曰:周痹之在身也,上下移徙随脉,在上下左右相应,间不容空,愿闻此痛,在血脉之中耶,将在发肉之间乎?何以致是?其痛之移也,间不及下针,其慉痛之时,不及定治，而痛已止矣！何道使然？愿闻其故。岐伯曰：此众痹也，非周痹也。曰：顾闻众痹。曰：此各在其处，更发更止，更居更起，以右应左，以左应右，非能周也，更发更休也。曰：刺之奈何？曰：刺此者，痛虽已止，必刺其处，勿令复起。曰：善！愿闻周痹何如？曰：周痹者，在于血脉之中，随脉以上，随脉以下，不能左右，各当其所。曰：刺之奈何？曰痛从上下者，先刺其下以遏之后，刺其上以脱之。痛从下上者，先刺其上以遏之后，刺其下以脱之。帝曰：善此痛安生？何因而有名？曰：风寒湿气，客于分肉之间，迫切而为沫，沫得寒则聚，聚则排分肉而分裂也，分裂则痛，痛则神归之，神归之则热，热则痛解，痛解则厥，厥则他痹发，发则如是。帝曰：善。余已得其意矣，此内不在脏，而外未发于皮，独居分肉之间，真气不能周，故命曰周痹。故刺痹者，必先切循其下之六经，视其虚实，及大络之血，结而不通，及虚而脉陷空中者而调之，熨而通之，其瘛坚转引而行之。帝曰：善：余已得其意矣，亦得其事也！九者经巽之理，十二经脉阴阳之病也。

八、《伤寒六书》

校对版本：《伤寒六书纂要辨疑》。明·童养学纂辑。1984 年，中医古籍出版社。

1. 《伤寒六书·伤寒家秘的本卷之二·不仁》

不仁者，谓不柔和，痛痒不知，针火不知是也。经曰：诸虚乘寒，为郁冒不仁。血气虚弱，不能周流于一身，于是正气为邪气所伏，故肢体顽麻不仁，厥如死尸，用桂麻各半汤；不愈者，补中益气汤入姜汁。设或身体如油汗不休，喘而直视，水浆不入者，此为命绝也。

九、《古今医统大全》

校对版本：《古今医统大全》。明·徐春甫。1998年，科学出版社。

1.《古今医统大全·卷之九·厉风门·病机·内经叙论》

经曰：风气与太阳俱入，行诸脉俞，散于分肉之间，与卫气相干，其道不利，故使肌肉膹而有疡。卫气有所凝而不行，故其肉不仁也。厉者，有荣卫热胕，其气不清，故使鼻柱坏而色败，皮肤疡溃。风寒客于脉而不去，名曰厉风。

2.《古今医统大全·卷之十一·痹证门·病机·痹证有感于六腑之异》

五痹之外有肠痹、胞痹、血痹、热痹证候之异。肠痹者，其病数饮，中气喘满，时作飧泄，小便不通；胞痹者，少腹膀胱按之内痛，若沃以汤，涩于小便；血痹者，邪入于阴血之分，其状体常如被风吹，骨弱劳瘦，汗出，卧则不时摇动；热痹者，盖脏腑积热，复遇风寒湿三气而客于经络，留而不行，阳遇其阴，故为热痹，翕然而闷也，肌肉极热，体上如鼠走之状，皮肤色变。

3. 《古今医统大全·卷之十一·痹证门·治法·风痿痹三证相类治法不同》

痹之为证，有筋挛不伸、肌肉不仁，与风证相似。故世俗多类于风痿痹之证混同通治，此千古之弊也。大抵固当分其所因。风则阳受之。痹为风寒湿所感，则阴受之，为病多重著沉痛。痿因血少气虚，火盛克金，肺叶燥枯，宗筋不润，肝木乘胜，脾土受伤，饮食少，四肢倦，为精血虚耗，故筋骨痿而不用。治宜润燥、养血、滋阴，非若痹之气血凝滞，留而不行，或痛而手足为之麻木不仁，治以行气胜湿为主。三证虽大略相似，而所以施治迥然不同。执事者其辨诸。

4. 《古今医统大全·卷之五十二·消渴门·药方·下消诸剂》

加减肾气丸　治肾气不足，心火上炎，口舌干燥，多渴饮水，肢体消瘦，并皆治之。

山茱萸肉、白茯苓、牡丹皮、熟地黄（浸酒中）、五味子、山药（炒）、鹿角霜、泽泻各一两，官桂、沉香各半两。

上为细末，炼蜜为丸，梧桐子大。每服七十丸，米饮或盐汤任下。弱甚者加附子一两，兼常服黄芪六一汤。

加减八味丸　治肾水枯竭，不能上润，心火上炎，不能既济，心烦燥渴，小便频数，白浊，阴痿弱，饮食不多，肌肤渐消如削，或腿肿，脚先瘦小，宜降心火，生肾水，烦渴即止。

白茯苓、牡丹皮、泽泻（酒蒸）各八钱，五味子（微炒）一两半，山茱肉、肉桂、熟地黄（酒蒸）、山药（炒）各二两。

上为末，炼蜜丸，梧桐子大。每服四十丸，五更温酒盐汤任下，晚间再服。此药不唯止渴，亦免生痈，久服永除渴疾，气血加壮。

平补丸　治肾消不渴，肌肉瘦削，小便涩数而沥，如欲渗之状。

菟丝子（制）、山茱萸、益智仁、当归各半两，川楝子、牛膝（酒洗）、胡芦巴（炒）、杜仲（制）、肉苁蓉（酒浸）、巴戟（去心）各三两半，乳香二两。

上为细末，糯米糊丸，梧桐子大。每服五十丸，食前枣汤下。

枸杞子丸　治肾消，久渴困乏，小便滑数。

枸杞子、白茯苓、牛膝（酒洗）、菟丝子（制）、麦门冬、熟地黄、黄芪（炙）、牡蛎粉各一两，鸡内金（炙）半两，桑螵蛸、栝蒌根、牡丹皮各七钱。

上为细末，炼蜜为丸，梧桐子大。每服五十丸，食前米饮下。

（秘方）补肾地黄丸　降心火，补肾水，治消渴，除骨蒸，壮筋骨，明目。

生地黄（酒浸二百，蒸烂研膏，与黄柏拌，晒干）半斤，黄柏（锉细与地黄同拌，晒）一斤，天门冬、麦门冬、人参、枳壳、条芩、当归、熟地黄、甘菊各二两。

上为末，炼蜜丸，梧桐子大。每服七十丸，空心温酒下。

5. 《古今医统大全·卷之五十二·消渴门·病机·三消叙论》

消渴有病口甘者，名为何？何以得之？此五气之溢也，名曰脾瘅。夫五味入于口，藏于胃，脾为之行其精气。溢在脾，令人口甘，此肥美之所发。此人必素食甘美而多肥，令人内热，甘者令人满，故其气上溢，为消渴。厥阴之病，消渴重，心中疼，饥而不欲食，甚则欲吐蛔。

6. 《古今医统大全·卷之九十九·养生余录（上）·欲不可强》

书云：阴痿不能快欲，强服丹石以助阳，肾水枯竭，心火如焚。五脏干燥，消渴至近。讷曰：少水不能灭盛火，或为疮疡。

7. 《古今医统大全·卷之五十二·消渴门·病机·诸经皆燥热为渴唯三焦为甚》

经云：有心肺气厥而渴者，有肝痹而渴者，有痹瘅而渴者，有肾热而渴者，有言胃与大肠热结而渴者，有言小肠瘅热而渴者，有因病疟而渴者，有因肥甘美食而渴者，有醉饱入房而渴者，有因远行劳倦遇大热而渴者，有因伤寒胃干而渴者，有因病风而渴者，虽五脏之部分不同，而病之所因各异，其为燥亡液一也。独三焦为病甚，未必不由微而至于渐也。《易》曰：履霜坚冰至，君子当谨其微也。

十、《医学纲目》

校对版本：《医学纲目》（上册）。明·楼英编撰。1987年，人民卫生出版社。

《医学纲目·卷之二十一·脾胃门·消瘅门》

《总录》论消渴有三种：一者，渴而饮水多，小便数有脂似麸片而甜者，消渴病也。二者，吃食多，不甚渴，小便少有似油而数者，消中病也。三者，虽渴饮水不能多，腿脚瘦小痿弱，小便数，此肾消病也。特忌房劳。《千金》云：消渴病宜慎者有三：一饮酒；二房劳；三咸食及面。能慎此三者，虽不服药亦自可愈。消渴之人，愈与未愈，尝须虑患大痈，必于骨节间忽发痈疽而卒。

十一、《周慎斋遗书》

校对版本：《周慎斋医学全书》。明·周之干著，武国忠点校。2010年，海南出版社。

1. 《周慎斋遗书·卷七·痛风》
若麻木不仁属虚，小续命汤加减。

2. 《周慎斋遗书·卷八·麻木》
麻木须分左右上下，左因气中之血虚，归脾汤；右因血中之气虚，黄芪建中汤；左右俱麻木，十全大补汤；上身麻木，清阳不升也，补中益气汤；下身脚软麻木至膝者，胃有湿痰死血，妨碍阳气不得下降，故阴气渐逆而上也，四物汤加人参、牛膝、薏苡仁，引阳气下降；下身麻木，脉豁大无力，宜八味汤加人参；十指麻木，脾不运也，宜温脾土；一指麻木，中风之兆也，宜养血平肝。一人独四肢麻木。此脾虚不运而气血不行于四肢也，不可作风治。方用四君子加陈皮醒脾，桂枝行阳于四肢而愈。

十二、《仁术便览》

校对版本：《仁术便览》。明·张浩选集。1957 年，商务印局馆。

1.《仁术便览·卷一·腰痛·独活寄生汤》

治肾虚气弱，为风湿所乘，流注腰膝，或挛拳掣痛，不得屈伸，或缓弱冷痹，行步无力。

2.《仁术便览·卷二·痰病》

凡痰之患，为喘，为咳，为呕，为利，为眩，为晕，心嘈杂，惊怖，为寒，为热痛肿，为痞塞，为壅膈，为胸胁间辘辘有声，或背心一点常如冰冷，或四肢麻痹不仁，皆痰饮所致。或因脾胃虚弱不能摄肺金，或因四气七情所干，气壅痰聚而然也。善能治痰者，不治痰而顺气，气顺则一身之津液亦随气而顺矣。治痰法，实脾土，燥脾湿，是治其本也。凡奇怪之病，人所不识者，皆当作痰治而效。

十三、《滇南本草》

校对版本：《滇南本草》。明·兰茂。2004 年，云南科技出版社。

1.《滇南本草·第一卷·五叶草》

五叶草，出京都者良，名老官草。治筋骨痰火症，河南卫辉亦出。味辛、苦，性温。祛诸风皮肤发痒，通行十二经络。治筋骨疼痛，痰火痿软、手足筋挛麻木。利小便，泻膀胱积热。攻散诸疮肿毒，退痨热发烧。治风火牙疼、疥癞、痘疹等症。兼解诸痨热，其应如响。敷跌打损伤，能定痛治瘀。

2.《滇南本草·第一卷·紫参》

紫参，味苦、甘平，性微温。通行十二经络。治风寒湿痹，手足麻木，腿软战摇，筋骨疼痛，半身不遂，久年痿软，远年流痰。为活络强筋温暖筋骨药酒方中要剂。

3.《滇南本草·第一卷·接骨草》

接骨草，一名莲台夏枯草，又名毛叶夏枯，又名灯笼草。味苦，性温，行十二经络。治筋骨痰火疼痛，手足麻木不仁。祛周身游走之风，散瘰疬手足痰核。治跌打损伤，接骨。止脑漏、鼻渊效。包痰火红肿疼痛。

4.《滇南本草·第一卷·钻地风》

钻地风，即黄琐梅根。味酸，性温，走经络，治筋骨疼痛、痿软麻木，止日久赤白痢。

5.《滇南本草·第二卷·姜味草》

肾积曰奔豚，在小肚丹田之位，或形如弹丸，上至脐，或上下不定，或在膀胱，或在疝气。发时令人疼痛，腰难屈伸，骨痿消瘦，面色焦黄。

6.《滇南本草·第二卷·豨莶草》

豨莶草，味苦，性微寒。有小毒。治诸风风湿症，内无六经形症，外见半身不遂，口眼歪斜，痰气壅盛，手足麻木，痿痹不仁，筋骨疼痛，湿气流痰，瘫痪痿软，风湿痰火，赤白癜风，须眉脱落等症。根，治妇人白带。

7.《滇南本草·第二卷·过江龙》

过江龙，一名铺地虎，又名地蜈蚣。味辛，性大温。行周身十二经络，发散表汗，手足湿痹不仁、麻木，湿气流痰。筋骨疼痛，或打伤筋骨，误伤经络，用力劳伤，筋骨疼痛。能强筋舒筋，活络定痛，发散风寒湿气、膀背疼痛、背寒困痛。

（附方）过江龙泡酒，治膀背疼痛，手足麻木不仁，周身经络疼痛，或用力过多，周身疼痛发困，脚腿转筋，寒湿伤筋，经络作胀酸疼。此酒舒筋、活络、定痛，神效。

8.《滇南本草·第二卷·白牛膝》

白牛膝，一名太极草，一名狗辱子，一名狗褥子，又名狗夺子。味苦、酸，性温。补肝，行血，破瘀块，凉血热。治月经闭涩，腹痛，产后发热，虚烧蓐劳，室女逆经，衄呕吐血，红崩白带，尿急淋沥，寒湿气盛，筋骨疼痛，强筋舒筋，攻疮痈热毒红肿，痄腮乳蛾，男子血淋，赤白便浊，妇人赤白带下。但坠胎，孕妇忌服，水酒为使。

又通经闭，消血块癥瘕，行周身经络，强筋舒骨，止筋骨疼痛，消痰火，瘫痪痿软，四肢麻木不仁，退妇人肝虚劳热，筋骨发烧，补益任督二脉，于督脉尤甚，凡妇人久不胎育，因任督二脉虚损，以至不能受胎生育，及白带等症。治法，以行经后服一两次即孕。

9.《滇南本草·第二卷·粟米》

青粱米，味甘，性微寒。无毒。主治补中益气，治胃痹热中、消渴，止泻痢、滑精，久食可辟谷长年。（范本卷五）

10.《滇南本草·第三卷·白沙蚓》

沙蚓，生石峡内，形似蚯蚓，身上有白圈毛，细尾。宜良最多，人多不识。气味甘、辛。无毒。主治小儿三十六惊风，六淫风邪疫症，男妇老幼中风不语，或左瘫右痪，四肢不仁，捣烂火煅，酒下，神效。一治男子精寒阳缩，敷肚脐可兴也。

十四、《本草纲目》

校对版本：《＜本草纲目＞校注》。李经纬。2001 年，辽海出版社。

1.《本草纲目·序例第一卷上·序例上·脏腑虚实标本用药式》

肾藏志，属水，为天一之源。主听，主骨，主二阴。

本病：诸寒厥逆，骨痿腰痛，腰冷如冰，足踝肿寒，少腹满急疝瘕，大便闭泄，吐利腥秽，小便清冷不禁，消渴引饮。

标病：发热不恶热，头眩头痛，咽痛舌燥，脊股后廉痛。

2.《本草纲目·草部第十二卷·草之一·葳蕤》

除烦闷，止消渴，润心肺，补五劳七伤虚损，腰脚疼痛。天行热狂，服食无忌（大明）。

3.《本草纲目·草部第十二卷·草之一·术》

术（白术也）

气味：甘，温，无毒。《别录》曰：甘。权曰：甘，辛。

主治：风寒湿痹，死肌痉疸，止汗除热消食。作煎饵，久服，轻身延年不饥（《本经》）。主大风在身面，风眩头痛，目泪出，消痰水，逐皮间风水结肿，除心下急满，霍乱吐下不止，利腰脐间血，益津液，暖胃消谷嗜食（《别录》）。治心腹胀满，腹中冷痛，胃虚下利，多年气痢，除寒热，止呕逆（甄权）。止反胃，利小便，主五劳七伤，补腰膝，长肌肉，治冷气，痃癖气块，妇人冷癥瘕（大明）。除湿益气，和中补阳，消痰逐水，生津止渴，止泻痢，消足胫湿肿，除胃中热、肌热。得枳实，消痞满气分；佐黄芩，安胎清热（元素）。理胃益脾，补肝风虚，主舌本强，食则呕，胃脘痛，身体重，心下急痛，心下水痞。冲脉为病，逆气里急，脐腹痛（好古）。

4. 《本草纲目·草部第十六卷·草之五·地黄》

主心病掌中热痛，脾气痿蹷嗜卧，足下热而痛（好古）。治齿痛唾血。

5. 《本草纲目·草部第十六卷·草之五·捶胡根》

（《拾遗》）

《集解》：藏器曰：生江南川谷荫地，苗如萱草，其根似天门冬。凡用抽去心。

气味：甘，寒，无毒。

主治：润五脏，止消渴，除烦去热，明目，功如麦门冬（藏器）。

6. 《本草纲目·草部第十七卷·草之六·甘遂》

麻木疼痛：万灵膏：用甘遂二两，蓖麻子仁四两，樟脑一两，捣作饼贴之。内饮甘草汤。（《摘玄方》）

7. 《本草纲目·草部第十七卷·草之六·乌头》

风寒湿痹，麻木不仁，或手足不遂：生川乌头末，每以香白米煮粥一碗，入末四钱，慢熬得所，下姜汁一匙，蜜三大匙，空腹啜之。

8. 《本草纲目·草部第十八卷·草之七·天门冬》

主心病，嗌干心痛，渴而欲饮，痿蹶嗜卧，足下热而痛（好古）。润燥滋阴，清金降火（时珍）。阳事不起，宜常服之（思邈）。

9. 《本草纲目·草部第十八卷·草之七·天门冬》

附方：旧三，新十五。服食法：孙真人《枕中记》云：八九月采天门冬根，曝干为末。每服方寸匕，日三服。无问山中人间，久服补中益气，治虚劳绝伤，年老衰损，偏枯不随，风湿不仁，冷痹恶疮，痈疽癞疾。鼻柱败烂者，服之皮脱虫出。酿酒服，去癥瘕积聚，风痰颠狂，三虫伏尸，除湿痹，轻身益气，令人不饥，百日还年耐老。酿酒初熟微酸，久停则香美，诸酒不及也。忌鲤鱼。《臞仙神隐》云：用干天门冬十斤，杏仁一斤，捣末，蜜渍。每服方寸匕。名仙人粮。

10. 《本草纲目·草部第十八卷·草之七·栝蒌》

气味：苦，寒，无毒。时珍曰：味甘，不苦。

主治：胸痹，悦泽人面（《别录》）。润肺燥，降火，治咳嗽，涤痰结，利咽喉，止消渴，利大肠，消痈肿疮毒（时珍）。子：炒用，补虚劳口干，润心肺，治吐血，肠风泻血，赤白痢，手面皱（大明）。

11.《本草纲目·草部第十八卷·草之七·含水藤》

气味：甘，平，无毒。藏器曰：寒。

主治：解烦渴心燥，瘴疠丹石发动，亦宜服之（李珣）。止渴，润五脏，去湿痹，天行时气，利小便。其叶捣，敷中水烂疮皮靫（藏器）。治人体有损痛，沐发令长（时珍，《广州记》）。

12.《本草纲目·草部第十八卷·草之七·王瓜》

主治：消渴内痹，瘀血月闭，寒热酸疼，益气愈聋（《本经》）。

13.《本草纲目·草部第十八卷·草之七·葛根》

主治：消渴，身大热，呕吐，诸痹，起阴气，解诸毒。（《本经》）。

14.《本草纲目·草部第十九卷·草之八（水草类二十三种）·泽泻》

根

气味：甘，寒，无毒。《别录》曰：咸。权曰：苦。元素曰：甘，平。沉而降，阴也。杲曰：甘、咸，寒，降，阴也。好古曰：阴中微阳。入足太阳、少阴经。

扁鹊曰：多服，病人眼（《别录》）。主肾虚精自出，治五淋，利膀胱热，宣通水道（甄权）。主头旋耳虚鸣，筋骨挛缩，通小肠，止尿血，主难产，补女人血海，令人有子（大明）。入肾经，去旧水，养新水，利小便，消肿胀，渗泄止渴（元素）。去脬中留垢，心下水痞（李杲）。渗湿热，行痰饮，止呕吐痢，疝痛脚气（时珍）。

15. 《本草纲目·草部第十九卷·草之八（水草类二十三种）莼》

气味：甘，寒，无毒。藏器曰：莼虽水草，而性热拥。诜曰：莼虽冷补，热食及多食亦拥气不下，甚损人胃及齿，令人颜色恶，损毛发。和醋食，令人骨痿。李廷飞曰：多食性滑发痔。七月有虫着上，食之令人霍乱。

主治：消渴热痹（《别录》）。和鲫鱼作羹食，下气止呕。多食，压丹石。补大小肠虚气，不宜过多（孟诜）。治热疸，厚肠胃，安下焦，逐水，解百药毒并蛊气（大明）。

16. 《本草纲目·草部第二十一卷·草之十一·〈名医别录〉·芥》

芥，《别录》曰：味苦，寒，无毒。主消渴，止血，妇人疾，除痹。一名梨。叶如大青。

17. 《本草纲目·谷部第二十二卷·谷之一·麻仁》

主治：补中益气。久服，肥健不老，神仙（《本经》）。治中风汗出，逐水气，利小便，破积血，复血脉，乳妇产后余疾。沐发，长润（《别录》）。下气，去风痹皮顽，令人心欢，炒香，浸小便，绞汁服之。妇人倒产，吞二七枚即正（藏器）。润五脏，利大肠风热结燥及热淋（士良）。补虚劳，逐一切风气，长肌肉，益毛发，通乳汁，止消渴，催生难产（《日华》）。

18. 《本草纲目·谷部第二十三卷·谷之二·青粱米》

气味：甘，微寒，无毒。

主治：胃痹，热中消渴，止泄痢，利小便，益气补中，轻身长年。煮粥食之（《别录》）。健脾，治泄精（大明）。

19.《本草纲目·谷部第二十三卷·谷之二·薏苡》

气味：甘，微寒，无毒。诜曰：平。

主治：筋急拘挛，不可屈伸，久风湿痹，下气。久服，轻身益气（《本经》）。除筋骨中邪气不仁，利肠胃，消水肿，令人能食（《别录》）。炊饭作面食，主不饥，温气。煮饮，止消渴，杀蛔虫（藏器）。治肺痿肺气，积脓血，咳嗽涕唾，上气。煎服，破毒肿（甄权）。去干湿脚气，大验（孟诜）。健脾益胃，补肺清热，去风胜湿。炊饭食，治冷气。煎饮，利小便热淋（时珍）。

20.《本草纲目·菜部第二十六卷·菜之一·莱菔》

气味：根辛、甘，叶辛、苦，温，无毒。诜曰：性冷。思邈曰：平。不可与地黄同食，令人发白，为其涩营卫也。时珍曰：多食莱菔动气，唯生姜能制其毒。又伏硇砂。

主治：散服及炮煮服食，大下气，消谷和中，去痰癖，肥健人；生捣汁服，止消渴，试大有验（《唐本》）。利关节，理颜色，练五脏恶气，制面毒，行风气，去邪热气（萧炳）。利五脏，轻身，令人白净肌细（孟诜）。消痰止咳，治肺痿吐血，温中补不足。同羊肉、银鱼煮食，治劳瘦咳嗽（《日华》）。

21.《本草纲目·菜部第二十六卷·菜之一·芥》

身体麻木：芥菜子末，醋调涂之（《济生秘览》）。

22.《本草纲目·菜部第二十七卷·菜之二·白苣》

主治：补筋骨，利五脏，开胸膈壅气，通经脉，止脾气，令人齿白，聪明少睡，可煮食之（孟诜）。解热毒、酒毒，止消渴，利大小肠（宁原）。

23.《本草纲目·菜部第二十八卷·菜之三·冬瓜》

主治：小腹水胀，利小便，止渴（《别录》）。捣汁服，止消渴烦闷，解毒（弘景）。益气耐老，除心胸满，去头面热（孟诜）。消热毒痈肿。切片摩痱子，甚良（大明）。利大小肠，压丹石毒（苏颂）。

24.《本草纲目·果部第三十一卷·果之三·枳椇》

时珍曰：枳椇，本草只言木能败酒，而丹溪朱氏治酒病往往用其实，其功当亦同也。按：《苏东坡集》云：眉山揭颖臣病消渴，日饮水数斗，饭亦倍常，小便频数。服消渴药逾年，疾日甚，自度必死。予令延蜀医张肱诊之。笑曰：君几误死。乃取麝香当门子以酒濡湿，作十许丸，用棘枸子煎汤吞之，遂愈。问其故。肱曰：消渴、消中皆脾弱肾败、土不制水而成疾。今颖臣脾脉极热而肾气不衰，当由果实、酒物过度，积热在脾，所以食多而饮水。水饮既多，溺不得不多，非消非渴也。

25.《本草纲目·果部第三十三卷·果之六·乌芋》

主治：消渴痹热，温中益气（《别录》）。下丹石，消风毒，除胸中实热气。可作粉食，明耳目，消黄疸（孟诜）。开胃下食（大明）。

26.《本草纲目·木部第三十四卷·木之一·松·松脂》

主治：痈疽恶疮，头疡白秃，疥瘙风气，安五脏，除热。久服，轻身不老延年（《本经》）。除胃中伏热，咽干消渴，风痹死肌。炼之令白。其赤者，主恶痹（《别录》）。

27.《本草纲目·木部第三十五卷·木之二·海桐》

木皮

气味：苦，平，无毒。大明曰：温。

主治：霍乱中恶，赤白久痢，除疳疥癣，牙齿虫痛，并煮服及含之。水浸洗目，除肤赤（《开宝》）。主腰脚不遂，血脉顽痹，腿膝疼痛，赤白泻痢（李珣）。去风杀虫。煎汤，洗赤目（时珍）。

28.《本草纲目·木部第三十六卷·木之三·栀子》

主治：五内邪气，胃中热气，面赤酒疱齄鼻，白癞、赤癞、疮疡（《本经》）。疗目赤热痛，胸、心、大小肠大热，心中烦闷（《别录》）。去热毒风，除时疾热，解五种黄病，利五淋，通小便，解消渴，明目，主中恶，杀虫毒（甄权）。

29.《本草纲目·木部第三十六卷·木之三·枸杞地骨皮》

主治：细锉，拌面煮熟，吞之，去肾家风，益精气（甄权）。去骨热消渴（孟诜）。解骨蒸肌热消渴，风湿痹，坚筋骨，凉血（元素）。

30.《本草纲目·木部第三十六卷·木之三·桑》

主治：手足麻木不知痛痒：霜降后桑叶煎汤，频洗。（《救急方》）

31.《本草纲目·木部第三十七卷·木之四·茯苓》

气味：甘，平，无毒。元素曰：性温，味甘而淡，气味俱薄，浮而升，阳也。之才曰：马间为之使。得甘草、防风、芍药、紫石英、麦门冬，共疗五脏。恶白蔹，畏牡蒙、地榆、雄黄、秦艽、龟甲，忌米醋及酸物。弘景曰：药无马间，或是马茎也。恭曰：李氏《本草》：马刀为茯苓使。间字草书似刀字，传讹尔。志曰：二注恐皆非也。当是马蔺字。

主治：胸胁逆气，忧恚惊邪恐悸，心下结痛，寒热烦满咳逆，口焦舌干，利小便。久服，安魂养神，不饥延年（《本经》）。止消渴好睡，大腹淋沥，膈中痰水，水肿淋结，胸腑，调脏气，伐肾邪，长阴，益气力，保神守中（《别录》）。开胃止呕逆，善安心神，主肺痿痰壅，心腹胀满，小儿惊痫，女人热淋（甄权）。补五劳七伤，开心益志，止健忘，暖腰膝，安胎（大明）。止渴，利小便，除湿益燥，和中益气，利腰脐间血（元素）。逐水缓脾，生津导气，平火止泄，除虚热，开腠理（李杲）。泻膀胱，益脾胃，治肾积奔豚（好古）。

32.《本草纲目·虫部第三十九卷·虫之一·原蚕》

主治：肠鸣，热中消渴，风痹瘾疹（《别录》）。炒黄，袋盛浸酒，去风缓，诸节不随，皮肤顽痹，腹内宿冷，冷血瘀血，腰脚冷疼。炒热袋盛，熨偏风，筋骨瘫缓，手足不随，腰脚软，皮肤顽痹（藏器）。治消渴症结，及妇人血崩，头风，风赤眼，去风除湿（时珍）。

33.《本草纲目·介部第四十六卷·介之二·田螺》

主治：目热赤痛，止渴（《别录》）。煮汁，疗热醒酒。用真珠、黄连末内入，良久，取汁注目中，止目痛（弘景）。煮食，利大小便，去腹中结热，目下黄，脚气冲上，小腹急硬，小便赤涩，手足浮肿。生浸取汁饮之，止消渴。

捣肉，敷热疮（藏器）。压丹石毒（孟诜）。

34.《本草纲目·介部第四十六卷·介之二·魁蛤肉》

气味：甘，平，无毒。鼎曰：寒。炳曰：温。凡食讫，以饭压之。否则令人口干。时珍曰：按刘恂曰：炙食益人。过多即壅气。

主治：痿痹，泄痢便脓血（《别录》）。润五脏，止消渴，利关节。服丹石人宜食之，免生疮肿热毒（鼎）。心腹冷气，腰脊冷风。利五脏，健胃，令人能食（藏器）。温中消食起阳（萧炳）。益血色（《日华》）。

35.《本草纲目·兽部第五十卷·兽之一·牛》

屎（稀者名牛洞。乌牯、黄牯牛者良）

主治：水肿恶气。干者燔之，敷鼠瘘恶疮（《别录》）。烧灰，敷灸疮不瘥（藏器）。敷小儿烂疮烂痘，及痈肿不合，能灭瘢痕（时珍）。绞汁，治消渴黄瘅，脚气霍乱，小便不通（苏恭）。

36.《本草纲目·金石部第八卷·金石之二·白石英》

主治：消渴，阴痿不足，咳逆，胸膈间久寒，益气，除风湿痹，久服轻身长年（《本经》）。

37.《本草纲目·金石部第九卷·金石之三·理石》

气味：辛，寒，无毒。《别录》曰：甘，大寒。之才曰：滑石为之使，恶麻黄。

主治：身热，利胃解烦，益精明目，破积聚，去三虫（《本经》）。除营卫中去来大热结热，解烦毒，止消渴，及中风痿痹（《别录》）。渍酒服，疗癖，令人肥悦（苏恭）。

38.《本草纲目·金石部第十卷·金石之四·礜石》

主治：寒热鼠瘘，蚀死肌风痹，腹中坚癖邪气（《本经》）。除热明目，下气，除膈中热，止消渴，益肝气，破积聚，痼冷腹痛，去鼻中息肉。久服令人筋挛。火炼百日，服一刀圭。

十五、《伤寒论条辨》

校对版本：《伤寒论条辨》。明·方有执编著。1957年，人民卫生出版社。

《伤寒论条辨·卷之七·辨脉法上篇第十三》

寸口脉微而涩。微者，卫气不行；涩者，荣气不逮。荣卫不能相将，三焦无所仰，身体痹不仁。荣气不足则烦疼，口难言。卫气虚，则恶寒数欠。三焦不归其部。上焦不归者，噫而酢吞。中焦不归者，不能消谷引食。下焦不归者，则遗溲。

十六、《针灸大成》

校对版本：《针灸大成》。明·杨继洲。1997年，辽宁科学技术出版社。

1.《针灸大成·卷六·足太阳经穴主治·考正穴法》

肾俞：十四椎下两旁相去脊各一寸五分，前与脐平，正坐取之。《铜人》针三分，留七呼，灸随年为壮。《明堂》灸三壮。《素问》刺中肾六日死，其动为嚏。

主虚劳羸瘦，耳聋肾虚，水脏久冷，心腹䐜满胀急，两胁满引小腹急痛，胀热，小便淋，目视䀮䀮，少气，溺血，小便浊，出精梦泄，肾中风，踞坐而腰痛，消渴，五劳七伤，虚惫，脚膝拘急，腰寒如冰，头重身热，振栗，食多羸瘦，面黄黑，肠鸣，膝中四肢淫泺，洞泄食不化，身肿如水，女人积冷气成劳，乘经交接羸瘦，寒热往来。

2. 《针灸大成·卷六·足少阴经穴主治·考正穴法》

然谷（一名龙渊）：足内踝前起大骨下陷中。一云内踝前直下一寸，别于足太阴之郄，足少阴肾脉所溜为荥火。《铜人》灸三壮，针三分，留五呼，不宜见血，令人立饥欲食。刺足下布络，中脉，血不出为肿。

主咽内肿，不能内唾，时不能出唾，心恐惧如人将捕，涎出喘呼少气，足跗肿不得履地，寒疝，小腹胀，上抢胸胁，咳唾血，喉痹，淋沥白浊，胻酸不能久立，足一寒一热，舌纵，烦满，消渴，自汗，盗汗出，痿厥，洞泄，心痛如锥刺，坠堕恶血留内腹中，男子精泄，妇人无子，阴挺出，月事不调，阴痒，初生小儿脐风口噤。

3. 《针灸大成·卷七·足厥阴经穴主治·考正穴法》

行间：足大趾缝间，动脉应手陷中。足厥阴肝脉所溜为荥火。肝实则泻之。《素注》针三分。《铜人》灸三壮，针六分，留十呼。

主呕逆，洞泄，遗溺癃闭，消渴嗜饮，善怒，四肢满，转筋，胸胁痛，小腹肿，咳逆呕血，茎中痛，腰疼不可俯仰，腹中胀，小肠气，肝心痛，色苍苍如死状，终日不得息，口㖞，癫疾，短气，四肢逆冷，嗌干烦渴，瞑不欲视，目中泪出，太息，便溺难，七疝寒疝，中风，肝积肥气，发痎疟，妇人小腹肿，面尘脱色，经血过多不止，崩中，小儿急惊风。

十七、《寿世保元》

校对版本：《寿世保元》。明·龚廷贤。1997 年，辽宁科学技术出版社。

《寿世保元·卷五·麻木》

脉浮而濡属气虚，关前得之，麻在上体，关后得之，麻在下体也。脉浮而缓属湿，为麻痹。脉紧而浮属寒，为痛痹。脉涩而芤属死血，为木，不知痛痒。《内经》曰：风寒湿三气合而为痹。故寒气胜者为痛痹。湿气胜者著痹，河间曰：留着不去，四肢麻木拘挛也。经又曰：痛者，寒气多也。有寒，故痛也。其不痛不仁者，病久入深，荣卫之行涩，经络时疏，故不痛。皮肤不荣，故为不仁。夫所谓不仁者，或周身，或四肢，唧唧然麻木不知痛痒，如绳扎缚初解之状，古方名为麻痹者是也。丹溪曰：麻是气虚，木是湿痰死血。然则曰麻曰木者，以不仁中而分为二也。虽然亦有气血俱虚，但麻而不木者，亦有虚而感湿，麻木兼作者，又有因虚而风寒湿三气乘之，故周身掣痛，兼麻木并作者，古方谓之周痹。治法，宜先汗而后补。医者亦各以类推而治之，不可执一见也。

十八、《医贯》

校对版本：《医贯》。明·赵献可。1985 年，人民卫生出版社。

《医贯·卷之五·先天要论（下）·消渴论》

上消者，舌上赤裂，大渴引饮。《逆调论》云：心移热于肺，傅为膈消者是也，以白虎汤加人参治之。中消者，善食而瘦，自汗大便硬，小便数。叔和云：口干饮水，多食肌肤瘦，成消中者是也，以调胃承气汤治之。下消者，烦躁引饮，耳轮焦干，小便如膏。叔和云：焦烦水易亏，此肾消也，六味丸治之。古人治三消之法，详别如此。余又有一说焉，人之水火得其平，气血得其养，何消之有？其间摄养失宜，水火偏胜，津液枯槁，以致龙雷之火上炎，熬煎既久，肠胃合消，五脏干燥，令人四肢瘦削，精神倦怠。故治消之法，无分上中下，先治肾为急，唯六味八味，及加减八味丸。随证而服，降其心火，滋其肾水，则渴自止矣。白虎与承气，皆非所治也。

娄全善云：肺病本于肾虚，肾虚则必寡于畏，妄行陵肺而移寒与之，故肺病消。仲景治渴而小便反多，用八味丸补肾救肺。后人因名之曰肾消也。

十九、《类经》

校对版本：《类经》。明·张介宾。1980 年，人民卫生出版社。

《类经·十七卷·疾病类·七十一、痿证》

（《素问·痿论》全）

黄帝问曰：五脏使人痿，何也？（五脏各有所合，故皆能使之痿。痿者，痿弱无力，举动不能也。痿音威）岐伯对曰：肺主身之皮毛，心主身之血脉，肝主身之筋膜，脾主身之肌肉，肾主身之骨髓。（五脏所主不同，故痿生亦异。筋膜者，按全元起曰：人皮下肉上筋膜也。盖膜犹幕也，凡肉理脏腑之间，其成片联络薄筋，皆谓之膜，所以屏障血气者也。凡筋膜所在之处，脉络必分，血气必聚，故又谓之膜原，亦谓之脂膜。膜、幕俱音莫）故肺热叶焦，则皮毛虚弱急薄，着则生痿躄也。（肺痿者，皮毛痿也。盖热乘肺金，在内则为叶焦，在外则皮毛虚弱而为急薄。若热气留着不去，而及于筋脉骨肉，则病生痿躄。躄者，足弱不能行也。躄音壁）心气热则下脉厥而上，上则下脉虚，虚则生脉痿，枢折挈，胫纵而不任地也。（心痿者，脉痿也。心气热则火独上炎，故三阴在下之脉，亦皆厥逆而上，上逆则下虚，乃生脉痿。脉痿者，凡四肢关节之处，如枢纽之折而不能提挈，足胫纵缓而不能任地也。挈，丘结切）肝气热则胆泄口苦，筋膜干，筋膜干则筋急而挛，发为筋痿。（肝痿者，筋痿也。胆附于肝，肝气热则胆汁溢泄，故为口苦。筋膜受热则血液干燥，故拘急而挛，为筋痿也）脾气热则胃干而渴，肌肉不仁，发为肉痿。（脾痿者，肉痿也。脾与胃以膜相连而开窍于口，故脾气热则胃干而渴。脾主肌肉，今热蓄于内，则精气耗伤，故肌肉不仁，发为肉痿）肾气热则腰脊不举，骨枯而髓减，发为骨痿。（肾痿者，骨痿也。腰者肾之府，其脉贯脊，其主骨髓，故肾气热则见证若此）

二十、《医学入门》

校对版本：《医学入门》。明·李梴。1995 年，中国中医药出版社。

1. 《医学入门·内集·卷二·本草分类·治疮门》
金银花

金银花即忍冬草，甘温无毒阴疽宝，消渴虚风寒热宁，腹胀血痢叶可捣。

处处有之。其藤左绕附木，名左缠藤。凌冬不凋，又名忍冬草。花有黄白二色，又名金银花。主痈疽疮肿，止消渴要药也。叶，煮汁酿酒，补虚疗风及寒热身肿腹胀；浓煎服，主热毒、血痢、水痢，兼治五遁飞尸。去梗，阴干。

2.《医学入门·外集·卷三·（病机）外感·伤寒用药赋》

丹瘤、痈疽、瘰疬、疮痍、涎喘、消渴、大小肠闭，或泄或利，酒毒便红、喉痹、重腮，误吞铜铁、金石、药毒，不服水土，温汤下。痢疾红甚，黄连煎汤下。妇人血海久冷，带下赤白，难为生育，及诸般血气，艾汤下。

二十一、《证治准绳》

校对版本：《证治准绳》。明·王肯堂。1959 年，上海科学技术出版社。

1.《证治准绳·类方·第五册·消瘅》

生津甘露饮子　治消渴膈消，大渴饮水无度，上下齿皆麻，舌根强硬肿痛，食不下，腹时胀满疼痛，浑身色黄，目白睛黄，甚则四肢痿弱无力，面尘脱色，胁下急痛，善嚏，善怒，健忘，臀肉腰背疼寒，两丸冷甚。

石膏（一方用一两二钱）二钱半，桔梗三钱，人参、甘草（炙）、升麻、姜黄（一作一钱）、山栀仁（一作一钱）、知母（酒洗）各二钱，白豆蔻、白芷、连翘、甘草

（生）、荜澄茄各一钱，黄连、木香、柴胡各三分，藿香二分，白葵花、麦门冬、当归身、兰香各五分，黄柏（酒炒）、杏仁（去皮）各一钱半，全蝎（去毒）一枚。

上为末，汤浸蒸饼和匀成剂，捏作饼子，晒干，杵碎如黄米大。每服二钱，抄在掌内，以舌舐之，随津咽下，或白汤少许送亦得。

此治制之缓也，不唯不成中满，亦不传疮疡下消矣。火府丹（见淋）

2.《证治准绳·类方·第五册·消瘅》

止渴润燥汤　治消渴，大便干燥，喜温饮，阴头短缩，舌上白燥，唇裂口干，眼涩难开，及于黑处如见浮云。

升麻一钱半，柴胡七钱，甘草梢五分，杏仁（研）六个，桃仁（研）、麻仁（研）、当归身、防风根、荆芥穗、黄柏（酒浸）、知母、石膏各一钱，熟地黄二钱，小椒、细辛各一分，红花少许。

上水煎去滓，食后热服。

3.《证治准绳·类方·第五册·消瘅》

补遗人参白术汤（《儒门事亲》）　治胸膈痞热，烦满不欲食，或瘅成为消中，善食而瘦，或燥郁甚而消渴，多饮而数小便，或热病，或恣酒色，误服热药者，致脾胃真阴血液损虚，肝心相搏，风热燥甚，三焦肠胃燥热怫郁，而水液不能宣行，则周身不得润泽，故瘦瘁黄黑，而燥热消渴，虽多饮而水液终不能浸润于肠胃之外，渴不止而便注为小便多也。叔世俗流，不明乎此，妄为下焦虚冷，误死多矣。又如周身风热燥郁，或为目瘴，痈疽疮疡，上为喘嗽，下为痿痹，或停积而湿热内甚，不能传化者，变水肿腹胀也。凡多饮数溲为渴，多食数溲为消中，肌肉消瘦，小便有脂液者，为消肾，此世之所传三消病也。虽经所不载，以《内经》考之，但燥热之微甚者也。此药兼疗一切阳实阴虚，风热燥郁，头目昏眩，风中偏枯，酒过积毒，一切肠胃涩滞壅塞，疮疥痿痹，并伤寒杂病烦渴，气液不得宣通，并宜服之。

人参、白术、当归、芍药、大黄、山栀子、泽泻各半两，连翘、栝蒌根、干葛、茯苓各一两，官桂、木香、藿香各二钱半，寒水石二两，甘草三两，石膏四两，滑石、芒硝各半斤。

二十二、《景岳全书》

校对版本：《景岳全书译注》。明·张介宾。2010，中国人民大学出版社。

1.《景岳全书译注·卷之十八理集·杂证谟·三消干渴·述古（共六条）》

《巢氏病源》曰：夫消渴者，渴不止，小便多者是也。由少年服五石诸丸散，积经年岁，石气结于肾中，使人下焦虚热，及至年衰血气减少，不能复制于石，石势独盛，则肾为之燥，故上为饮水，下为小便不禁也。其病变多发痈疽，此因热气留于经络，血涩不行故成痈脓。

《卷之十一从集·杂证谟·厥逆·经义（并附释义）》

《通评虚实论》曰：凡治消瘅仆击，偏枯痿厥，气满发逆，肥贵人，则膏粱之疾也。膈塞闭绝，上下不通，则暴忧之病也。暴厥而聋，偏塞闭不通，内气暴薄也。不从内、外中风之病，故瘦留著也。

详此膏粱之疾，即酒色之伤，脾肾之病也。暴忧之病，即悲忧伤肺之属也。内气暴薄，即郁怒伤肝之属也，凡此皆内伤之病。其有不从内，而外中于风者，则必留著经络，故为消瘦痛痹之病。是可见内伤外感之辨，其不可混言有如此。

二十三、《祖剂》

校对版本：《祖剂》。明·施沛。1987 年，人民卫生出版社。

1.《祖剂·卷之一·桂枝汤·黄芪桂枝五物汤》

即桂枝汤去甘草加黄芪，治血痹、身体不仁、如风痹状。

2.《祖剂·卷之一·升麻鳖甲汤·桔梗汤》

一名甘桔汤，宋仁宗名如圣汤，即甘草汤加桔梗（一两）。《金匮》治肺痈，咳而胸满，振寒，脉数，咽干，时出浊唾腥臭，久久吐脓如米粥者，服之则吐脓血，也亦治血痹。

2.《祖剂·卷之三·四君子汤·三痹汤》

用十全大补去白术，加防风、秦艽、细辛、独活、杜仲、牛膝、川续断。上作一服，水二钟，生姜三片，枣一枚，煎至一盏，不拘时服。治血气涩滞，手足拘挛，风痹等疾。

3.《祖剂·卷之三·金匮肾气丸》

治妇人病饮食如故，烦热不得卧，而反倚息者，此名转胞不得溺也，以胞系了戾，故致此病但利小便则愈。崔氏名八味丸，治脚气上入少腹不仁。《千金》用治虚劳不足，渴欲饮水，腰痛，小腹拘急，小便不利。后人用治命门火衰，不能生土，以致脾胃虚弱，饮食少思，大便不实，脐腹疼痛，夜多漩溺等证神验。

干地黄八两，山茱萸肉、薯蓣各四两，泽泻、白茯苓、牡丹皮各三两，桂枝、附子（炮）各一两。

上八味，末之，炼蜜丸如梧子大，酒下十五丸，加至二十丸，日再服。洁古治肾消大病。加减法：方内桂附各用一两，春用三钱，夏用一钱，秋用五钱，冬全用一两。

二十四、《仁术便览》

校对版本：《仁术便览》。明·张浩选集。1957 年，商务印局馆。

《仁术便览·卷之三·虚损·八味丸》

按：六味地黄丸专补左尺肾水之药。八味丸既补左尺肾水，兼补右尺相火之药。少年水亏火旺，宜服六味地黄丸。老年水火俱亏，宜服八味丸。况老年肾脏真水既虚，邪水乘之而为湿热，以作腰痛、足痿、痰唾、消渴、小便不禁、淋闭等记，非桂附之温散而能治之乎。

二十五、《简明医彀》

校对版本：《简明医彀》。明·孙志宏。1984 年，人民卫生出版。

《简明医彀·卷之三·痹证·麻木》

经曰：不痛不仁为麻痹，即麻木证。又曰：麻属气虚，木者属死血。此证由气血两虚，风寒湿乘之。病邪入深，荣卫之行既涩，经络时疏，故不痛；皮肤不荣故不仁，如绳扎缚初解之状也。治宜先汗后补。或痰滞四肢，或手指麻木，脉浮涩而濡。防为类中风之征，宜预调之。

主方　苍术、羌活、川芎、白芷、陈皮、半夏、茯苓各八分，桂枝、麻黄、升麻、附子（制）、甘草各三分。上加姜、枣，水煎服。

补气养荣汤　气血虚而邪乘，先散邪后用此补养，兼清湿热。

人参、黄芪、天麻、当归、芍药、茯苓、黄连、黄柏（俱酒炒），苍术、牛膝、泽泻等份。姜、枣煎服。

温经丸　治遍身麻木。

附子（制去皮脐）一个，黄芪一两，人参、当归、白芍（酒炒）各五钱。

上为细末，炼蜜丸如桐子大。每服五十丸，酒下，早晚服。

十指疼麻：附子一钱，煎成，调木香末一钱，服。有痰常服滚痰丸。

二十六、《本草征要》

校对版本：《重订本草征要》。明·李士材。1988年，北京科学技术出版社。

1.《本草征要·第一卷·通治部分·清热药·（三）清热泻火·地龙》

味咸，性寒，入脾、胃二经。

清热定惊，平喘通络。火症高烧，神昏抽搐，半身不遂，肢体麻木，风阳上扰，蒙蔽头目，小便欠利，时发喘促。

2.《本草征要·第一卷·通治部分·发散药、退热药·（四）解肌·葛根》

味甘，性平，无毒。入肝经。

散郁火，解肌热。生津液，止消渴。头痛干呕，泄泻下痢。生用能堕胎，蒸熟化酒毒。

3.《本草征要·第二卷·形体用药及专科用药·四肢百骸·（一）养筋骨利关节·桑枝》

味微苦，性平，无毒。入肝、脾二经。

祛风湿，利关节。肩臂酸疼，肌肤麻木。此物性极平和，可久服，亦可泡酒频饮。

4.《本草征要·第二卷·形体用药及专科用药·四肢百骸·（一）养筋骨利关节·桑寄生》

味苦，性平，无毒。入肝经。忌火。

和血脉，充肌肤，而齿发坚长。舒筋络，利关节，而痹痛捐除。

能益血，兼能去湿，故功效如上。海外深山，地暖不蚕，桑无采捋之苦，气化浓密，自然生出。有言鸟衔他子，遗树而生者，非也。

5.《本草征要·第二卷·形体用药及专科用药·四肢百骸·（一）养筋骨利关节·木瓜》

味酸，性温，无毒。入肝经。陈者良。忌铁，去瓤。

筋急者，得之即舒；筋缓者，遇之即利。湿痹可以兼攻，脚气唯兹最要。

6.《本草征要·第二卷·形体用药及专科用药·四肢百骸·（二）搜逐风寒湿·老鹳草》

味苦，微辛，性平。

祛风湿，活络脉。关节疼痛，肢体麻木。此草治风寒湿痹，平稳可取。

7.《本草征要·第二卷·形体用药及专科用药·头面七窍·（四）耳科用药·路路通》

味苦、涩，性平，无毒。入脾经，兼能通十二经。

能通十二经穴，祛邪辟瘴却瘟。除筋络拘挛，治周身痹疼。通窍活血，通乳行经。利水除湿，肿消全身，熏衣除蚤，辟秽须焚。

此药鼻科、耳科常用之，盖取其通窍活血也。

二十七、《症因脉治》

校对版本：《症因脉治》。明·秦景明。2006 年，人民卫生出版社。

1.《症因脉治·卷三·痹症论》

秦子曰：痹者闭也，经络闭塞，麻痹不仁，或攻注作疼，或凝结关节，或重着难移，手足偏废，故名曰痹。

2.《症因脉治·卷三·痿症论·内伤痿症·脾热痿软》

脾热痿软之症：唇焦齿燥，口干作渴，肌肉不仁，身重不能转侧，纵缓不能举动，此《内经》脾热痿弱之症也。

脾热痿软之因：或因水饮不谨，水积热生，或因膏粱积热，湿热伤脾，脾主肌肉，故常不仁，脾主四肢，故常痿软。

脾热痿软之脉：六脉濡滞，湿气所伤，若见洪数，乃是湿热。右关主脾，脉弦乃病。弦而大数，脾胃有热。

脾热痿软之治：水湿生热者，栀连平胃散、栀连二陈汤。膏粱积热者，川连枳壳汤，或泻黄散。

二十八、《痰火点雪》

校对版本：《中医内科名著集成》。明·龚居中。1997年，华夏出版社。

《痰火点雪·卷三·脏腑虚实标本用药式·标寒散之》

本病：诸寒厥逆，骨痿腰痛，腰冷如冰，足胕肿寒，小腹满急疝瘕，大便闭泄，吐利腥秽，水液澄彻清冷不禁，消渴引饮。

二十九、《雷公炮制药性解》

校对版本：《珍珠囊补遗药性赋·雷公炮制药性解》。明·李士材。1986年，上海科技出版社。

1.《雷公炮制药性解·卷二·草部上·泽泻》

扁鹊云：多服病人眼，一名水泻，一名及泻，一名芒芋，一名鹄泻。生汝南汝泽，五月八月，采根阴干。实、味，甘无毒，主风痹消渴，益肾气。强阴补不足，除邪湿，久服面生光，令人无子，九月采。

2.《雷公炮制药性解·卷五·木部·松香》

味苦甘，性温无毒，入脾肺二经。主安五脏，除伏热，解消渴，逐诸风，疗痈疽恶疮，及白秃疥瘙，风气，金伤，止血，杀虫定痛。松子，益气补虚；松花，清心解烦；松叶，生毛发，去风湿，灸罯冻疮；松节，主骨节久风，脚痹疼痛。久服俱能辟谷延年。

3. 《雷公炮制药性解·卷五·木部·枸杞子》

味苦甘，性微寒无毒，入肝肾二经。主五内邪热，烦躁消渴，周痹风湿，下胸胁气，除头痛，明眼目，补劳伤，坚筋骨，益精髓，壮心气，强阴益智，去皮肤骨节间风，散疮肿热毒。久服延年，恶乳酪，解面毒。

4. 《雷公炮制药性解·卷六·虫鱼部·龟甲》

味咸甘，性平无毒，入心脾肝三经。主阴虚不足，骨蒸劳热，癥瘕疟痃，五痔阴蚀，四肢重弱，血麻痹风疾，产前后痢疾，惊恚气心腹痛，伤寒劳复，肌体寒热欲死，小儿囟门不合，及头疮，女子赤白漏下，及阴痒。逐瘀血，续筋骨，催生益智。

三十、《本草蒙筌》

校对版本：《本草蒙筌》。明·陈嘉谟。2009 年，中医古籍出版社。

1. 《本草蒙筌·卷之一·草部上·薏苡仁》

味甘，气微寒。无毒。专疗湿痹，且治肺痈。筋急拘挛，屈伸不便者最效；（此湿痹证）咳嗽涕唾，脓血并出者极佳。（此肺痈证）除筋骨邪入作疼，消皮肤水溢发肿。利肠胃，主渴消。久服益气轻身，多服开胃进食。

2. 《本草蒙筌·卷之一·草部上·兰叶》

味辛、甘，气平、寒。无毒。即春秋开花，兰香叶也。幽谷深林，随处俱有。叶长不瘁，花小甚香。凡入药中，采叶煎服。利水道，劫痰癖，益气生津；杀蛊毒，辟不祥，润肤逐痹。胆瘅必用，消渴须求。

3.《本草蒙筌·卷之三·草部下·草薢》

味苦、甘，气平。无毒。为使宜薏苡仁，治痹尽风寒湿。腰背冷痛止，筋骨制痛除。补水脏益精，缩小便明目。逐关节久结老血，扫肌肤延生恶疮。

4.《本草蒙筌·卷之四·木部·淡竹叶》

味甘、淡，气平、寒。阴中微阳。无毒。竹类颇多，难指何是。唯尝笋味，淡者为然。筀竹、雷竹、水竹，味淡兼甜，治病第一。筀竹、篁竹，味皆纯淡，采用亦宜；苦竹、紫竹，苦辣而膻，不堪入药。东坡苏公云：淡竹者对苦竹为文，除苦竹之外，皆淡竹也。迹此观之，足可征矣。逐上气咳逆，喘促，退虚热烦躁不眠。专凉心经，尤却风痉。（一种草类如铁线，茎似嫩稷，叶长尺余，亦名淡竹叶，俗多采，利小水，治喉痹等证并神效）根止消渴，散毒补虚。

5.《本草蒙筌·卷之四·木部·枸杞子》

味甘、苦，气微寒。无毒。春生嫩苗，作茹爽口。秋结赤实，入药益人。依时采收，曝干选用。紫熟味甜，粗小膏润者有力；赤黯味淡，颗大枯燥者无能。今市家多以蜜拌欺人，不可不细认尔。去净梗蒂，任作散丸。明耳目安神，耐寒暑延寿。填精固髓，健骨强筋。滋阴不致阳衰，兴阳常使阳举。谚云：离家千里，勿服枸杞，亦以其能助阳也。更止消渴，尤补劳伤。叶捣汁注目中，能除风痒去膜。若作茶啜喉内，亦解消渴强阴。诸毒烦闷善驱，面毒发热立却。叶上虫窠子收曝，可同干地黄作丸。不厌酒吞，甚益阳事。

6.《本草蒙筌·卷之六·菜部·甜瓜》

味苦，气寒。有小毒。治久不闻香臭尤验。但性急多损胃气，凡胃弱切忌煎尝，虽有当吐之疴，必以人参芦代。西瓜熟者，性温不寒，解夏中暑热毒最灵，有天生白虎汤之号。仍疗喉痹，更止渴消。

三十一、《订正太素脉秘诀》

校对版本：《订正太素脉秘诀/中医四诊典籍校注系列丛书》。明·张太素。2010 年，学苑出版社。

《订正太素脉秘诀·卷上·五脏见数脉主病》

肾部数，主消渴不止，小便血淋，下疰脚疮，阳痈湿痒。

三十二、《本草乘雅半偈》

校对版本：《本草乘雅半偈》。明·卢之颐等。1986年，人民卫生出版社。

1.《本草乘雅半偈·第一帙·干地黄》

（本经上品）

气味：甘，寒，无毒。

主治：主伤中，逐血痹，填骨髓，长肌肉，作汤除寒热积聚，除痹，疗折跌绝筋。久服轻身不老，生者尤良。

2.《本草乘雅半偈·第一帙·枸杞》

（本经上品）

气味：苦，寒，无毒。

主治：主五内邪气，热中消渴，周痹风湿。久服坚筋骨，轻身不老，能耐寒暑。

3.《本草乘雅半偈·第二帙·白石英》

（本经上品）

气味：甘，微温，无毒。

主治：主消渴，阴痿不足，咳逆，胸膈间久寒，益气，阴风湿痹，久服轻身长年。

4.《本草乘雅半偈·第四帙·葛根》

（本经中品）

合葛根、石膏、麻黄三种，则知仲景处方大局。仲景为立方祖，三种为诸方始也。

气味：甘、辛，平，无毒。

主治：主消渴，身大热，呕吐，诸痹，起阴气，解诸毒。

5.《本草乘雅半偈·第四帙·芍药》

（本经中品）

气味：苦，平，无毒。

主治：主邪气腹痛，除血痹，破坚积，寒热疝瘕止痛，利小便，益气。

6.《本草乘雅半偈·第五帙·栝蒌根实》

（本经中品）

气味：苦、寒，无毒。

主治：主消渴，身热，烦满，大热，补虚，安中，续绝伤。

7.《本草乘雅半偈·第五帙·吴茱萸》

（本经中品）

气味：辛，温，有小毒。

主治：主温中，下气，止痛，除湿血痹，逐风邪，开腠理，咳逆，寒热，杀三虫。

第五节　清代文献汇编

一、《华氏中藏经》

校对版本：《华氏中藏经》。清·孙星衍。1956年，商务印书馆。

1.《华氏中藏经·卷中·论痹第三十三》

痹者，寒暑湿之气中于人脏腑之为也。入腑则病浅易治，入脏则病深难治。而有风痹，有寒痹，有湿痹，有热痹，有气痹。而又有筋、肉、血、肉、气之五痹也。大凡风寒暑湿之邪入于肝，则名筋痹。入于肾，则名骨痹。入于心，则名血痹。入于脾，则名肉痹。入于肺，则名气痹。感病则同，其治乃异。痹者闭也，五脏六腑，感于邪气，乱于真气，闭而不仁，故曰痹。病或痛，或痒，或淋，或急，或缓，而不能收持。或拳而不能舒张，或行立艰难，或言语謇涩，或半身不遂，或四肢跧缩，或口眼偏斜，或手足欹侧，或能行步而不能言语，或能言语而不能行步，或左偏枯，或右壅滞，或上不通于下，或下不通于上，或大腑闭塞（一作小便秘涩），或左右手疼痛，或得疾而即死，或感邪而未亡，或喘满而不寐，或昏冒而不醒。种种诸症，皆出于痹也。痹者风寒暑湿之气中于人，则使之然也。其于脉候形证治疗之法，亦各不同焉。

2.《华氏中藏经·卷中·论血痹第三十五》

血痹者饮酒过多，怀热太盛，或寒折于经络，或湿犯于荣卫，因而血抟，遂成其咎。故使人血不能荣于外，气不能养于内，内外已失，渐渐消削，左先枯则右不能举，右先枯则左不能伸，上先枯则上不能制于下，下先枯则下不能克于上，中先枯则不能通疏，百证千状皆失血也。其脉，左手寸口脉结而不流利，或如断绝者，是也。

3.《华氏中藏经·卷中·论肉痹第三十六》

肉痹者，饮食不节，膏粱肥美之所为也。脾者肉之本，脾气已失，则肉不荣。肉不荣则肌肤不滑泽，肌肉不滑泽，则腠理疏，则风寒暑湿之邪易为入，故久不治则为肉痹也。肉痹之状，其先能食而不能充悦，四肢缓而不收持者，是也。其右关脉举按皆无力，而往来涩者是也。宜节饮食以调其脏，常起居以安其脾，然后依经补泻以求其愈尔。

二、《黄帝内经灵枢集注》

校对版本：《黄帝内经灵枢集注》。清·张隐庵。1957年，上海卫生出版社。

1.《黄帝内经灵枢集注·卷三·寒热病第二十一》

暴瘅，内逆，肝肺相搏，血溢鼻口，取天府。

瘅，消瘅。暴瘅，暴渴也。肝脉贯肺，故手太阴之气逆，则肝肺相搏。肺主气而肝主血，气逆于中，则血亦留聚而上溢矣。肺乃水之生原，搏则津液不生而暴瘖矣。皆当取手太阴之天府，以疏其搏逆。夫暴疾，一时之厥证也。此因于气厥，故用数暴字。

2.《黄帝内经灵枢集注·卷六·五变第四十六》

黄帝曰：何以候人之善病痹者？少俞答曰：粗理而肉不坚者，善病痹。黄帝曰：痹之高下有处乎？少俞答曰：欲知其高下者，各视其部。

此言理粗而肉不坚者，善病痹也。理者，肌肉之纹理，如粗疏而不致密，则邪留而为痹。夫皮脉肉筋骨，五脏之分部也。《痹论》曰：风寒湿三气杂至，合而为痹。以冬遇此者为骨痹，以春遇此者为筋痹，以夏遇此者为脉痹，以至阴遇此者为肌痹，以秋遇此者为皮痹。故各视其部，则知痹之高下，盖心肺之痹在高，肝肾脾痹在下也。

三、《圣济总录》

校对版本：新安医籍丛刊《圣济总录纂要》全一册。清·程林删定。1992 年，安徽科学技术出版社。

1.《圣济总录·卷第五·诸风门·肾中风》

防风汤方　治肾中风，腰脚痹不仁，骨髓酸疼，不能久立，渐觉消瘦。

防风一两五钱，羌活一两，黄芪二两五钱，五加皮一两五钱，牛膝（去苗，酒浸，切，焙）一两五钱，丹参一分，酸枣仁一合，桂枝一两五钱，赤芍药一两五钱，麻黄（去节，煎，掠沫，焙）一两，槟榔（煨）一两，当归（切，焙）一两，木通一两五钱。

共粗捣筛。每服三钱匕，水一盏，至七分，去滓，空心服及晚食前服。

2.《圣济总录·卷第八十一·脚气门·脚气痹弱》

论曰：脚气痹弱者，营卫俱虚也。《内经》谓：营气虚则不仁，卫气虚则不用，营卫俱虚，故不仁不用。其状令人痹不知痛，弱不能举，本由肾虚而得。故苏氏云：脚气之为病，本因肾虚。《千金》曰：肾受阴湿即寒痹。

3.《圣济总录·卷第一百八十六·补虚壮筋骨》

补壮筋骨，乌润髭发，益血脉，助阳气，治一切风攻，手足沉重，皮肤不仁，遍身麻木，风劳气疾，何首乌煎丸方。

4.《圣济总录·卷第五十八·消渴门·消渴后虚乏》

治消渴后，四肢羸弱，气虚乏，地黄生姜煎丸方。

生姜汁一升，生地黄汁五升，蜜（绵滤过）二斤，生麦门冬汁三升，牛胫骨内髓一升，茯神（去木）、甘草（炙）、石斛（去根）、黄连（去须）各四两，栝蒌根五两，五味子（微炒）、知母（焙）、人参、当归（切焙）、丹参各二两，肉苁蓉（酒浸切焙）三两（除前五味外茯神等一十一味捣罗为末），地骨皮（锉）二升，胡麻仁二升，葳蕤（锉）五两，生竹根（锉）三升。

上二十味，先以水一斗五升，煮地骨皮等四味，至水四升，绞去滓，下麦门冬地黄汁，再煎五六沸，却下蜜髓姜汁，再煎至七升为膏，稀稠得所，入前件药末，和为丸，如梧桐子大，不拘时候，竹叶汤下三十丸。

5.《圣济总录·卷第五十八·消渴门·消渴小便白浊》

山茱萸丸　治消渴，饮水极多，肢体羸弱。小便如米
泔，腰膝冷痛。诸方不能治者。

山茱萸、栝蒌根、苦参、土瓜根、龙骨（研）各一两
半，川连三两半。共末，用生栝蒌汁捣丸，梧子大，饮下
三十丸，日二。

6.《圣济总录·卷第五十九·消渴后成痈疽》

论曰：消渴则随饮而出，皆作小便，由少服乳石所致，
久则营卫损伤，精血不足，肌肤减耗，石气增炽，随附经
络，津液内竭，经络凝涩，营卫不行，热气留滞，故变为
痈疽。此当精穷治法，恐毒气不出，穿通腑脏也。

治消渴后虚热留滞，结成痈疽，栝蒌根丸方。

栝蒌根一两一分，铅丹（研）一两，干葛粉三分，附
子（炮裂去皮脐）半两。

上四味，以二味捣罗为细末，与葛粉铅丹和匀，炼蜜
丸梧桐子大，每服二十丸，温水下，不拘时候。

7.《圣济总录·卷第八十六·虚劳门·肾劳》

治虚劳肾气不足，膝胫痛，阳气衰弱，小便数，囊冷
湿，尿有余沥，精自出，阴痿不起，悲恚消渴，补肾丸方。

麦门冬（去心焙）、远志（去心）、干姜（炮）、防风
（去叉）、乌喙（炮裂去皮脐）、枸杞根、牛膝（去苗，酒
浸，切焙）、葳蕤、肉苁蓉（酒洗，切焙）、棘刺、菟丝子
（酒浸一宿，别捣）、桂（去粗皮）、厚朴（去粗皮，生姜
汁炙）、防葵、石龙芮、萆薢、山芋等份。

上一十七味，捣罗为末，炼蜜和鸡子白为丸，如梧桐

子大，每服十丸，食前温酒下，加至二十丸，日三。

8.《圣济总录·卷第一百二十四·咽干》

治咽干，涕唾如胶，或肾气不足，心中悒悒，目视，少气耳聋，消渴黄疸，一身悉痒，骨中疼痛，小肠拘急，甘草汤方。

甘草（炙）半两，磁石（煅醋淬三遍）二两，玄参、防风（去叉）各一两半，五味子、牡丹皮、桂（去粗皮）各一两，黑豆半合，附子（炮裂去皮脐）半两。

上九味，粗捣筛，每服五钱匕，水一盏半，入生姜半分拍碎，煎至一盏，去滓食后服，日再。

9.《圣济总录·卷第一百八十八·食治门·食治消渴》

治消渴烦躁狂言目眩。

方：藕实（去皮）半斤，薄荷一握，莼菜半斤。

上三味，于豉汁中作羹，入五味食之。

10.《圣济总录·卷第一十九·诸痹门·血痹》

论曰：血痹之状，形体肌肤如被微风所吹者是也。盖血为阴，邪入于血而痹，故谓之血痹。宜先针引阳气，后以药治之。

11.《圣济总录·卷第十·风腰脚疼痛》

治下焦风虚，腰脚冷痹不仁，骨髓酸疼，不能久立，渐觉消瘦，羌活汤方。

羌活（去芦头）、防风（去叉）、黄芪（锉）、五加皮（锉）、牛膝（酒浸切焙）各一两半，酸枣仁（炒）一合，丹参（锉）、桂枝（去粗皮）、芍药、麻黄（去根节煎掠去沫焙）各一两一分，槟榔（锉）四颗，当归（切焙）、玄参、木通（锉）各二两。

上一十四味，粗捣筛，每服五钱匕，水一盏半，煎取一盏，去滓空腹食前温服，良久以热生姜稀米粥投，衣覆微出汗，慎外风。

12.《圣济总录·卷第五十八·消渴门·消渴后虚乏》

论曰：久病消渴之人，营卫不足，筋骨羸劣，肌肤瘦瘁，故病虽瘥而气血未复，乃为虚乏。又有缘少服乳石而消渴者，病后津液虚竭，经络痞涩，亦令虚乏，须防痈疽之变。救治之法，所不可忽。

治消渴后，四肢羸弱，气虚乏，地黄生姜煎丸方。

生姜汁一升，生地黄汁五升，蜜（绵滤过）二斤，生麦门冬汁三升，牛胫骨内髓一升，茯神（去木）、甘草（炙）、石斛（去根）、黄连（去须）各四两，栝蒌根五两，五味子（微炒）、知母（焙）、人参、当归（切焙）、丹参各二两，肉苁蓉（酒浸切焙，除前五味外茯神等一十一味捣罗为末）三两，地骨皮（锉）二升，胡麻仁二升，葳蕤（锉）五两，生竹根（锉）三升。

上二十味，先以水一斗五升，煮地骨皮等四味，至水四升，绞去滓，下麦门冬地黄汁，再煎五六沸，却下蜜髓姜汁，再煎至七升为膏，稀稠得所，入前件药末，和为丸，如梧桐子大，不拘时候，竹叶汤下三十丸。

治虚热小便利而多，服石散人虚热，当风取冷，患脚气发，兼消渴后虚乏，肾脉细弱。阿胶汤方。

阿胶二挺，干姜二两，麻子一升，远志四两，附子一枚。

上五味，除阿胶捣筛粗散。以水七升，煮取二升半，去滓内胶令烊。分三服，一说云小便利多白，日夜数十行，频服良。

治虚热四肢羸乏，渴热不止，止渴补虚，茯神煮散方。

茯神、肉苁蓉（去鳞切细酒浸三日取出焙干秤）、葳蕤各四两，生石斛（去苗）、黄连（去须）、栝蒌根、丹参各一两，甘草（炙），五味子、知母、人参、当归（切焙）各三分，大麦蘖（炒）七合半。

上一十三味，粗捣筛，每服五钱匕，水一盏半，煎至一盏，去滓食前温服。

治消渴后气乏体羸，腿胫细瘦，苁蓉丸方。

肉苁蓉（酒浸，切焙）、黄芪（锉）、牛膝（去苗，酒浸，切焙）、车前子、草薢、白茯苓（去黑皮）、地骨皮、黄连（去须）、槟榔（煨）各一两半，山芋、菟丝子（酒浸别捣）、蒺藜子（炒去角）、人参、白芍药各一两一分，泽泻、桑螵蛸（炒）各一两，枳壳（去瓤麸炒）三分，生干地黄（焙）二两。

上一十八味，捣罗为末，炼蜜丸如梧桐子大，每服空心粟米饮下三十丸。

治消渴后虚乏，钟乳丸方。

炼成钟乳粉、续断、熟干地黄（焙）、石韦（去毛）各一两，杜仲（去粗皮，锉，炒）三两三分，天雄（炮裂，去皮脐）半两，山茱萸、蛇床子各一两，远志（去心）、肉苁蓉（酒浸，切焙）一两三分，防风（去叉）、山芋、石斛（去根）、赤石脂各一两三分，甘草（炙锉）、牛膝（酒浸，切焙）各一两。

上一十六味，捣罗为末，炼蜜丸如梧桐子大，每服三十丸，温酒下。

治消渴后虚乏，填骨煎方。

白茯苓（去黑皮）、菟丝子（酒浸，焙，别捣）、山茱萸、当归（切焙）各二两半，肉苁蓉（酒浸，切焙）三两，大豆（炒去皮）三合，石韦（去毛）一两三分，牛膝（酒浸，切焙）、巴戟天（去心）、麦门冬（去心）各二两半，天门冬（去心）三两三分，五味子、人参、远志（去心）各二两半，桂（去粗皮）一两三分，附子（炮裂去皮脐）、石斛（去根）各二两半。

上一十七味，捣罗为末，用生地黄、生栝蒌根各三斤。捣绞取汁，以银石器，慢水煎减半，然后内药，并下白蜜十两，牛髓五两，再煎令如糜食，如鸡子黄大，米饮下，日三。药末不必尽入，唯看稀稠得所佳。

治消渴羸瘦，小便不禁，铅丹散方。

铅丹（研）一两，栝蒌根三两，黄连（去须）、白石脂各一两半。

上四味，捣罗为散，每服二钱匕，食后以浆水调下。

治消渴，肌肤羸瘦，或转筋，小便利甚，栝蒌根散方。

栝蒌根、黄连（去须）、防己、铅丹（研）各一两半。

上四味，捣罗前三味，入研铅丹和匀，每食后良久，煎醋一合水二合，调三钱匕。日二服。

四、《医述》

校对版本:《医述》。清·程杏轩。1983 年,安徽科技出版社。

《医述·卷七·杂证汇参·三消》

朱麟生,病消渴,后渴少止,反加躁急,足膝痿弱。予用白茯苓丸加犀角。医曰:肾病而以犀角、黄连治心,毋乃倒乎?予曰:肾者胃之关,胃热下传于肾,则关门大开,心之阳火,得以直降于肾。经云:阳精所降,其人夭。今病者心火烁肾,燥不能濡,用犀角、黄连入肾,对治其下降之阳光,岂为倒乎?服之果效,再更地黄汤加犀角,肌泽而起。

五、《素问经注节解》

校对版本:《素问经注节解》。清·姚止庵。1983 年,人民卫生出版社。

1. 《素问经注节解·内篇·卷之三·痿论》

黄帝问曰:五脏使人痿,何也?岐伯对曰:肺主身之皮毛,心主身之血脉,肝主身之筋膜,脾主身之肌肉,肾主身之骨髓。(所主不同,痿生亦各归其所主。)故肺热叶焦则皮毛虚,弱急薄著,则生痿躄也(躄谓挛躄,足不得伸也,肺热则肾受热气故尔。按:肺合皮毛,其质轻浮而主气,故虚则气弱促急,其形薄而著。金亏不能生肾水,肾亦虚急而躄也。躄,必亦切)。心气热,则下脉厥而上,上则下脉虚,虚则生脉痿,枢折挈胫,纵而不任地也(按:

心本火脏，火盛则热，热性炎上，气亦上行，周身之血脉皆逆而上矣。然上盛则下必虚，而痿弱之象当见于脉。脉痿之证维何？身不能运动，足不能践地，如枢折而胫挈也。然其所以折而且挈者，心虚少血，不能养筋，纵缓无力之故也。胫，骨）。肝气热，则胆泄口苦，筋膜干，筋膜干则筋急而挛，发为筋痿（按：肝为脏，胆为腑，阴阳本相应也。肝属木而生火，火上炎则胆汁上溢而口苦。肝又主筋，故热则筋膜干，唯干故又挛急而为筋痿也。痿之为义似属弛缓，挛急亦痿者，急则拘缩而不能伸，与弛无异，故亦能痿也。按胆居肝短叶间，注谓胆为肝叶，误矣）。脾气热，则胃干而渴，肌肉不仁，发为肉痿（脾与胃以膜相连，脾气热则胃液渗泄，故干而且渴也。脾主肌肉，今热薄于内，故肌肉不仁而发为肉痿）。肾气热，则腰脊不举，骨枯而髓减，发为骨痿（腰为肾府，又肾脉上股内，贯脊，属肾，故肾气热则腰脊不举也。肾主骨髓，故热则骨枯而髓减，为骨痿）。

2. 《素问经注节解·内篇·卷之三·痹论》

痹者，顽木不仁，不知痛痒之病也。其病之因，多起于风寒湿，有浅深之殊，有难易之分。始知不知痛痒之痹，乃痹之一端，而其义为未全也。然味经中所言，痹之在脏腑者，如心痹脉不通，肝痹引如怀，肾痹善胀，脾痹大塞，肠痹饮出不得，胞痹内痛，涩于小便，以至痹聚在肺在心等，皆有壅塞不通之意，是痹又以闭而得名也（篇中更出"阴气者静则神藏"四句，文义甚精，但实与痹无涉，必错简也）。

黄帝问曰：痹之安生？岐伯对曰：风寒湿三气杂至，合而为痹也。其风气胜者为行痹，寒气胜者为痛痹，湿气胜者为著痹也（虽合而为痹，发起亦殊矣。风则阳受之，故为痹行，寒则阴受之，故为痹痛，湿则皮肉筋脉受之，故为痹著而不去也。按：著，直略切，不动移也）。

帝曰：其有五者何也？岐伯曰：以冬遇此者为骨痹，以春遇此者为筋痹，以夏遇此者为脉痹，以至阴遇此者为肌痹，以秋遇此者为皮痹（按：此谓风寒湿也。冬感此邪，则痹在骨等，亦大略之言也）。

帝曰：内舍五脏六腑，何气使然？岐伯曰：五脏皆有合，病久而不去者，内舍于其合也。故骨痹不已，复感于邪，内舍于肾；筋痹不已，复感于邪，内舍于肝；脉痹不已，复感于邪，内舍于心；肌痹不已，复感于邪，内舍于脾；皮痹不已，复感于邪，内舍于肺。所谓痹者，各以其时重感于风寒湿之气也（按：合，如肾合骨、肝合筋之类）。

六、《医方集解》

校对版本：《医方集解》。清·汪讱庵。1957 年，上海卫生出版社。

1. 《医方集解·润燥之剂第十三·白茯苓丸》

治肾消两腿渐细，腰脚无力（此因中消之后，胃热入肾，消烁肾脂，令肾枯燥，故致此疾。按：肾消即下消，乃上消、中消之传变，饮一溲二，溲如膏油。王注曰：肺主气，肺无病则气能管束津液，其精微者荣养筋骨血脉，余者为溲；肺病则津液无气管摄，而精微者亦随溲下如膏油也）。

茯苓、黄连、花粉、萆薢、熟地黄、覆盆子、人参、玄参各一两，石斛、蛇床子各七钱五分，鸡（膍）胵（音皮鸱，即鸡肫皮，微炒）三十具。蜜丸。磁石汤送下。

此足少阴药也。茯苓降心火而交肾，黄连清脾而泻心，石斛平胃热而涩肾（能壮筋骨，疗风痹脚弱，）熟地、玄参生肾水，覆盆、蛇床固肾精，人参补气，花粉生津，萆薢清热利湿；胵，鸡之脾也，能消水谷，通小肠、膀胱而止便数，善治膈消；磁石色黑入肾，补肾益精，故假之为使也（喻嘉言曰：友人病消渴，后渴少止，反加躁急，足膝痿弱，余主是丸加犀角。有医曰：肾病以黄连、犀角治心，毋乃倒乎。余曰：肾者胃之关也，胃热下传于肾，则关门大开，心之阳火得以直降于肾，心火灼肾，燥不能濡，余用犀角、黄连对治其下降之阳光，宁为倒乎，服之果效。再服六味地黄丸加犀角，而肌泽病起矣）。

2. 《医方集解·补养之剂第一·七宝美髯丹》

治气血不足，羸弱周痹，肾虚无子，消渴，淋沥，遗精，崩带，痈疮，痔肿等证（周痹，周身痿痹也，由气血不足。无子，由肾冷精衰。消渴、淋沥，由水不制火。遗精，由心肾不交。崩带、疮痔，由营血不调）。

何首乌（大者，赤、白各一斤，去皮，切片，黑豆拌，九蒸九晒）、白茯苓（乳拌）、牛膝（酒浸，同首乌第七次蒸至第九次）、当归（酒洗）、枸杞（酒浸）、菟丝子（酒浸、蒸，半斤）、破故纸（黑芝麻拌炒，四两。净）。蜜丸。盐汤或酒下。并忌铁器。

七、《本草易读》

校对版本：《本草易读》。清·汪讱庵。1987年，人民卫生出版社。

1.《本草易读·卷三·知母第七》

虎潜丸

龟板、黄柏、知母、熟地、牛膝、白芍、锁阳、虎骨、当归、陈皮、羊肉捣丸。治筋骨痿软，不能履步，肾阴不足也。（第五）

2.《本草易读·卷三·淫羊藿十四》

甘，平，无毒。入手、足阳明、三焦、命门。

强健筋骨，除关节拘挛之急，驱逐风寒，疗皮肤麻木之痹。阳痿不起，男宜久服，阴绝不产，女宜常用。皮肤麻木，浸酒常服。（验方第一）

3.《本草易读·卷三·秦艽二十九》

去净毛汤泡晒干用。菖蒲为使，畏牛乳。

苦，辛，无毒。入手足阳明，肝胆诸经。攻风逐水，通利二便。止肢节之疼痛，疗身体之挛急。手足不遂，齿牙莫开。养血荣筋，最益肝胆之气，驱寒御湿，不留麻木之邪。大便滑者禁用。

4.《本草易读·卷三·白芍五十一·赤芍》

苦，寒，无毒。泻肝火，散瘀血，疗腹痛，除积结。去肠风痈肿，调血痹疝瘕。利水有力，行经差强。

腹中虚痛，佐炙草服。脉缓者。（验方第一）

脚气肿痛，佐炙草末服。（第二）

消渴，他药不效。同上。（第三）

5.《本草易读·卷四·灯草百零四》

以大米粉浆染过，晒干为末，入水澄之，浮者是灯心也，晒干用。以管收贮，连管烧则成炭。

甘，寒，无毒。煎汤除水肿之癃闭，烧灰吹厄急之喉痹。通水气而利阴窍，降心火而治诸淋。最宜止血，善解消渴。

6.《本草易读·卷五·草乌头百三十八》

积年麻痹，或历节走风疼，以草乌半斤为末，以袋盛豆腐半袋，入乌末在内，再将豆腐填满压干，入釜中煮一宿，其药即坚，取出晒干为末，每五分，姜葱汤下。（第二）

7.《本草易读·卷五·菟丝子百五十七》

酒浸蒸晒数次，杵粉用。山药为使。

辛，甘，无毒。入足三阴经。强阴益精，祛风明目。除腰膝之冷痛，息便溺之淋沥。助筋脉而益气力，解燥渴而止白浊。消渴不已，任意煎饮，以止为度。（验方第一）

8.《本草易读·卷五·浮萍百七十八》

即水中小浮萍，非大苹也。

辛，酸，无毒。入手太阴经。除肤热而解表，消瘾疹而祛风，下水气而利小便，止瘙痒而解消渴，麻痹瘫痪之疾，打扑吐血之病。

9.《本草易读·卷五·荠苨百八十八》

甘，寒，无毒。利肺气而和中，止咳嗽而明目，解消渴而除痛，治强中而解毒。

10.《本草易读·卷五·大麻仁百九十六》

去壳取仁用。畏牡蛎、白薇、茯苓。

甘，平，无毒。手阳明、足太阴药也。润燥滑肠，通乳催生。破积血而利小便，止消渴而通关节。

11.《本草易读·卷六·酸榴皮、根、叶二百五十》

酸，温，无毒。止泻痢下血，除崩中带下。祛筋骨之风湿，除腰脚之痿痹。涩精泄而收目泪，下蛔虫而解筋挛。

12.《本草易读·卷七·黄柏二百九十四》

蜜炙用。恶干漆，伏硫黄。

苦，寒，无毒。入足厥阴、少阴、太阴经。补肾壮水，泻火治疮。却腰脚之痿痹，除骨蒸之劳热；理黄疸之腹满，住痢疾之血下。消渴多尿，黄柏代茶饮之。（第七）

13.《本草易读·卷七·槐白皮三百零二》

苦，平，无毒。淋阴囊坠肿，漱口齿疳，除皮肤麻木，浴阴下痒痛。一切恶疮，五般痔瘘。喉痹亦治，汤火悉疗。煎膏，除痛生肉，消肿止血。根皮尤良。

14.《本草易读·卷七·桑叶三百十五》

家桑经霜者良。

苦，寒，有小毒，家桑叶无毒。浓汁服治脚气水肿，尤利二肠，水煎服治霍乱腹痛，更住吐下。蒸捣罯扑损瘀血，并敷风痛，研汁涂小儿吻疮，兼疗金疮。炙熟煎饮，代茶止渴。熬膏点服，去风行瘀。除寒热而止汗，治劳热而除嗽，利五脏而通关，退诸风而下气。最能明目长发，尤解蜈咬蛇伤。

手足麻木，霜桑叶煎水频洗之。（第三）

15.《本草易读·卷七·蚕沙三百五十二》

甘，辛，温，无毒。祛风除湿，散瘀破癥；止崩通经，解渴消疹。炒热熨偏风瘫痪，手足不遂，腰脚痿软，皮肤顽痹。炒黄浸酒亦良。

16.《本草易读·卷八·真珠三百八十六》

取未经钻缀者，乳浸三日，研极细用，不细则能伤人脏腑矣。

咸，甘，寒，无毒。镇心安魂，坠痰拔毒，收口生肌，明目去翳。治惊热疔疮，下死胎胞衣，止遗精白浊，解烦热消渴。

17.《本草易读·卷八·黄丹四百二十三》

辛，寒，无毒。内服坠痰除吐，消积杀虫，治惊疳痫疟，外敷解热拔毒，去瘀止血，定痛生肌。解消渴而明目，染须发而下气。

18.《本草易读·卷八·磁石四百四十三》

辛，咸，无毒。补肾益精，除烦祛热，明目聪耳。治羸弱周痹，疗骨节酸痛。消痈肿而治鼠瘘，止惊痫而却针铁。

19.《本草易读·卷八·禹余粮四百四十五》

甘，微寒，无毒。入足太阴脾、少阴肾、厥阴肝、手阳明大肠。固大肠而住崩中，止咳逆而破癥瘕，除烦满而疗痔疮，通血闭而息痛烦。解肢节之痹木，治筋骨之疼痛，除小腹之痛结。

八、《本草新编》

校对版本:《本草新编/明清中医临证小丛书》。清·陈士铎。1996 年，中国中医药出版社。

1.《本草新编·卷之四（微集）·五倍子》

五倍子，一名文蛤。味辛、酸，气平，无毒。入肾经。疗齿宣疳，及小儿面鼻疳疮，治风癣痒疮，并治大人五痔下血。洗目消赤肿，止疼痛。染须髭变黑。专为收敛之剂，又禁泻痢肠虚，解消渴，生津，却顽疼，去热。百药煎，亦此造成。

2.《本草新编·卷之四（微集）·火麻子》

火麻子，味甘，气平，无毒。入阳明大肠经及足太阴脾脏。益气补中，催生下乳，去中风汗出、皮肤顽痹，润大肠风热结涩便难，止消渴而小水能行，破精血而血脉可复。

3.《本草新编·卷之四（微集）·萆薢》

萆薢，味苦、甘，气平，无毒。俗呼为土茯苓。入肾、肝二经。善治痹证，祛风寒湿痹，腰背冷痛，止筋骨掣疼，缩小便明目，逐关节久结，能消杨梅疮毒。此物败毒祛邪，不伤元气，但功用甚缓，可治缓病，而不可治急症者也。

九、《医门法律》

校对版本:《医门法律》。清·喻昌。2002 年，中医古籍出版社。

1.《医门法律·卷六·消渴门·消渴论》

喻昌曰：消渴之患，常始于微而成于著，始于胃而极于肺肾。始如以水沃焦，水入犹能消之；既而以水投石，水去而石自若。至于饮一溲一，饮一溲二，则燥火劫其真阴，操立尽之术，而势成熇熇矣。《内经》有其论无其治，《金匮》有论有治矣，而集书者采《伤寒论》厥阴经消渴之文凑入，后人不能抉择，斯亦不适于用也。盖伤寒传经，热邪至厥阴而尽，热势入深，故渴而消水，及热解则不渴，且不消矣，岂杂证积渐为患之比乎？谨从《内经》拟议言之。《经》谓凡治消瘅仆击，偏枯痿厥，气满发逆，肥贵人，则膏粱之疾也，此中消所繇来也。肥而不贵，食弗给于鲜；贵而不肥，餐弗过于饔；肥而且贵，醇酒厚味，孰为限量哉？久之食饮，酿成内热，津液干涸，求济于水，然水入尚能消之也，愈消愈渴，其膏粱愈无已，而中消之病遂成矣。夫既瘅成为消中，随其或上或下，火热炽盛之区，以次传入矣。上消者胃以其热上输于肺，而子受母累，心复以其热移之于肺，而金受火刑。金者生水而出高源者也，饮入胃中，游溢精气而上，则肺通调水道而下。今火热入之，高源之水，为暴虐所逼，合外饮之水，建瓴而下，饮一溲二，不但不能消外水，且并素酝水精，竭绝而尽输于下，较大腑之暴注暴泄，尤为甚矣，故死不治也。所谓由心之肺谓之死阴，死阴之属，不过三日而死者，此之谓也。故饮一溲二，第一危候也。至于胃以其热，由关门下传于肾，肾或以石药耗其真，女色竭其精者，阳强于外，阴不内守，而小溲浑浊如膏，饮一溲一，肾消之证成矣。经谓石药之性悍，又谓脾风传之肾，名曰疝瘕，少腹冤热而痛，出白液，名曰蛊，明指肾消为言。医和有云：女子阳物也，晦淫则生内热惑蛊之疾，此解冤热及蛊义甚明。王太仆谓消烁肌肉，如蛊之蚀，日渐损削，乃从消字起见，浅矣浅矣。夫惑女色以丧志，精泄无度，以至水液浑浊，反从火化，亦最危候。经云：君火之下，阴精承之。故阴精有余，足以上承心火，则其人寿。阴精不足，心火直下肾中，阳精所降，其人夭矣。故肾者胃之关也，关门不开，则水无输泄而为肿满；关门不闭，则水无底止而为消渴。消渴属肾一证，《金匮》原文未脱，其曰：饮一斗溲一斗者，肾气丸主之。于以蒸动精水，上承君火，而止其下入之阳光，此正通天手眼。张子和辄敢诋之，既诋仲景，复诶河间，谓其神芎丸以黄芩味苦入心，牵牛、大黄驱火气而下，以滑石引入肾经，将离入坎，真得《黄庭》之秘。颠倒其说，阿私所好，识趣卑陋若此，又何足以入仲景之门哉？何柏斋《消渴论》中已辨其非。昌观戴人吐下诸案中，从无有治消渴一案者，可见无其事，即无其理矣。篇首论火一段，非不有其理也，然以承气治壮火之理，施之消渴，又无其事矣。故下消之火，水中之火也，下之则愈燔；中消之火，竭泽之火也，下之则愈伤；上消之火，燎原之火也，水从天降可灭，徒攻肠胃，无益反损。夫地气上为云，然后天气下为雨，是故雨出地气，地气不上，天能雨乎？故亟升地气以慰三农，与亟升肾气以溉三焦，皆事理之必然者耳。不与昔贤一为分辨，后人亦安能行其所明哉？

2.《医门法律·卷六·消渴门·消渴门方》

金匮肾气丸　本文云：男子消渴，小便反多，以饮一斗，小便一斗，肾气丸主之。即崔氏八味丸治脚气上入少腹不仁之方也。

干地黄八两，山茱萸、山药各四两，泽泻、白茯苓、牡丹皮各三两，肉桂、附子（炮）各一两。上八味末之，炼蜜为丸，梧子大。酒下十五丸，日再服。

按：王太仆注《内经》云：火自肾而起，谓龙火，龙火当以火逐火，则火可灭。若以水治火，则火愈炽，此必然之理也。昌更谓用桂附蒸动肾水，开阖胃关，为治消渴吃紧大法。胡乃张子和别有肺肠，前论中已详之矣。但至理难明，浅见易惑，《局方》变其名为加减八味丸，加五味子一两半，减去附子，岂非以五味子之津润，胜于附子之燥热耶？举世咸乐宗之，大惑不解，可奈何哉！

白茯苓丸　治肾消，因消中后，胃热入肾，消烁肾脂，令肾枯燥，遂致此疾，两腿渐细，腰脚无力。

白茯苓、覆盆子、黄连、栝蒌根、萆薢、人参、熟地黄、玄参各一两，石斛、蛇床子各七钱半，鸡膍胵（微炒）三十具。上为细末，炼蜜和捣三五百杵，丸如梧子大。每服三十丸，食前煎磁石汤送下。

十、《傅青主先生秘传杂症方论》

校对版本：《傅青主医学》。清·傅山撰，郭芳注释。2001年，学苑出版社。

1.《傅青主先生秘传杂症方论·风寒湿合病治方》

风寒湿三气，合而成疾，客于皮肤肌肉之间，或疼或麻木。

牛皮胶二两，天南星（研）五钱，生姜汁。共熬膏，摊贴。后用热鞋底子熨之。

再加羌活、乳香、没药末，更妙。

2. 《傅青主先生秘传杂症方论·治手足麻木方》

用四物汤加人参、白术、茯苓、陈皮、半夏、桂枝、柴胡、羌活、防风、秦艽、牛膝、炙草、姜枣。引水煎服，四剂愈。

凡麻木是湿痰死血也，用四物汤加陈皮、半夏、茯苓、桃仁、红花、白芥子、甘草。水煎服，入竹沥、姜汁服。

3. 《傅青主先生秘传杂症方论·治腿麻木沉重方·又方》

治浑身麻木不仁，及两目羞明怕日，眼涩难开，视化昏花；睛痛亦治。方名神效黄芪汤。

黄芪一钱，陈皮五分，人参八分，白芍一钱，蔓荆子二分，炙甘草四分。水煎服。

如有热，加黄柏三分。

十一、《本草从新》

校对版本：《本草从新》。清·吴仪洛。1958 年，上海科学技术出版社。

1. 《本草从新·卷一草部·天门冬》

泻肺火，补肾水，润燥。

甘苦大寒，入手太阴气分（肺）。清金降火，益水之上源（肺为肾母）。下通足少阴肾（苦能坚肾、寒能去肾家湿热，故亦治骨痿）。滋阴润燥，杀虫消痰（《蒙筌》曰：肾主津液，燥则凝而为痰，得润剂则痰化，所谓治痰之本也）。泽肌肤。利二便。治肺痿肺痈（肺痿者，感于风寒，咳嗽短气，鼻塞，胸胀，久而成痿，有寒痿热痿二证，肺痈者，热毒蕴结，咳吐脓血，胸中隐痛，痿重而痈稍轻，治痿宜养血补气，保肺清火，治痈宜泻热豁痰，开提升散，痈为邪实，痿为正虚，不得混治）。吐脓吐血（苦泄血滞，甘益元气，寒止血妄行）。痰嗽喘促，嗌干消渴（口燥多饮为消渴，由火盛津枯，宜润燥滋阴）。足下热痛，虚劳骨蒸，一切阴虚有火诸证，性寒而滑，脾胃虚而泄泻恶食者，大非所宜。取肥大明亮者，去心皮，酒蒸，熬膏良（滋阴助元，消肾痰）。地黄、贝母为使。恶鲤鱼。（肺劳风热，天门冬煮食，止渴去热，或曝干为末，蜜丸服尤佳，亦可洗面）

2. 《本草从新·卷七木部·黄柏》

泻相火，燥湿清热。

苦寒微辛，沉阴下降，泻膀胱相火（足太阳引经药）。除湿清热，疗下焦虚（非真能补也，肾苦燥，急食辛以润之，肾欲坚，急食苦以坚之，相火退而肾固，则无狂荡之患，按肾本属水，虚则热矣，心本属火，虚则寒矣）。骨蒸劳热，诸痿瘫痪（热甚则伤血，血不荣筋则戛短而为拘，湿胜则伤筋，筋不束骨则弛长而为痿，合苍术，名二妙散，清热利湿，为治痿要药，或兼气虚血虚，脾虚肾虚，湿痰死血之不一，宜随证施治，目赤耳鸣，肾火）。消渴黄疸，水肿便闭（王善夫病便闭，腹坚如石，腿裂出水，治满利小便药，遍服不效。东垣曰：此奉养太过，膏粱积热，损伤肾水，致膀胱干涸，小便不化，火又逆上而为呕哕，

《难经》所谓关则不得小便，格则吐逆。《内经》所谓无阴则阳无以化也，遂处以北方大苦寒之剂，黄柏、知母各一两，酒洗焙研，桂一钱为引，名滋肾丸，服二百丸，未几，前阴如刀刺火烧，溺出如泉，肿胀遂消）。

3. 《本草从新·卷七木部·干桑枝》

宣，祛风。

苦平。通关节，行津液，祛风利水，治风寒湿痹诸痛（在手足者尤效，以其入四肢也）。水气脚气（桑枝一升，细锉炒香，水三升，熬至二升，一日服尽，名桑枝煎，治风气脚气）。

4. 《本草从新·卷七木部·桑寄生》

补筋骨，散风湿。

苦坚肾，助筋骨而固齿长发，甘益血，止崩漏而下乳安胎，舒筋络而利关节，和血脉而除痹痛，外科散疮疡，追风湿。

5. 《本草从新·卷十一菜部·生姜》

宣，散寒发表，开痰止呕。

辛温，行阳分而祛寒发表，宣肺气而解郁调中，畅胃口而开痰下食。治伤寒头痛，伤风鼻塞（辛通入肺）。咳逆呕哕，胸壅痰膈，寒痛湿泻，消水气，行血痹，通神明，去秽恶。

6. 《本草从新·卷十一菜部·莼菜》

通，泻热解毒。

甘寒滑，治消渴热痹热疸，逐水，解百药毒并蛊毒，下气止呕（和鲫鱼作羹食）。疗诸肿毒并诸疮。

7.《本草从新·卷十六禽兽部·五灵脂》

泻，行血，宣，止痛。

甘温纯阴，气味俱厚，入肝经血分，通利血脉，散血和血，血闭能通（生用）。经多能止（炒用）。治血痹血积，血眼血痢，肠风崩中，诸血病。

十二、《得配本草》

校对版本：《得配本草》。清·严西亭，施澹宁，洪缉菴。1958 年，上海科学技术出版社。

1.《得配本草·卷二·草部·赤芍药》

酸、苦，微寒，入足厥阴经血分。行血中之滞，通经闭，治血痹，利小肠，除疝瘕，泻血热，退目赤，消痈肿，疗痘毒。

2.《得配本草·卷二·草部·紫苏子》

降气定喘，宽肠开郁，利大小便，温中祛寒，消痰止嗽。得川贝，降气止嗽。配萝卜子、桑白皮，治消渴变水（服此令水从小便出）。研末，入粳米煮粥，和葱、椒、姜、豉食，治风寒湿痹。

3.《得配本草·卷七·木部·蔓荆子》

治湿痹拘挛，疗脑鸣齿痛。配马蔺，治喉痹口噤。配蒺藜，治皮痹不仁。

十三、《成方切用》

校对版本：《成方切用》。清·吴仪洛。1958 年，上海科学技术出版社。

1.《成方切用·卷二上·补养门·七宝美髯丹》

治精血不足，羸弱周痹，肾虚无子，消渴淋沥，遗精崩带，痈疮痔肿等证（周痹，周身痿痹也，由气血不足。无子，由肾冷精衰。消渴淋沥，由水不制火。遗精，由心肾不交。崩带疮痔，由营血不调）。

何首乌（大者，赤白各一斤，去皮切片，黑大豆拌九蒸九晒）、白茯苓（乳拌）、牛膝（酒浸，同首乌第七次蒸至第九次）、当归（酒洗）、枸杞（酒浸）、菟丝子（酒浸蒸，各半斤）、破故纸（黑芝麻拌炒，四两净）。蜜丸。盐汤或酒下，并忌铁器。

何首乌涩精固气，补肝坚肾为君。茯苓交心肾而渗脾湿，牛膝强筋骨而益下焦，当归辛温以养血，枸杞甘润而补水，菟丝子益三阴而强卫气，补骨脂助命火而暖丹田，此皆固本之药。使营卫调适，水火相交，则气血太和，而诸疾自已也。（何首乌流传虽久，服者尚寡，明嘉靖间方士邵应节进此方，世宗服之，连生皇子，遂盛行于世）

2.《成方切用·卷二上·补养门·六味地黄丸》

治肝肾不足，真阴亏损，精血枯竭，憔悴羸弱，腰痛足酸，自汗盗汗，水泛为痰（丹溪曰：久病阴火上升，津液生痰不生血，宜补血以制相火，其痰自除）。发热咳嗽（肾虚则移热于肺而咳嗽，按之至骨，其热烙手，骨困不任为肾热），头晕目眩（《直指方》云：淫欲过度，肾气不能归元，此气虚头晕也。吐衄崩漏，肝不摄血，致血妄行，此血虚头晕也）。耳鸣耳聋，遗精便血，消渴淋沥，失血失音，舌燥喉痛，虚火牙痛，足跟作痛，下部疮疡等证（诸证皆由肾水不足，虚火上炎所致）。

熟地八两，山茱肉（酒润）、山药四两，茯苓（乳拌）、丹皮、泽泻三两，右丸法如前。空心盐汤下。

2.《成方切用·卷六上·祛风门》

六气风淫为首，故风病最多。其浅而止在皮毛，则为伤风。其久而留于关节，则为痿痹。其最重而入于腑脏，则为中风。《内经》风痹痿厥四证，各有专论，独风论中泛及杂风。

3.《成方切用·卷六上·祛风门·蠲痹汤》

治中风身体烦痛，项背拘急，手足冷痹，腰膝沉重，举动艰难（诸证皆因营卫虚而风湿干之也。经曰：营虚则不仁，卫虚则不用。不仁，皮肤不知痛痒也。不用，手足不能运动也。岐伯曰：中风大法有四：一曰偏枯，半身不遂也。二曰风痱，身无疼痛，四肢不收也。三曰风懿，奄忽不知人也。四曰风痹，诸痹类风状也。嘉言曰：难相类，实有不同。风则阳先受之，痹则阴先受之尔。致痹之因：曰风，曰寒，曰湿。互相杂和，非可分属。但以风气胜者为行痹，风性善行故也。以寒气胜者为痛痹，寒主收急故也。以湿气胜者为着痹，湿主重滞故也）。

4.《成方切用·卷六上·祛风门·薏苡仁汤》

治痹在手足，湿流关节，并治手足流注疼痛，麻木不仁，难以屈伸。

薏苡仁、当归、芍药、桂心、麻黄、甘草、苍术（米泔浸炒），加姜煎。

5.《成方切用·卷七上·消暑门·六一散》

治诸虚不足，盗汗消渴（凡渴证防发痈疽，宜黄芪六一散。吞忍冬丸）。

6.《成方切用·卷八上·润燥门·白茯苓丸》

治肾消，因中消之后，胃热入肾，消烁肾脂，令肾枯燥，遂致此疾，两腿渐细，腰脚无力（肾消即下消，乃上消中消之传变，饮一溲二，溲如膏油。王注曰：肺主气，气无病，则气能管束津液。其精微者，荣养筋骨血，余者为溲。肺病则津液无气管摄，而精微者亦随溲下如膏油也）。

茯苓、黄连、花粉、萆薢、熟地黄、覆盆子、人参、玄参一两，蛇床子七钱五分，鸡膍胵（音皮鸥，即鸡肫皮，微炒）三十具，石斛七钱五分，蜜丸。磁石汤送下。

茯苓降心火而交肺肾，连清脾火而泻心。石斛平胃热而涩肾。熟地、玄参生肾水。覆盆、蛇床固肾精。人参补气。花粉生津。萆薢清热利湿。膍胵，鸡之脾也，能消水谷，通小肠膀胱，而止便数，善治膈消。磁石色黑入肾，补肾益精，故加之以为使也。（喻嘉言曰：友人病消渴，后渴少止，反加躁急，足膝痿弱，予主是丸加犀角。有医曰：肾病而以黄连、犀角治心，毋乃倒乎。予曰：肾者，胃之关也，胃热下传于肾，则关门大开，心之阳火，得以直降于肾，心火灼肾，燥不能濡，予用犀角黄连。对治其下降之阳光，宁为倒乎，服之果效。再用六味地黄丸加犀角，而肌泽病起矣）

7.《成方切用·卷八下·泻火门·泻黄散》

治脾胃伏火，口燥唇干，口疮口臭，烦渴易饥，热在肌肉（口为脾窍，唇者脾之外候。口燥唇干，口疮口臭。皆属脾火。脾热故烦热易饥，病名中消。脾主肌肉，故热在肉分。轻按重按皆不热，不轻不重乃得之。遇夜尤甚者，为脾热实热，宜此汤及调胃承气。虚热，宜补中益气汤。按面上热，身前热，一身尽热，狂而妄言妄见，皆足阳明。肩背及热足外廉胫踝后热，皆足太阳。口热舌干，中热而喘，足下热而痛，皆足少阴。肩上热，项似拔，耳前热若寒，皆手太阳。身热肤痛，手少阴。淋洒淅寒热，手太阴。掌中热，手太阴、少阴、厥阴。热而筋纵不收，阴痿，足阳明、厥阴。又曰：胃居脐上，胃热则脐以上热。肠居脐下，肠热则脐以下热。肝胆居胁，肝胆热则胁亦热。肺居胸背，肺热则胸背亦热。肾居腰，肾热则腰亦热。可类推也）。

防风四两，藿香七钱，山栀（炒黑）一两，石膏五钱，甘草二两。上末，微炒香，酒调服。

山栀清心肺之火，使屈曲下行，纵小便出。藿香理脾肺之气，去上焦壅热，辟恶调中。石膏大寒泻热，兼能解肌。甘草甘平和中，又能泻火。重用防风者，取其升浮能发脾中伏火，又能于土中泻木也（木盛克土，防风能散肝火。吴鹤皋曰：或问脾中有伏火，何以不用黄连？余曰：燥矣。又问既恶燥，何以用防风，余曰：东垣有言：防风乃风药中润剂也。李东垣曰：泻黄散，非泻脾也，脾中泻肺也。实则泻其子，以脾为生肺之上源，故用石膏、栀子之类）。

钱乙泻黄散　白芷、防风、升麻、枳壳、黄芩钱半，石斛一钱二分，半夏一钱，甘草七分。治同前证。或唇口皱瞤燥裂（脾之华在唇，瞤，动也，风也。皱裂，火也。白芷、升麻皆阳明药，防风祛风而散脾火。燥在口唇，故从其性而升发之也。黄芩泻中上之热，枳壳利中上之气，半夏能燥能润，发表开郁，石斛清脾平胃，退热补虚，甘草和脾，兼能泄火。亦火郁发之之义也）。

十四、《验方新编》

校对版本：《重订验方新编》。清·鲍相璈。1991年，科学技术文献出版社。

《验方新编·卷八·腿部·腿足不能起立能食易饥》

凡人腿足无力，不能起立，而口又健饭，如少忍饥饿，即时头面皆热，有咳嗽不已者，此痿症也。乃阳明胃火上冲于肺金，而肺金为火所逼，不能传清肃之气于下焦，而肾水烁干，骨中髓少，故不能起立。而胃火又焚烧，故能食善饥。久则水尽髓干而难治矣。可不急泻其胃中之火哉！然而泻火不补水，则胃火无以制、未易熄也。方用起痿至神汤：熟地、山药、玄参、甘菊花各一两，白芥子三钱，当归、白芍、台党各五钱，神曲二钱。水煎服，一剂火减，二剂火退，十剂而痿有起色，三十剂可全愈也。此方奇也，菊花为君，泻阳明之火而又不损胃气，其余不过补肾水、生肝血、健脾气、消痰涎而已。盖治痿以阳明为主，泻阳明而佐诸药，自易成功耳。

十五、《本草纲目拾遗》

校对版本：《本草纲目拾遗》。清·赵学敏。1957 年，人民卫生出版社。

1.《本草纲目拾遗·卷二·火部·烟叶》

兰花乃江西贾人带来一种兰子，即泽兰子也。气香烈，取其子研拌入烟，名曰兰花烟。人食之作兰花香，然其气窜上，往往入顶伤脑，易成脑漏。叶天士种福堂方：治风寒湿气，骨节疼痛，痿痹不仁。鹤膝风、历节风、偏头漏肩等症。

2.《本草纲目拾遗·卷五·草部下·老鹳草》

龙柏，《药性考补遗》：出山东。味苦微辛，去风疏经活血，健筋骨，通络脉，损伤痹症，麻木皮风，浸酒常饮，大有效。或加桂枝、当归、红花、芍药等味，入药用茎嘴。

3.《本草纲目拾遗·卷七·花部·建兰花》

辛平甘寒，阴中之阳，入手太阴、足阳明经，亦入足太阴、厥阴经。生津止渴，开胃解郁，润肌肉，调月经，养营气。本经主利水道，因其走气道，故能利水消渴，除胸中痰癖杀蛊毒不祥之气者，盖肺主气，肺气郁结，则上窍闭而下窍不通；胃主纳水谷，胃气凝滞，则水谷不以时化，而为痰癖蛊毒不祥之气。辛平能散结滞，芬芳能除秽恶，则上症自除（《本草汇》）。

十六、《本草求真》

校对版本：《本草求真》。清·黄宫绣纂。1959 年，上海科学技术出版社。

1.《本草求真·上编·卷一补剂·平补·桑寄生》

桑寄生（专入肝肾），感桑精气而生，味苦而甘，性平而和，不寒不热，号为补肾补血要剂。缘肾主骨发，主血，苦入肾，肾得补则筋骨有力，不致痿痹而酸痛矣。甘补血，血得补则发受其灌荫，而不枯脱落矣。

2.《本草求真·上编·卷一补剂·温肾·狗脊》

狗脊（专入肝肾），味苦甘平微温。何书既言补血滋水，又曰去湿除风，能使脚弱、腰痛、失溺、周痹俱治。

3.《本草求真·上编·卷三散剂·平散》

药有平补，亦有平散，补以益虚，散以去实。虚未甚而以重剂投之，其补不能无害。实未甚而以重剂散之，其散更不能无害矣。如散寒麻黄，散风桂枝，散湿苍术，散热升葛，散暑香薷，散气乌药，皆非平者也。乃有重剂莫投，如治风与湿，症见疥癣周痹，止有宜于苍耳子。症见瘙痒消渴，止有宜于蚕沙。症见麻木冷痛，止有宜于豨莶。症见肤痒水肿，止有宜于浮萍。症见目翳痹蚀，止有宜于炉甘石。皆能使其风散湿除。

4.《本草求真·上编·卷三散剂·平散·蚕沙》

蚕沙（专入肝脾，兼入胃），即晚蚕所出之屎也。玩书所著治功，多有祛风除湿之能。所述治症，多是肢节不遂，皮肤顽痹，腰膝冷痛，冷血瘀血，肠鸣消渴，烂弦风眼。

缘蚕食而不饮，其食出则气燥，燥则可以胜湿去风。凡一切皮肤等疾，因于风湿而至者（上症俱就风湿而言），无不得此以为调治。且味辛而兼甘，故凡水火相激而见肠鸣，得此甘以和之，燥热而见消渴不止，得此辛以润之（燥渴仍属风邪，故辛可以得润）。是以用此炒黄，袋盛浸酒，以去风缓不随，皮肤顽痹。

十七、《续名医类案》

校对版本：《续名医类案》。清·魏之琇。1957 年，人民卫生出版社。

1. 《续名医类案·卷九·消》

张子和曰：初虞世言，凡渴疾未发疮疡，便用大黄寒药，利其势，使大困，火虚自胜，如发疮疡，脓血流漓而消，此真格言也。故巴郡太守奏三黄丸，能治消渴。余尝以隔数年不愈者，减去朴硝加黄连一斤，大作剂，以长流千里水煎五七沸放冷，日呷之数百次，以桂苓甘露散、白虎汤、生藕节汁、淡竹沥、生地黄汁，相间服之，大作剂料以代饮水，不日而痊。故消渴一症，调之而不下，则小润小濡，固不能杀炎上之势；下之而不调，亦旋饮旋消，终不能沃膈膜之干；下之调之而不减滋味，不戒嗜欲，不节喜怒，病已而复作。能从此三者，消渴亦不足忧矣。

2. 《续名医类案·卷九·消》

薛廉夫子，强中下消，饮一溲二。因新娶继室，真阴灼烁，虚阳用事，强阳不到，恣肆益甚，乃至气急不续，精滑不收，背曲肩垂，腰膀疼软，足膝痿弱，寸步艰难，糜粥到口即厌，唯喜膏粱方物。其脉或数大少力，或弦细数疾，此阴阳离决，中空不能主持，而随虚火辄内辄外也。与八味肾气、保元、独参，调补经年，更与六味地黄久服而痊。

陆祖愚治李悦吾大便燥，年五十余，患消渴症，茶饮不能离口，小便多，大便燥，殊不欲食，及食后即饥。病将一载，精神困怠，肌肤枯涩，自分必死。脉之沉濡而涩，曰：病尚可药。凡人身之津液，以火而燥，然必以气化而生。前医纯用清凉之品，所以不效。洁古云：能食而渴者，白虎倍加人参，大作汤剂服之。今不能食，及食即饥，当合二方加升麻佐葛根，以升清阳之气，少合桂、附，以合从治之法。每味数两，大砂锅煎浓汁，禁汤饮，以此代之。此病仲景谓春夏剧，秋冬瘥。今当盛暑，病虽不减，亦不剧。若依法治之，兼绝厚味戒嗔，闭关静养，秋冬自愈。幸其能守戒忌，交秋即瘥，至秋末全愈。

陆养愚治两广制府陈公，年近古稀，而多宠婢，且嗜酒，忽患口渴，茶饮不辍，而喜热恶凉，小便极多，夜尤甚，大便秘结，必用蜜导，日数次，或一块或二三块，下身软弱，食减肌削，所服不过生津润燥清凉而已。脉之浮按数大而虚，沉按更无力，曰：症当温补，不当清凉。问：消本热症，而用温补何也？曰：经谓脉至而从，按之不鼓，诸阳皆然。今脉数大无力，正所谓从而不鼓，无阳脉也。以症论之，口渴而喜热饮，便秘而溺偏多，皆无阳症也。曰：将用理中参附乎？曰：某所言温补在下焦，而非中上二焦也。经曰：阳所从阴而亟起也。又曰：肾为生气之原。

今恙由于肾水衰竭，绝其生化之原，阳不生，则阴不长，津液无所蒸以出，故上渴而多饮，下燥而不润，前无以约束而频数，后无以转输而艰秘，食减肌削，皆下元不足之过也。曰：子未病时痿，是肾竭之应。既痿之后，虽欲竭而无从矣。彼虽不悦而心折其言，遂委治之。乃以八味丸料，加益智仁煎人参膏糊丸。每服五钱，白汤送下，日进三服，数日溺少，十日溺竟如常。大便尚燥，每日一次，不用蜜导矣。第口渴不减，食尚无味，以升麻一钱，人参黄芪各三钱，煎汤送丸药。数服口渴顿止，食亦有味，又十日诸症全愈。

东垣曰：膈消者以白虎加人参汤治之。中消者善食而瘦，自汗大便硬，小便数。《脉诀》云：干渴饮水，多食亦饥，虚成消中者，调胃承气汤、三黄丸治之。下消者烦躁引饮，耳轮焦干，小便如膏脂。又云：焦烦水易亏，此肾消也，六味地黄丸治之。《总录》所谓未传能食者，必发脑疽背疮，不能食，必传中满鼓胀，皆谓不治之症。洁古老人分而治之，能食而渴者，白虎加人参汤，不能食而渴者，钱氏白术散，倍加葛根治之。土中既平，不复传下消矣。前人用药，厥有旨哉。或曰未传疮疽者何也？此火邪盛也，其疮痛甚而不溃，或赤水者是也。经云：有形而不痛，阳之类也，急攻其阳，无攻其阴，治在下焦。元气得强者生，失强者死。

喻嘉言曰：友人病消渴后，渴少止，反加躁急，足膝痿弱。予主白茯苓丸方，用白茯苓、覆盆子、黄连、栝蒌根、萆薢、人参、熟地、玄参各一两，石斛、蛇床子各七钱五分，鸡（膍）胵三十具，微炒为末，蜜丸梧桐子大，食前磁石汤下三十丸，内加犀角。有医曰：肾病而以黄连、犀角治心，毋乃倒乎？子曰：肾者，胃之关也，胃热下传于肾，则关门大开，心之阳火，得以直降于肾，心火灼肾，燥不能濡。子用犀角、黄连，对治其下降之阳光，宁为倒乎？服之果效。再服六味地黄丸加犀角，而肌泽病起矣。

黄锦芳治游昼山消渴，六脉微缓而沉，肺脉尤甚，肝脉差起，小便甚多，肌肉消瘦，烦渴不止。此必初病时过服石膏、知母、花粉、萎仁、贝母、犀角等苦寒之药，伤其肺胸及肾，以致地气不升，天气不降。宜滋阴补气，使漏卮不至下泄。用当归一钱，炙芪四钱，升麻三分，玉竹三钱，桂圆十个，桑螵蛸一钱，龙骨一钱，菟丝二钱，龟板一钱，木瓜四分，炙草三分，使其二气交合，霖雨四布。则病自愈。嘱其日服一剂。禁服若茶。后病者以洋参代人参服之甚效。

十八、《要药分剂》

校对版本：《要药分剂》。清·沈金鳌。1958 年，上海卫生出版社。

1.《要药分剂·卷三·通剂·薏苡仁》

味甘淡，微寒，无毒。正得地之燥气，兼禀天之秋气以生，降也，阳中阴也。

主治：主筋急拘挛不可屈伸，风湿痹，下气（《本经》）。除筋骨邪气不仁，利肠胃，消水肿，令人能食（《别录》）。煮饮主消渴，杀蛔虫（藏器）。去干湿脚气大验（孟诜）。苡仁根：主下三虫，堕胎，黄疸，卒心腹烦满，胸胁痛。

2.《要药分剂·卷四·补剂上·人参》

味甘，微苦，性微凉，熟用温，无毒。得土中清阳之气，禀少阳之令而生，升多于降，阳中微阴也。茯苓、马蔺为使。反藜芦。

主治：主补五脏，安精神，定魂魄，止惊悸，除邪气，明目，开心益智（《本经》）。疗肠胃中冷，心腹鼓痛，胸胁逆满，调中，止消渴，通血脉（《别录》）。主五劳七伤，虚损瘦弱，消胸中痰，治肺痿，及痫疾，冷气上逆，虚而多梦纷纭。

3.《要药分剂·卷四·补剂上·金毛狗脊》

味苦甘，性微温，无毒，禀地中清阳之气，兼感天之阳气而生，可升可降，阴中阳也。萆薢为使。恶香附、败酱。

主治：主腰背强，机关缓急，周痹，寒湿膝痛，颇利老人。

4.《要药分剂·卷八·轻剂·葛根》

味辛甘，性平，无毒。禀天地轻清之气而生，升也。阳也。

主治：主消渴，身大热，呕吐，诸痹。

5.《要药分剂·卷十·燥剂·川乌》

味辛，性热，有毒，即附子之母。

主治：主风痹，血痹，半身不遂诸风，除寒冷，温养脏腑，去心下坚痞，感寒腹痛。

十九、《杂病源流犀烛》

校对版本：《杂病源流犀烛》。清·沈金鳌。1994 年，中国中医药出版社。

《杂病源流犀烛·卷十七·三消源流（消瘅）》

至于消渴既久，其传变之症，在能食者必发痈疽背疮，不能食者必至中满鼓胀，何也？津液竭则火邪胜，故发痈脓，且痛甚而或不溃，或流赤水也。又如上中二消，制之太急，寒药多而胃气伤，故成中满，甚而水气浸渍，溢于皮肤，则为肿胀，所谓上热未除，中寒之症复生也。夫至痈疽胀满，亦与强中等症，皆为传变而不易治矣。

二十、《罗氏会约医镜》

校对版本：《湖湘名医典籍精华·综合卷》。刘炳凡，周绍明。2000 年，湖南科学技术出版社。

1.《罗氏会约医镜·卷十六·本草（上）·草部·四十三、贝母》

（味辛苦微寒，入心肺二经。去心，糯米拌炒）泻心火（苦也），散肺郁（辛也）。治虚劳痰咳（心火降则肺宁）、肺痿、肺痈、吐血、咯血、喉痹、消渴（皆君相之火）。

2.《罗氏会约医镜·卷十六·本草（上）·草部·一八一、荠苨》

（味甘性寒，入肺、胃二经）和中止嗽（寒利肺），解百药毒（甘也）。治消渴强中（温症下消，茎长兴盛，不交精出，名强中。消渴之后，发为痈疽），痈肿疔毒。

3.《罗氏会约医镜·卷十七·本草（中）·果部·三〇四、木瓜》

（味酸温，入脾、胃、肝三经。忌铁，去穰）禀东方之酸，故多入肝治筋。筋急能舒（温能通行），筋缓能利（酸能收敛，并行而不悖也）。理霍乱（暑湿伤脾，阳不升，阴不降，则挥霍撩乱，上吐下泻，甚则肝木乘脾而筋为之转也……）、暑泄（去湿和胃）、消渴（酸能生津）、脚气湿痹。

二十一、《疯门全书》

校对版本：《疯门全书》。清·萧晓亭。1959 年，科技卫生出版社。

《疯门全书·千金方》

石灰酒　主生毛发须眉，去大风。《衍义》曰石灰烈火煅出，性最暴，故《本经》治疽疡毒热恶疮，瘑疾，死肌，坠眉杀虫，去黑子，息肉。松脂贯历风霜，质乘刚强，燥散，《本经》治痈疽恶疮，脚挛手折，顽疡白秃，配以枸杞根之甘寒。《本经》有五内邪气，热中消渴，周痹，风湿，久服坚筋骨。用以酿酒，能生眉发，非去大风之明验乎！

二十二、《温病条辨》

校对版本：《温病条辨》。清·吴鞠通。1997 年，辽宁科学技术出版社。

《温病条辨·卷三·下焦篇·暑温、伏暑》

三十六、暑邪深入少阴，消渴者，连梅汤主之；入厥阴麻痹者，连梅汤主之；心热烦躁神迷甚者，先与紫雪丹，再与连梅汤。

二十三、《神农本草经读》

校对版本：《神农本草经读》。清·陈修园。1959 年，人民卫生出版社。

1.《神农本草经读·卷之二·上品·枸杞》

气味苦寒，无毒。主五内邪气，热中消渴，周麻风湿。久服坚筋骨，轻身不老，耐寒暑。

陈修园曰：枸杞气寒，禀水气而入肾；味苦无毒，得火味而入心。五内即五脏。五脏为藏阴之地，热气伤阴，即为邪气。邪气伏于中，则为热中，热中则津液不足，内不能滋润脏腑而为消渴，外不能灌溉经络而为周痹。

2.《神农本草经读·卷之三·中品·葛根》

气味甘、辛、平，无毒。主消渴，身大热呕吐，诸痹，起阴气，解诸毒。

3.《神农本草经读·卷之三·中品·葛谷》

叶天士曰：葛根气平，禀天秋平之金气，入手太阴肺经；味甘辛，无毒，得地金土之味，入足阳明燥金胃。其主消渴者，辛甘以升腾胃气，气上则津液生也。其主身大热者，气平为秋气，秋气能解大热也。脾有湿热，则壅而呕吐，葛根味甘，升发胃阳，胃阳鼓动，则湿热下行，而呕吐止矣。诸痹皆起于气血不流通，葛根辛甘和散，气血活诸痹自愈也。

二十四、《急救广生集》

校对版本:《急救广生集/明清中医临证小丛书》。清·程鹏程。1992 年,中国中医药出版社。

《急救广生集·卷一·慎疾法语·摄生要言一节饮食》

经曰:饮食自倍,肠胃乃伤。膏粱之变,足生大疔(即外痈亦皆由此)。亦膏粱之疾,消瘅痿厥。饱食太甚,筋脉横解,肠澼为痔。饮食失节,损伤肠胃。始病热中,末传寒中。怒后勿食,食后勿怒。醉后勿饮冷(引入肾经则有腰脚肿痛之病),饱食勿便卧。饮酒过度,则脏腑受伤,肺因之而痰嗽,脾因之而倦怠,胃因之而呕吐,心因之而昏狂,肝因之而善怒,胆因之而忘惧,肾因之而烁精,膀胱因之而溺赤,二肠因之而泄泻,甚则劳嗽失血,消渴黄疸,痔漏疮毒,为害无穷。

咸味能泻肾水,损真阴。辛辣大热之味,皆损元气,不宜多食。

二十五、《素问识》

校对版本:《韦修堂医书选》。日本·丹波元简等编。1984 年,人民卫生出版社。

1.《素问识·卷五·痹论篇第四十三》

高云:痹,闭也,血气凝涩不行也。有风寒湿三气之痹,有皮肌脉筋骨五脏外合之痹。六腑有俞,五脏亦有俞。五脏有合,六腑亦有合。故有五脏六腑之痹,荣卫流行,则不为痹。痹之为病,或痛,或不痛,或不仁,或寒或热,或燥或湿，举而论之，故曰痹论。

2.《素问识·卷五·痿论篇第四十四》

大经空虚　张云：血失则大经空虚，无以渗灌肌肉，荣养脉络，故先为肌肉顽痹，而后传为脉痿。简按志以为胞之大络。高同。当从王注。

二十六、《金匮玉函要略辑义》

校对版本：《韦修堂医书选》。日本·丹波元简等编。1984年，人民卫生出版社。

《金匮玉函要略辑义·卷三·消渴小便利淋病脉证并治第十三·脉证九条、方六首》

趺阳脉浮而数，浮即为气，数即消谷，而大坚（一作紧）。气盛则溲数，溲数即坚，坚数相搏，即为消渴（《脉经》坚字，并作紧。《金鉴》云：而大坚句，不成文，大字之下，当有便字，必是传写之讹。魏云：大坚，即大便坚也。一作紧，非）。

〔程〕趺阳，胃脉也。《内经》曰：三阳结谓之消，胃与大肠，谓之三阳。以其热结于中，则脉浮而数。《内经》又曰：中热则胃中消谷，是数即消谷也。气盛，热气盛也，谷消热盛，则水偏渗于膀胱，故小便数而大便硬，胃无津液，则成消渴矣，此中消脉也。

《外台古今录验》论云：消渴病有三，一渴而饮水多，小便数有脂，似麸片甘者，皆是消渴病也。二吃食多，不甚渴，小便少似有油而数者，此是消中病也。三渴饮水不能多，但腿肿脚先瘦小，阴痿弱数小便者，此是肾消病也。

二十七、《重庆堂随笔》

校对版本：《重庆堂随笔》。清·王学权。1986年，江苏科学技术出版社。

《重庆堂随笔·卷上》

善食形瘦曰消，善饮口燥曰渴。《宣明论》列消渴于燥病，盖此证有燥无湿也。《易》云：火就燥。风自火出。《内经》云：其传为风消。正如暑月南风，赤地千里，病由阴虚火炽，热极生风者，乃劳证之末传。或由膏粱石药积热所发者，亦无异乎误药以成劳。析而言之，饮不解渴曰上消，即《内经》之膈消，《难经》之上损，以肺居膈上，而金受火刑，故成渴病；食不充饥曰中消，亦曰消中，《伤寒论》谓之除中，以胃位中枢而土为火烁，故成消病，胃阳发越则为除中；小溲如膏曰下消，即强中证，亦谓之肾消，以肾处下极而精被火灼，故成枯病。统名之曰三消者，谓其肌肉消瘦也。万物得水则丰腴，得火则干瘪，善饮善食而干瘦，岂非火燔其液、风耗其津乎？

（注）上消宜用小剂频服，以清火救肺，白虎加人参汤主之；善饮而小溲少者，热能消烁其水也，加花粉、麦冬以滋液；小溲多者，水液不能渗泄于外也，加葛根以升清；小溲有而不利者，恐变水肿，桂苓甘露饮清上以开下，俾火降湿行。治中消宜直清胃热，体实者三黄丸或调胃承气汤，体虚者黄连猪肚丸。治下消宜泻火救阴，知柏八味丸或大补阴丸。除中证，乃阴竭而胃阳外越也，主死。

（校）《内经》又有饮一溲二之移寒证，《金匮》有饮一溲一之肾气丸证，皆非真消渴也。《医碥》辨之甚详。

（刊）饮多溲多，其常也，不可谓之病，必其肌渐瘦削，始为消渴。雄自幼至今，非酷暑不饮茶汤，唯侵晨必以淖糜为早膳，而昼夜小溲五六行，既清且长，较一日所饮，奚止倍出哉！体气虚寒则固然。设泥移寒之说，何以至今无恙乎？三夏《医碥》，服其卓见。

二十八、《友渔斋医话》

校对版本：《中国医学大成（四〇）》。曹炳章辑。1992年，上海科学技术出版社。

《友渔斋医话·第三种·上池涓滴一卷》

肾为人身之根，本宜闭藏，五脏受精，皆归藏于肾。人能戒淫欲，而不使有伤，病安从来？伤之则虚，虚久成损，其病腰脊痛（督脉贯脊属肾），遗精白浊（肾关不固），消渴（精液内亡），瞳子散大无光（瞳子属肾），骨蒸劳热（阴亏），骨酸痿厥（肾主骨）。

二十九、《医林改错》

校对版本：《医林改错》。清·王清任。1995年，中国中医药出版社。

《医林改错·卷下·痹症有瘀血说》

凡肩痛、臂痛、腰疼、腿疼，或周身疼痛，总名曰痹症。明知受风寒，有温热发散药不愈，明知有湿热，用利湿降火药无功，久而肌肉消瘦，议论阴亏，遂用滋阴药，又不效。至此便云：病在皮脉，易于为功，病在筋骨，实难见效。因不思风寒湿热入皮肤，何处作痛。入于气管，痛必流走；入于血管，痛不移处。如论虚弱，是因病而致虚，非因虚而致病。总滋阴，外受之邪，归于何处？总逐风寒、去湿热，已凝之血，更不能活。如水遇风寒，凝结成冰，冰成风寒已散。明此义，治痹症何难。

三十、《本草述钩元》

校对版本：《本草述钩元》。清·王清任。1958 年，科技卫生出版社。

1.《本草述钩元·卷五·石部·石膏》

方书治消瘅痰饮，虚劳燥咳，齿鼻病，痉厥瘛疭，虚烦，霍乱，水肿胀满，呕吐噎，吐血溲血，痹痿，疠风痫，黄疸，遗精。禀金水之正，得天地至清至寒之气，故辛能解肌，甘能缓热，大寒而兼辛甘，则能除大热。所主诸证，多由足阳明邪热炽盛所致，其手太阴肺、手少阳三焦，固其同气以为病者也。

（仲淳）按伤寒太阳证，唯风寒郁热之甚，投大青龙汤。先哲譬之亢热已极，一雨而凉者，正谓石膏气极清寒，味却甘辛，为从阴达阳之剂，入肺胃而散其郁热。与麻桂相助为理，以尽解表之功，又阳明经中热，发热更恶热，躁，日晡潮热，肌肉壮热，小便赤浊，大渴引饮，自汗，当用石膏。若无以上诸证勿服之。石膏善治阳明本经头痛牙痛，止消渴，去中暑潮热。然能寒胃，令人不食，非腹有极热者，不宜轻用。

2.《本草述钩元·卷五·石部·白石英》

味甘辛，气微温，手太阴、阳明气分药。主消渴，阴痿不足，治胸膈间久寒，益气，除风湿痹，补五脏，下气，疗肺痿并肺痈吐脓，咳逆上气，实大肠，治喘咳嗽血。（诸本草）湿可去枯，紫白石英之类是也。（藏器）色相莹如华萼，质可入肾，色可入肺，中含火气可逐寒，故主肾气不周于胸而消渴，天癸枯竭而阴痿不足，肺不容平而咳逆上气，气无帅制而痹闭不舒，火失修容而胸膈久寒等证。

3.《本草述钩元·卷五·石部·石钟乳》

味甘辛，气温，其性得火则有大毒。主咳逆上气，益元气，安五脏，补虚损，治脚弱疼冷，下焦伤竭，强阴，疗泄精，久服令人有子，除寒嗽并消渴引饮，同诸药。

4.《本草述钩元·卷七·山草部·葳蕤》

除烦闷，止消渴，润心肺，治心腹结气虚热，疗湿毒腰痛，暖腰膝，除风温时疾寒热，及劳疟寒热痹。唯有热不可服。

5.《本草述钩元·卷七·山草部·黄芪》

方书治消瘅，中风著痹挛瘫，鹤膝风，脚气，吐血咳血，鼻衄溲血诸见血证，黄疸，水肿，伤暑，疟，头痛，心痛，胃脘痛，腹痛，腰痛，身重，颤振，眩晕，惊悸，痦厥，恶寒，往来寒热，发热，破伤风不能食，滞下，赤白浊淋，小便不通，遗精，疝。

6.《本草述钩元·卷七·山草部·苦参》

方书治消瘅痿厥，中风虚劳，虚烦盗汗，胀满痰饮，身体痛著痹，滞下痔疮，小便不通及不禁。

7.《本草述钩元·卷七·山草部·巴戟天》

方书治中风劳倦，虚劳肾气虚而恶寒眩晕，及虚逆咳喘（元阳虚者），腰痛，积聚痹痿不能食，消瘅泄泻，溲血淋浊，小便不禁。

8.《本草述钩元·卷七·山草部·元参》

方书主消瘅，中风，虚劳，伤燥，发热，著痹，惊悸，盗汗，口耳唇齿皮肤诸热为病。

9.《本草述钩元·卷七·山草部·丹参》

治寒热积聚，破癥除瘕，疗冷热劳，骨节疼痛，腰脊强脚痹，除风邪留热，风痹足软（渍酒饮）。调妇女经脉不匀，胎产血崩带下，及血邪心烦，久服多眼赤（故应性热）。方书治中风发热，水肿吐血，胁痛著痹，痫悸健忘，消瘅。

10.《本草述钩元·卷七·山草部·白鲜皮》

（诸本草）方书治消瘅，中风脚气，目外障，鼻舌。得苍术、黄柏、牛膝、石斛、薏苡，疗足弱顽痹，去下部湿热。多加金银花，佐以汉防己。治下部一切湿疮。

11.《本草述钩元·卷八·芳草部·芎䓖》

（诸本草）方书治目疾及耳鼻唇齿喉舌髭发，中风眩晕，中寒，伤湿伤劳倦郁，往来寒热疟，破伤风瘛疭，振颤痫痉，颈项强痛，虚劳自汗，盗汗虚烦，循衣撮空，谵妄惊悸，健忘不得卧。不能食，喘厥咳嗽呕吐，喑，鼻衄耳衄，吐血蓄血，溲血下血诸见血证，心痛胃脘痛腰痛，脚气鹤膝风，着痹痛痹行痹，消瘅黄疸，痰饮水肿。

12. 《本草述钩元·卷九·隰草部·麻黄》

治中风头痛风胁痛温疟，及壮热温疫，能消冬春赤黑斑毒，散身上毒风疹，痹皮肉不仁，开毛孔，通腠理，调血脉，破癥瘕积聚，并治风肿水肿，及赤目肿痛。方书治喘咳，痹挛痉疟，心痛胃脘痛腰痛胁痛，前阴诸疾胀满，瘨疯眩晕，狂痫谵妄，猝中暴厥，痰饮反胃，颈强痛腹痛身体痛，悸消瘅黄疸，泄泻滞下，大便不通。

13. 《本草述钩元·卷十一·蔓草部·王瓜》

根，气味苦寒，有小毒。能吐下人，主治消渴内痹。

14. 《本草述钩元·卷十四·谷部·大麻》

去风，久服肥健不老，下气逐水气，专利大肠风热结燥，治血痢，利小便，除热淋，疗消渴便涩，脚气肿渴，利女子经脉。（诸本草）汗多胃热便难，三者皆因燥热而亡津液，燥者润之，故脾约丸用麻仁润足太阴之燥及通肠也。

15. 《本草述钩元·卷二十二·香木部·柏》

柏子仁　方书治虚劳吐血，遗精白浊，痿痹挛痫，惊恐颤振，胁痛消瘅，盗汗便秘。

16. 《本草述钩元·卷二十四·灌木部·山茱萸》

方书治中风虚劳眩晕，伤燥咳嗽，消瘅自汗，恐，腰痛胁痛，挛痹着痹，痿，脚气，遗精浊淋泄泻，大便不通，疝痔。

17 《本草述钩元·卷二十九·介部·田螺肉》

味甘，气大寒，主去腹中结热，利湿热，捣烂贴脐间，引热下行，开噤口痢，并治小便不通，小腹急硬，及水气浮肿。取其汁，治下消渴，肝热目赤，大肠脱肛，痔漏疼痛，及黄疸。

三十一、《灵素节注类编》

校对版本：《灵素节注类编》。清·章虚谷编注；方春阳，孙芝斋点校。1986 年，浙江科学技术出版社。

1. 《灵素节注类编·卷七·诸痿病证·痿躄脉痿筋痿肉痿骨痿》

《素问·痿论》帝曰：五脏使人痿，何也？岐伯曰：肺主身之皮毛，心主身之血脉，肝主身之筋膜，脾主身之肌肉，肾主身之骨髓。故肺热叶焦，则皮毛虚弱急薄，着则生痿躄也；心气热，则下脉厥而上，上则下脉虚，虚则生脉痿，枢折挈，胫纵而不任地也；肝气热，则胆泄口苦筋膜干，筋膜干则筋急而挛，发为筋痿；脾气热，则胃干而渴，肌肉不仁，发为肉痿；肾气热，则腰脊不举，骨枯而髓减，发为骨痿。

一身内外之气，由肺权衡敷布，肺热叶焦，则气不能输转周行，即无津液以濡养皮毛，而虚弱急薄，着者，皮肉血气干燥滞着而不柔和，故生痿躄，躄者，行步不便也；心气热，则阳升而脉厥上逆，上逆则下虚，经脉为一身肢节之机枢，脉痿则枢折，其气上挈而下虚，故足胫弛纵而不任地也；肝气热，则胆汁泄而口苦，筋膜干枯，拘急而成筋痿也；脾主为胃行津液者也，脾气热，则胃液干而渴，无以滋养肌肉，则不仁而成肉痿也；肾藏一身之精而主骨，肾气热，则精耗而骨枯髓减，故腰脊不能举动而成骨痿也。是痿者皆为邪热，而多由内伤脏真所致，要必辨其虚实而治之也。

2. 《灵素节注类编·卷七·诸痿病证·痿证之因》

帝曰：何以得之？岐伯曰：肺者，脏之长也，为心之盖也，有所失亡，所求不得，则发肺鸣，鸣则肺热叶焦，故曰五脏因肺热叶焦，发为痿躄，此之谓也；悲哀太甚，则胞络绝，胞络绝则阳气内动，发则心下崩，数溲血也，故《本病》曰：大经空虚，发为肌痹，传为脉痿；思想无穷，所愿不得，意淫于外，入房太甚，宗筋弛纵，发为筋痿，及为白淫，故《下经》曰：筋痿者，生于肝，使内也；有渐于湿，以水为事，若有所留，居处相湿，肌肉濡渍，痹而不仁，发为肉痿，故《下经》曰：肉痿者，得之湿地也；有所远行劳倦，逢大热而渴，渴则阳气内伐，内伐则热舍于肾，肾者水脏也，今水不胜火，则骨枯而髓虚，故足不任身，发为骨痿，故《下经》曰：骨痿者，生于大热也。

此明痿病之因也。肺为心之盖，有所失亡，所求不得，则懊憹而心火炽动，久则灼肺，肺鸣而热，以至叶焦，发为痿躄也；悲哀太甚，则伤心胞络，胞络之脉气阻绝不通，则阳气内动冲逆，心下如崩，以动血而数溲血，血去则经脉空虚，无以滋养肌肉而发肌痹，痹者，麻木也，久则传为脉痿矣；思想意淫，入房太甚，皆欲火耗精，阳气变成邪热，以致宗筋弛纵而成筋痿，白淫者，淋浊带下之类，以邪热炽盛，精不藏肾也，肝主筋，故筋痿生于肝，使内损其精也；脾为湿土而主肌肉，故伤湿则肌肉不仁而成肉痿，上文言脾气热，则胃干而渴，肌肉不仁，发为肉痿，大抵脾主肌肉，不拘热湿所伤，皆使肌肉不仁，乃名肉痿也；远行劳倦，逢大热而渴者，此因过劳动火，以伤阴液，其阳和之气内伐，而化为邪热，热舍于肾，更耗其精，以至骨枯髓虚，两足软弱，不任其身，而成骨痿也。

三十二、《冷庐医话》

校对版本：《冷庐医话》。清·陆以湉。1959 年，上海科学技术出版社。

《冷庐医话·卷四·消》

治消渴证每用凉药，然观孙文垣治消渴，小便色清而长，其味甘，脉细数，以肾气丸加桂心、五味子、鹿角胶、益智仁，服之而愈。陆养愚治消渴，喜饮热而恶凉，大便秘，小便极多，夜尤甚，脉浮按数大而虚，沉按更无力，以八味丸加益智仁煎人参胶糊丸，服之而愈。

三十三、《神灸经纶》

校对版本：《新安医籍丛刊·神灸经纶》。清·吴亦鼎编撰。1992 年，安徽科学技术出版社。

1. 《神灸经纶·卷之四·手足证略》

痿症又名软风。手足痿软而无力，百节缓纵而不收。经分五脏之热名病，其所属皮、脉、筋、肉、骨五痿是也。肺热叶焦，则皮毛虚弱急薄，着则生痿躄；心气热则下，脉厥而上，上则下脉虚，虚则生脉痿；肝气热则胆泄、口苦、筋膜干，筋膜干则筋急而挛，发为筋痿；脾气热则干而渴，肌肉不仁，发为肉痿；肾气热则腰脊不举，骨枯而髓减，发为骨痿。此五痿者，经从脏气所要者，各举其一以为例，会而通之，则五劳、五志、六淫，尽得成五脏之热以为痿也。丹溪会合经旨，谓泻南方则肺金清，而东方不实，何脾伤之有？补北方则心火降，而西方不虚，何肺热之有？诚为治痿之大法。又诸痿之病，未有不因阳明虚而得者，治痿独取阳明，确有真见，外此无余义矣。

2.《神灸经纶·卷中·内伤大要论》

凡对口、发背、偏枯、痿痹之类，多属燥病。推原其故，多由郁损心神，耗及肝脾肾阴所致；又或因吸受天之燥邪而发，或因贪食煎煿及金石桂附诸燥药而发。经曰：热中、消中，不可服膏粱芳草石药，石药发癫，芳草发狂，不可不知。以上诸证，皆当以养营润燥为主，佐辛润以流气，参咸柔以软坚，投剂即安，屡验不爽。

三十四、《高注金匮要略》

校对版本：《高注金匮要略》。清·高学山。1956 年，上海卫生出版社。

《高注金匮要略·血痹虚劳病脉证治第六》

二条 血痹，阴阳俱微，寸口关上微，尺中小紧。外症身体不仁如风痹状，黄芪桂枝五物汤主之。

黄芪桂枝五物汤方 黄芪、桂枝、芍药各三两，生姜六两，大枣十二枚。

右五味，以水六升，煮取二升，温服七合，日三服。

血痹二字，具上条尊荣人八句在内。盖谓痹症之已成者，故直谓之曰血痹。阴阳，指关之前后而言。微者，上文微涩之互词也，犹言六部之脉。大概俱是微涩，而寸口关上尤微，则其精悍之不充可见。独于尺中，仍从微处，兼见小紧，小紧为痹脉，尺中小紧，则为在里在下，而其痹当应胸腹腿足矣。身体不仁，详别见。风痹与血痹，邪同而受伤则有辨。盖风邪伤气，气因避邪，挟血而缩入者为风痹。风邪伤气，气因避邪，遗血自缩者为血痹。是血痹之为病，委人民父老退避三舍而去之之象。风痹之为病，让空郊以与狄人之义也，如风痹状，但指不仁一症而言，故外症十字当作一句读，以血痹较风痹多掣痛故也。主本汤者，盖因此症，原属气虚血谩，风邪被之，正气自卑，而血液凝着之所致，则补气为第一义，祛风为第二义，行血为第三义。故以补气之黄芪，加于祛风之桂枝汤内，而行阳活血，各得其妙矣。倍辛温之生姜者，所以行黄芪之性，而使虚阳收恢复之功也。桂枝汤内，独去甘草者，以小紧见尺中，痹在抱阴之胸腹，及下部之腿足，故不欲使甘缓者浮之中上也。不啜热粥，如桂枝汤之服法者，原以气虚血滞而致痹，恐因汗而反泄其气血故也。

三十五、《校注医醇賸义》

校对版本：《校注医醇賸义》。清·费伯雄著，徐相任校，朱祖怡注。1963 年，上海科技出版社。

《校注医醇賸义·卷一·暑热湿·淋浊·附：三气门诸方》

龙脑鸡苏丸　除烦热郁热，肺热咳嗽，吐血鼻衄，消渴惊悸，膈热口疮，清心明目。

薄荷一两六钱，生地六钱，麦冬四钱，蒲黄二钱，阿胶二钱，黄芪一钱，人参二钱，木通二钱，甘草一钱，银柴胡一钱。共研末，蜜丸如梧子大，每服二十丸。

三十六、《医门补要》

校对版本：《医门补要》。清·赵濂。1957 年，上海卫生出版社。

《医门补要·附载·脉诀纂要·脉象主病》

虚　寸虚血亏，关中腹胀，尺伤精血，骨蒸痿痹。

三十七、《血证论》

校对版本：《血证论》。清·唐宗海。1990 年，人民卫生出版社。

《血证论·卷六·痹痛》

身体不仁，四肢疼痛，今名痛风，古曰痹证。虚人感受外风，客于脉分则为血痹。仲景用黄芪五物汤，以桂枝入血分，行风最效。失血家血脉既虚，往往感受外风发为痹痛，或游走不定，或滞着一处，宜黄芪五物汤重加当归、丹皮、红花。如血虚火旺之人，风中兼火，外见痹证，内见便短、脉数、口渴等症，则不宜桂枝之辛温，宜四物汤加防风、柴胡、黄芩、丹皮、血通、秦艽、续断、羚羊角、桑寄生、玉竹、麦冬治之。血虚生风，往往而然，当归、红花、荆芥、酒水煎服。瘀血窜走四肢，亦发疼痛，证似血痹。唯瘀血之痛多如锥刺，脉不浮，不拘急，此略不同，另详瘀血门。

又有周痹脚气，痰湿走注者，皆系杂证，此不具论。

三十八、《医学举要》

校对版本：《医学举要》。清·徐玉台。1957年，上海卫生出版社。

《医学举要·卷三·杂症合论》

消渴分三种，许叔微曰：一者渴而饮水多，小便数，脂似麸片甜者，消渴病也。二者吃食多，不甚渴，小便少，似有油而数者，中消病也。三者，渴饮水，不能多便，腿肿，脚先瘦小，阳痿弱，小便数，此肾消症也。按：仲景肾气丸为治肾消之要药，或有不宜于桂附者，可用六味汤。喻氏载邓橘存治伤热消渴，坚令服一千剂而愈。又考叶天士治消渴，于六味汤中加牛膝、车前，导引肾肝，可谓善用古方。许叔微神效散，用海浮石、蛤粉、蝉蜕为散，鲫鱼胆七个调服，亦治消渴之良方也。

三十九、《本草便读》

校对版本：《本草便读》。清·张秉成。1958年，上海科学技术出版社。

《本草便读·昆虫部·昆虫类·僵蚕》

辛散风邪，咸可豁痰入肺部，温行肝络，轻能治上利咽喉，备宣疏攻托之能，疗惊通乳，有结化痞开之效。蚕沙即蚕矢，晚者良，即二蚕也，味辛甘，性温燥，祛风胜湿，两者兼优。熨风痹，洗瘾疹，香油调涂烂弦风眼，皆有效验。至《本经》云治消渴一证，或取蚕之但食不饮耳。

四十、《医学妙谛》

校对版本：《杂症总决》（又名《医学妙谛》）。清·何书田著，何时希编校。1984年，学林出版社。

1. 《医学妙谛·卷上·杂症·暑病章》

张司农集诸贤论暑病，谓入肝则麻痹，入肾为消渴。瘦人之病虑涸其阴，肥人之病虑虚其阳，胃中湿热，得燥热锢闭，下痢稀水，即协热下痢。

2. 《医学妙谛·卷下·杂症·麻木章》

麻木不仁症何治，二陈四物汤须识。总是湿痰死血成，活血开痰法先试。两臂桂枝不可无，下部灵仙牛膝使。补中益气青（皮）附（香附）香（木香），白芥红（花）桃（仁）药兼备。

四十一、《温病指南》

校对版本：《温病指南》。清·娄杰。1985年，中医古籍出版社。

《温病指南·卷下·湿温下焦篇》

暑邪深入少阴消渴者，心火独亢肾液受亏也，深入厥阴麻痹者，热邪伤阴，筋失所养也，俱连梅汤主之。心热烦躁神迷甚者，先服紫雪丹，再服连梅汤。

连梅汤

乌梅（去核）一钱五分，黄连一钱，麦冬（连心）一钱五分，生地一钱五分，阿胶一钱。

水煎服。脉虚大而芤者加人参。

四十二、《医学衷中参西录》

校对版本：《医学衷中参西录（中册）》。清·张锡纯。1985 年，河北科学技术出版社。

《医学衷中参西录（中册）·第四期第四卷·五味子解》

五味子性温，五味俱备，酸咸居多。其酸也能敛肺，故《神农本草经》谓主咳逆上气；其咸也能滋肾，故《本经》谓其强阴益男子精。其酸收之力，又能固摄下焦气化，治五更泄泻、梦遗失精及消渴小便频数，或饮一溲一，或饮一溲二。其至酸之味，又善入肝，肝开窍于目，故五味子能敛瞳子散大。

第六节　民国时期文献汇编

一、《疑难急症简方》

校对版本：《珍本医书集成》（第十一册）（方书类）。裘吉生。1986 年，上海科学技术出版社。

《疑难急症简方·卷二·产》

淡菜甘温补肾，益血填精，治遗带崩淋，房劳产怯，吐血久痢，膝软腰疼，疝癖癥瘕，脏寒腹痛，阳痿阴冷，消渴瘿瘤。干即可以咀食，味美不腥。产四明者，肉厚味重而鲜大弥胜。

二、《本草简要方》

校对版本:《本草简要方》。张宗祥。1985 年,上海书店出版社。

1.《本草简要方·卷之六·木部二·黄柏》

主治:滋阴,降火,清热,杀虫,壮骨髓,利下焦,泻膀胱相火,补肾水不足,肌肤赤热,气逆脉冲黄疸,骨蒸,时行赤目,目昏耳鸣,鼻衄,喉肿,喉痹,心热,心痛,五脏结热肠风,痔血,血痢下血,阴痿消渴,尿多,小便不通,妇人妊娠下痢,阴蚀。

2.《本草简要方·卷之六·木部二·枸杞子》

地骨皮　子主治:清肺肝,润肺补肾,益精治五劳七伤,消渴,消中,经络虚痛,周痹风湿。皮主治:凉血,补血,泻肾火,降肺中伏火,去胞中火,坚筋骨,治风邪在表,风湿,脾痛虚劳自汗骨蒸,咳嗽,吐血,骨槽风,金疮,四神丸。

(刘振杰、熊莉华、黄皓月、李文婧、陈逸健、葛浦锋、郭柳霞、黄巨坚、敬娇娇、林丰夏、罗金誉、肖剑、杨嘉妮、余碧瑜)

附 篇

糖尿病周围神经
病变文献检索过程

一、古代文献检索过程

（一）检索内容

检索内容主要以第 3 版《中华医典》为检索工具，共检索了包括中医、中药、方剂、针灸、养生等在内的 800 余部的书籍。

（二）检索方法及结果

检索词主要以中西医病名对照、中西医内科学、中医病名源流、中医内科学中有关与糖尿病相关的中医病名进行检索，并在检索的过程中进一步发现有其他相关的词可能与周围神经病变关系较密切，再进行进一步的检索，力求原始材料尽可能齐全。因糖尿病周围神经病变为现代病名，是随着现代医学技术的发展及对糖尿病相关并发症认识的加深而认识到的一个并发症，因此在古代典籍中没有直接对应的病名。查找《中华医典》从大的方面着手，以"消渴"、"消中"、"消肾"、"消瘅"等为检索词在全文区检索，并筛选与糖尿病周围神经病变临床表现相类似的古文描述，删除相同的条文，结果如下：

1. 以"消渴"全文区检索，结果 3284 条，其中相关条文 13 条。

2. 以"消中"全文区检索，结果 354 条，其中相关题录 3 条。

3. 以"消肾"全文区检索，结果 158 条，其中相关条文 2 条。

4. 以"消瘅"全文区检索，结果 291 条，未找到相关条文。

搜索相关糖尿病症状描述的文段,获得如下病名:周痹、疲瘁、瘦瘁、肢/骨节酸痛/疼、羸瘦。

经汇总初步的有关糖尿病周围神经病变的中医病名,把检索文献、专著、工具书的结果汇总,重点阅读有关中医对糖尿病周围神经病变的认识、古籍引用及相关病名,并整理。初步获得如下病名:痹证、痿证、血痹、不仁、麻木、络痹、脉痹、消渴病肢痛证、筋痹、肌痹、脉痿。

二、现代文献检索过程

(一)病名确定

1. 西医病名确定

(1)检索有关糖尿病周围神经病变的病名内分泌科教材、专著、文献。

11 本包括教材、专著提及糖尿病周围神经病变的西医病名;1 篇关于糖尿病周围神经病变的共识,即《糖尿病周围神经病变诊疗规范征求意见稿》。

(2)汇总有关糖尿病周围神经病变的西医病名

糖尿病性周围神经病变、糖尿病周围神经病变、糖尿病神经病变。

2. 中医病名

(1)检索有关糖尿病周围神经病变的病名源流文献、专著、工具书。

(2)汇总初步的有关糖尿病周围神经病变的中医病名

把检索文献、专著、工具书的结果汇总,剔除重复,结果如下：血痹、肌痹、麻木、不仁、痿证、痹证。

（3）缩小范围，得到有关糖尿病周围神经病变结果。

确定具有相关资格的研究人员 2 名，一致认为属于糖尿病神经病变的检索结果纳入，一致认为不属于糖尿病神经病变的检索结果排除，有争论的进行专家共识确定。

结论：最终得到糖尿病周围神经病变中医病名为：血痹、肌痹、麻木、不仁。

3. 英文病名

直接英译中文糖尿病周围神经病变西医病名，英文病名确定为："diabetic peripheral neuropathy"、"DPN"。

（二）主题词确定

在主题词表（MESH）中输入"糖尿病"，得出主题词"糖尿病神经病变"，英文主题词"diabetic neuropathies"。中文款目词为："糖尿病自主神经病变"、"神经痛，糖尿病性"、"糖尿病多发神经病变"、"糖尿病肌萎缩"和"糖尿病神经痛"，英文款目词为："diabetic autonomic neuropathy"、"neuralgia，diabetic"、"diabetic polyneuropathy"、"diabetic amyotrophy"和"diabetic neuralgia"。

主题词详解：peripheral，autonomic，and cranial nerve disorders that are associated with diabetes mellitus. These conditions usually result from diabetic microvascular injury involving small blood vessels that supply nerves（vasa nervorum）. Relatively common conditions which may be associated with diabetic neuropathy include third nerve palsy（see oculomotor nerve diseases）；mononeuropathy；mononeuropathy multiplex；diabetic amyotrophy; a painful polyneuropathy; autonomic neuropathy; and thoracoabdominal neuropathy. (From Adams et al. , Principles of Neurology, 6th ed, p1325)

树形结构 1

神经系统疾病

神经肌肉疾病

周围神经系统疾病

糖尿病神经病变

树形结构 2

内分泌系统疾病

糖尿病

糖尿病并发症

糖尿病神经病变

糖尿病足

窗体底端

所以最终中文主题词确定为"糖尿病，周围神经"，英文主题词为"diabetic, neuropathies"。

（三）关键词确定为"糖尿病"和"神经病变"。

（四）自由词确定为糖周、糖尿病周围神经病变、糖尿病神经病变。

（五）副主题词确定为全部扩展树，即全部副主题词。

（六）检索数据库确定为：中国生物医学文献数据库（SinoMED）（1978－2010）；万方数据库（1982－2010）。

（七）确定检索式

1. 主题词＋副主题词检索

检索式：糖尿病神经病变【扩展全部树】/全部副主题词；限定：建库 – 2010。

2. 自由词检索（缺省状态下）：

①糖周 OR 糖尿病周围神经病变 OR 糖尿病神经病变。

②糖尿病 AND 神经病变。

检索式：① OR ②。

（八）文献检索

1. 期刊论文检索

检索策略：

1）主题词 + 副主题词检索

糖尿病神经病变【扩展全部树】/全部副主题词。

2）自由词检索（缺省状态下）

①糖周 OR 糖尿病周围神经病变 OR 糖尿病神经病变

②糖尿病 AND 神经病变

检索式：① OR ②。

检索结果：837 篇。

2. 学位论文检索

检索策略：糖尿病神经病变 IN（标题 OR 关键词 OR 摘要）。

检索结果：71 篇。

合并上述数据库检索结果，剔除重复文献，可得到糖尿病周围神经病变中文文献 908 篇。

（九）文献筛选

一致认为属于糖尿病周围神经病变的检索结果纳入，一致认为不属于糖尿病周围神经病变的检索结果排除。有争论的进行专家共识确定，用 delphi 法（德尔费）专家共识确定文献。

最后得到糖尿病周围神经病变相关中文文献 737 篇。

三、名医经验检索过程

选择在糖尿病治疗领域具有较高声望的现代名中医，收集名医对糖尿病周围神经病变的病机认识、诊疗思路与遣方用药特点。从病因病机、辨证论治、方药经验、其他疗法、典型医案等进行整理。

（黄皓月、谭春兰、李秀铭、王映璇）